龙 城 科 普 系 列 丛 书

常州市科学技术协会组编

防病知识专家谈

主 编 常州市医学会

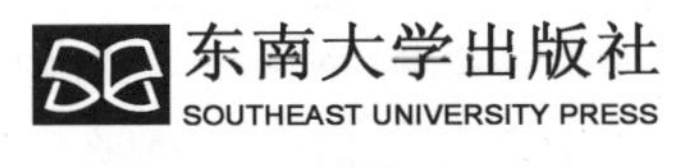

东南大学出版社
SOUTHEAST UNIVERSITY PRESS

·南京·

图书在版编目(CIP)数据

防病知识专家谈 / 常州市医学会主编；常州市科学技术协会组编．—南京：东南大学出版社，2016.3

ISBN 978-7-5641-6397-6

Ⅰ.①防…　Ⅱ.①常…②常…　Ⅲ.①疾病—防治—基本知识　Ⅳ.①R4

中国版本图书馆 CIP 数据核字(2016)第 040646 号

防病知识专家谈

出版发行	东南大学出版社
社　　址	南京市四牌楼 2 号
邮　　编	210096
出 版 人	江建中
网　　址	http://www.seupress.com
电子邮箱	press@seupress.com
经　　销	全国各地新华书店
排　　版	南京新翰博图文制作有限公司
印　　刷	南京玉河印刷厂
开　　本	700mm×1000mm　1/16
印　　张	13
字　　数	250 千
版　　次	2016 年 3 月第 1 版
印　　次	2016 年 3 月第 1 次印刷
书　　号	ISBN 978-7-5641-6397-6
定　　价	30.00 元

本社图书若有印装质量问题，请直接与营销部联系。电话(传真)：025-83791830。

《龙城科普系列丛书》编辑委员会

《防病知识专家谈》编写人员名单

总 策 划：秦锡虎　何小舟　赵建中　徐瑞玉

主　　编：常州市医学会

编　　委：郑培新　郭建忠　高　觉　张星美
　　　　　施晓红　昌　敏　吴进杰　张　云

校　　对：王正才　陈　敏　潘亚芬

特邀编辑：邵惠霞

序

医学是一门科学，也是一门艺术。医务工作者在以科学的态度推动医学科学发展的同时，也有责任用通俗易懂的艺术方式将这些医学领域的新知识、新技术以及科学的防病养生知识在大众中传播，从而提高公众在医学领域的科学素养，为医学的进一步发展营造良好的科学环境。

以普及科学防病知识为己任的常州市医学会，架起了倡导健康优质生活的新平台。这本散发着墨香的普及读物，呈现着常州医务工作者多年的行医智慧，体现着他们对广大市民们的细致关怀。

古人云："上医治未病"，体现的正是预防医学对于减少社会医疗负担的重要性。随着人民生活水平的提高，人们对自身健康也越来越关注。可现实生活中，尽管我们的医务人员在诊疗的过程中反复和病人讲解疾病的基础知识，依然存在很多患者因为不了解基本医疗常识而导致病情加重，甚至丧失了治疗的机会。究其原因，很大程度上是因为科普工作做得不够。因此，普及医学知识让人们担负起对自身健康的责任，选择最健康的生活方式，用科学知识来维护健康、促进健康，已经成为医学工作者的神圣使命。

习总书记指出："没有全民健康，就没有全面小康"。当今社会，健康已成为人们追求美好生活的基础。人们对健康的需求不再仅仅是有病需要的治疗，而且还有病后的康复，以及如何防患于未然。特别是在资讯发达的互联网时代，一些鱼龙混杂甚至"伪科学、假健康"的信息让人真假难辨，甚至付出健康和生命的代价。由此我们感到，科普工作，任重而道远。时刻提醒我们医务工作者在通过讲座、杂志、网络、报纸、微信等群众喜闻乐见的形式为群众传播正能量的健康信息的同时，更要充分运用“互联网＋科普”传播的理念，不断增强医学科普信息在新媒体中的影响力，让医学知识获得更广泛传播，抢占医学知识传播主阵地。我们有理由相信，在网络与现实的对接、线上与线下的互动中，常州市医学会医学科普宣传工作不仅会在帮助公众理解医学科学知识上提升水平，而且还将培养和造就出一支能“科”能“普”的队伍，将医疗与群众的距离拉得更近，让每一位医务工作者用智慧的才情和群众的语言把最权威、最科学的健康医学知识传播出去，为医学知识的普及和健康常州建设做出贡献。

常州市卫生和计划生育委员会 党委书记 主任 王莉

目　录

疾　病　篇

治　疗　篇

保　健　篇

疾 病 篇

中老年人需警惕锁骨下动脉病变

王 鑫

老李今年六十出头，刚从单位退休，本想趁着腿脚还利索多出去旅游，好好享受人生。不成想身体一向健康的他，近几个月来却经常出现头晕的现象，左上肢也时常觉得麻木无力，有一次量血压还发现左上肢测出的血压比右侧要低60 mmHg。一开始，老李也没把这些放在心上，觉得不碍事，直到有一天散步时，他突然眼前一黑跌倒在地，幸亏邻居及时发现，帮着他休息了好一会才恢复正常。这下可把老李急坏了，第二天跑到医院就诊。通过查体，医生发现他左侧桡动脉搏动消失，两上肢脉压差达 70 mmHg，脑部 CT 虽没发现异常，但胸部 CTA 检查发现一左侧锁骨下动脉近段闭塞。医生告诉老李，他的那些症状正是左锁骨下动脉的闭塞引起的。令老李困惑的是左侧锁骨下动脉病变为什么会引起中枢神经系统的症状呢？通过医生的详细解释老李终于明白了。原来左侧锁骨下动脉发自主动脉弓，除了供应左上肢、左侧胸廓组织外还有一条主要的分支——椎动脉，椎动脉通向颅内，主要向小脑和脊髓供血。当锁骨下动脉狭窄或闭塞时，在基底动脉和锁骨下动脉之间存在着一种逆向压力差，可使椎动脉血液逆向流至锁骨下动脉，即椎动脉的血流不仅不流向小脑，反而从小脑“窃血”，脑部有限的血流还被胳膊这个“邻居”偷走了，这种现象临床上称之为“盗血综合征”，会产生一系列脑缺血的临床表现，如突然发生的头晕，一侧面部、肢体无力或麻木，或者短时期内言语困难、眼前发黑，或者跌倒等。

绝大多数锁骨下动脉病变是动脉粥样硬化造成的，其次是各种动脉炎、先天性动脉畸形以及外伤等造成。经过实验室检查老李的病因确定为动脉硬化。对于锁骨下动脉狭窄的治疗包括内科保守治疗、外科手术治疗。但内科保守治疗仅能减轻脑缺血的症状，却不能彻底解决问题，所谓“治标不治本”；外科手术治疗可重建

作者简介：王鑫，常州市第一人民医院血管外科医师。

锁骨下动脉的血运，能解决“病根”，手术方法包括开放手术和介入手术。其中介入手术为微创手术，有创伤小、术后恢复快的优点，已成为该疾病的首选治疗方案。经过综合考虑后，老李选择行介入手术。因为介入治疗采用局麻，在术中老李完全保持清醒，随时能和术者沟通，仅仅 40 分钟的时间医生就为他恢复了狭窄的血管，重建了锁骨下动脉的血运。术后老李又重新体会到了头脑轻松的感觉，左手桡动脉搏动明显增强了。并且这次手术的创伤也很小，只有大腿根部留下小小的穿刺痕迹，几乎看不出来！术后第三天，老李就高高兴兴地出院了。

据医生介绍，随着我国老年人口的增加，动脉硬化闭塞的发病率逐年升高，锁骨下动脉闭塞或狭窄除了引起上肢无力、发凉、麻木外，还会引起小脑缺血症状，主要表现为眩晕，看东西有重影，手部活动不协调，走路不平稳、易跌倒，甚至还会发生脑梗死，严重危害人们的健康。中老年朋友们可通过给自己搭脉和量血压进行初步筛查，若发现两侧脉搏不对称，或是双侧上肢血压相差较大，则应及时去医院就诊，做到“早发现，早诊断，早治疗”。

减少风险　预防痴呆

钱　珂

认知是大脑接收处理外界信息从而能动地认识世界的过程。认知功能涉及记忆、注意、语言、执行、推理、计算和定向力等多种区域。认知障碍指上述区域中的一项或多项功能受损，它可以不同程度影响患者的社会功能和生活质量，严重时甚至导致患者死亡。

神经系统退行性疾病、心脑血管疾病、营养代谢障碍（特别是糖尿病）、感染、外伤、肿瘤、药物滥用等多种原因均可导致认知功能障碍。常见的认知障碍主要有轻度认知功能障碍（Mild Cognition Impairment，MCI）和痴呆两类。MCI 是认知功能处于正常与痴呆间的一种过渡状态，65 岁以上老年人群中患病率 10%～20%，超过一半的 MCI 患者在 5 年内会进展为痴呆，只有少部分 MCI 患者认知功能可保持稳定，甚至恢复正常。研究结果表明，每年约有 10%的 MCI 患者转化为阿尔茨海默病（Alzheimer's Disease，AD），MCI 较健康老年人发生痴呆的比例高 10 倍。因此，MCI 的干预对延缓痴呆的发生、发展至关重要。老年期痴呆是以认知障碍表现为核心，伴有精神行为症状，导致日常生活能力下降的一组疾病。按病因

作者简介：钱珂，常州市第一人民医院干部三科主任、主任医师，常州市医学会老年医学分会主任委员、骨质疏松与骨矿盐疾病分会副主任委员。

分为阿尔茨海默病、血管性痴呆(Vascular Dementia，VaD)、额颞叶痴呆(Fronto-temporal Dementia，FTD)、路易体痴呆(Dementia with Lewybodies，DLB)和其他类型痴呆等，其中AD最为常见，约占所有痴呆类型的60%。阿尔茨海默病即通常所说的"老年期痴呆"，是脑部功能逐渐减退导致认知功能减退、情感和性格变化，最终严重影响日常生活能力。

9月21日是世界老年痴呆日(世界阿尔茨海默病日)，是国际老年痴呆协会1994年在英国爱丁堡第十次会议上确定的，重点关注运用益于大脑的健康生活方式，减少可能导致痴呆发生的风险。老年痴呆被誉为是"老年的癌症"，它起病隐匿，缺乏有效的治疗手段，因此，早期正确诊断和干预治疗是防治老年期痴呆的关键。

阿尔茨海默病正迅速发展成全球性健康危机之一。此病在中国没有纳入老年慢性病预防，患者就诊率为15%。统计显示，迄今我国60岁以上老人中有12.5%～18%的人患有老年痴呆症，人数约有800～1 000万，占全球的1/4，而且还在继续增长。目前，我国老年期痴呆病面临知晓率低、就诊率低、治疗率低的问题，迫切需要提高公众对疾病的正确认识。

2014年中华医学会老年医学分会制定了《中国老年人认知障碍诊治流程专家建议共识》，主要目的在于为临床医生提供简便易行的诊治策略，使老年科医师可以快速识别老年人群中的认知功能障碍，以期达到早期诊断、早期治疗的目的。

如果子女平时多用心，多观察，发现并不难。老年痴呆的早期症状包括记忆力日渐衰退，影响日常起居活动；处理熟悉的事情出现困难，难以胜任日常家务；语言表达出现困难；对时间、地点及人物日渐感到混淆；判断力日渐减退；理解力或合理安排事物的能力下降；常把东西乱放在不适当的地方；情绪表现不稳及行为较前显得异常；性格出现转变，如变得多疑、淡漠、焦虑或粗暴等；失去做事的主动性，对以前的爱好也没有兴趣等。上述早期症状可能不会同时出现，可一旦有类似症状发生，应立即到医院进行必要的心理测试和神经系统检查，以利于早期诊断。老年痴呆虽然不可逆，但确实可以有效减缓，前提一是要尽早就医，二是要科学护理。在早期老年痴呆的治疗中，家庭成员不仅需要耐心、包容与理解，同时也需要科学的护理常识。如果有一个很好的家庭氛围，对于老人病情的减缓会更有帮助。老年痴呆的早期诊断，包括认知量表的全面评估，及脑结构的检查，为进一步确诊，有时还必须进行针对脑细胞代谢的脑功能检查。

到目前为止，国际上对老年痴呆症还没有办法治愈。但专家一致认为，患者一旦被诊断，坚持长期服用乙酰胆碱酯酶抑制剂和NMDA(谷氨酸受体拮抗剂)治疗可以明显延缓病情进展，减少照料负担。治疗的目的是改善和提高躯体功能，控制症状的加重，使病人更舒适。因此，老年性痴呆的治疗原则是：改善认知功能和行为障碍，提高日常生活能力，延缓疾病进展。

英国调查显示，尽管很多证据表明阿尔茨海默病(俗称老年痴呆症)与生活方式有关，但是五分之一的英国人认为他们做不到改变不良生活习惯。研究表明，通过增加活动量、减少吸烟以及控制如肥胖症和糖尿病症状可以预防 1/3 的阿尔茨海默病。

一直以来人们对老年痴呆症存在误解，总认为脑细胞会不断死亡，数量越来越少，所以流行的看法是节制用脑，以避免大脑神经细胞超负荷运转，减少其衰老退化过程。一些医学专家则认为，老人更应多动脑，多运动，这样才能减少老年痴呆症的发生。

专家们还建议调理饮食，有助于预防老年痴呆的生成，从食物中摄入能降低老年痴呆症的维生素 B_{12}、姜黄素、叶酸既有效，又安全方便。

简单的改变可以延缓老年痴呆症的发生发展，包括规律的运动、食用健康食物、控制身体的其他病症、不吸烟、经常挑战你的大脑(可以学习一个新爱好、新语言)。其中，科学家认为健康的饮食习惯很重要，他们推荐“地中海食谱”，其中包括大量的水果和蔬菜、鱼、橄榄油和坚果，一点红葡萄酒以及不多的肉类和乳制品。

行动起来吧，痴呆应该以预防为主！

亲爱的，白血病离你有多远？

曹　阳

春晚福娃邓鸣贺的白血病复发离世，让许多喜爱他的观众直叹天妒英才。才8岁啊，不得不让人惋惜，人的生命在病魔面前真是太渺小了，希望天堂里没有疾病，同时这也提醒我们，白血病不容小觑。

刚开始学医时，觉得血液病是内科系统中很偏很小的疾病，大多数医院的血液科规模都很小，还常常与其他科室合并，比如，血液肿瘤科，内分泌血液科。以前也只是偶尔在媒体报道中看到有人患白血病，但现在我们的亲属、朋友几乎每年都有患白血病或淋巴瘤。尽管没有确切的数据统计我国每年白血病的真正发生率是多少，但是几乎每个医院血液科都在扩床，由于多种原因无法及时住院治疗的情况仍然存在。

那么亲爱的，白血病到底离你有多远呢？在你的身边是否埋伏着不同的杀手呢？让我们一起把他们揪出来，赶出我们的生活！

作者简介：曹阳，常州市第一人民医院血液科医师。

一号杀手:电离辐射

具体身份:X 射线、g 射线等电离辐射均可导致白血病发病率增加,比如接受放射治疗的患者、日本原子弹爆炸后的幸存者。发病率的高低与放射剂量、时间和年龄等相关。闪躲招式:①医用检查 X 光片、CT 和核医学检查都属于电离辐射,建议普通人群不超过一年一次,患者必要的病情评估检查除外。②尽管没有明确的研究证实日常生活的辐射直接导致白血病,我们也应该尽量减少辐射可能。诸如远离高压线、电视台发射台;使用复印机、微波炉时,尽量远离;手机响过一两秒再接听,尽量使用耳机等等。

二号杀手:化学物质

具体身份:装修材料中的苯及其衍生物、腌制食物中亚硝胺类物质、药物(保泰松、氯霉素、氮芥、环磷酰胺、甲基苄肼)等,都公认有致白血病的作用。闪躲招式:①使用正规厂家的装修材料,长时间晾晒后再入住,尽量保持室内通风,摆放绿色植物。②合理饮食,减少食用腌制食物、油炸食品、烧烤等。③在患病时,要在医师的指导下服用药物,定期检查血常规、肝肾功能。

三号杀手:病毒

具体身份:RNA 肿瘤病毒在鼠、猫、鸡和牛等动物的致白血病作用已经肯定,这类病毒所致的白血病多属于 T 细胞型。闪躲招式:病毒杀手多隐身在我们身边,最有效招式就是锻炼身体,增强自身抵抗力。

四号杀手:遗传

具体身份:约千分之七的患者表现为家族性发病。在同卵双胎中,如果有一人发生白血病,另一个人的发病率可高达 1/5。另外,有染色体畸变的人群白血病的发病率高于正常人。闪躲招式:在目前的医疗水平下,还无法对先天遗传因素进行人为修改,唯一招式就是通过后天生活习惯、环境,增强自我的体质,减少发病率。

五号杀手:其他血液病

具体身份:这是所谓的"二次打击"学说,某些血液病,如骨髓异常增生综合征、淋巴瘤、多发性骨髓瘤等等,均可进展为白血病。闪躲招式:接受正规治疗,定期检测病情,提早发现,及时预防。

在了解白血病的杀手后,我们还要正确地面对白血病。目前在我国的广大地区,对白血病的认识仍然普遍存在着误区,严重影响了白血病的防治。

误区一:骨髓穿刺检查对身体有害,不能做?

骨髓穿刺是诊断白血病必不可少的常规诊查项目。虽然骨髓穿刺与静脉取血方式不同,患者经常心存畏惧,很难接受。但事实上,一般来讲,骨髓穿刺对人体健康并无影响。在正规的医疗机构中,医生都是经过严格的培训,采用的骨髓穿刺包也是经过消毒的,安全性是有保障的。对于可疑患者来说,积极配合进行骨髓穿刺检查是非常必要的。

误区二：白血病肯定是绝症，必死无疑？

白血病是造血系统的恶性疾病，通称“血癌”，不可否认的是，该病诊疗困难，病死率较高。但目前医疗技术水平飞速提高，很多类型白血病患者经过正规治疗可以长期存活。例如，急性早幼粒细胞白血病、儿童标危型急淋白血病治愈率可达60%～80%。其他一些类型白血病的治疗近年也有不同程度的进展，不少患者通过骨髓移植提高了生活质量，延长了生存期。在临床工作中，看到不少白血病患者，在积极配合治疗后，病情缓解，继续工作，组建家庭，生儿育女。

误区三：治疗白血病的费用肯定巨大

媒体关于白血病患者无法支付医药费的报道屡见不鲜，也让大家形成了一个的概念，认为白血病的治疗费用是个天文数字，甚至要上百万。事实上，不少白血病治疗费用远远低于这个数目。目前由于国家的重视，很多药物已经进入医保范围，另外，还有许多国际前沿的新药正在大力开展临床实验，这些都大大地减轻了患者的负担。同时，在正规的医院里，血液科专科医生会根据不同患者的年龄、身体状况、疾病的分型分期和经济情况，制定个体化的治疗方案，确保患者在能够承受的条件下，获得最佳疗效。

误区四：化疗药物有毒，不如不治？

医务人员本着实事求是、尊重患者知情权的原则，化疗前会向患者及家属介绍化疗过程中可能发生的毒副作用，包括肝肾损伤、消化道反应、心脏毒性等等。很多患者及家属对化疗产生了恐惧心理，甚至想要放弃治疗。事实上，在正规医院里，血液科专科医生会根据不同患者的身体状况和病情，制定相应的化疗方案，严格确定每种化疗药物的剂量和使用时间，配合上化疗辅助用药（如保胃、护肝、止吐等），同时实时监测患者的身体指标，能熟练地预防和处理这些毒副作用。所以正常情况下，大部分患者是能够耐受化疗的。

误区五：轻信偏方或秘方

看过鲁迅的小说《药》的人，一定会对华老栓夫妇为儿子小栓买人血馒头治病的故事印象深刻，这个荒唐的偏方没有奏效，华小栓最终还是死去了。在当今社会，依然存在少数不法分子，在利欲熏心下赚黑心钱，打着“包治百病”或“祖传秘方”的旗号，依靠散发小广告和雇佣医托来欺骗无助的患者。事实上，通常这些不法分子并没受过正规医学教育，甚至连医学常识都没有。这种行为不仅骗取患者的血汗钱，更可能会延误了患者的最佳治疗时机。所以，请相信科学，切莫轻信谣言及所谓的“包治百病”“偏方良药”。

亲爱的朋友，白血病并不是罕见病，请从身边的点滴做起，尽量远离白血病杀手。如果不幸患病，也要有信心，正确的面对它，保持乐观的心态，积极配合医生治疗，要相信会雨过天晴，人生依然美丽。

认识与心理因素相关的躯体症状

曹建新

通俗地讲，心理因素相关的躯体症状指的是这里疼那里不舒服，做了大量的检查就是找不到原因。这一直是医学界的难题。有些也被当作怪病或疑难杂症。在很多医生那里看了后要么说没病，要么直接说是焦虑症或抑郁症，其实这两种观点都有些极端。医学检查没有查到可以解释这些身体不舒服的原因并不等于就不是病，而是医学评价体系的缺陷，也不等于就是焦虑症或抑郁症。这类疾病困扰着很多病人，严重影响着人们的日常生活和工作，同样也困扰着很多对此缺乏认识的医生们。近 20 多年国际上很多整体医学专家的研究进展很快，但我国在该领域的研究基本上仍然停留在纯理论水平，导致在医院一线工作的医生对这类疾病常常一筹莫展。世界权威的心身医学组织，美国心身医学协会(APS)在 2013 年美国精神医学协会(APA)第五版的精神卫生诊断与统计一书(简称 DSM-5)中，将其作为不同于焦虑症和抑郁症的一种疾病，叫心理因素相关的躯体症状障碍(SSD)。这是医学向心身整体模式回归迈出的重大一步。

以前，关于心理因素相关的躯体症状的医学名称并未统一，各国医生常用的包括：医学无法解释的症状(MUS)，综合医院无法解释的症状(GHUS)，功能性躯体症状(FSS)。以某个器官或专科为主的常常诊断为胃肠功能紊乱、功能性消化不良、肠易激综合症、心脏神经官能症、神经痛等等。这类疾病相当多，在各大医院专科专家门诊中不低于 30%。从整体医学角度来看，这些疾病统称为心身疾病或心身障碍。虽然和来源于生活或工作有关的社会心理压力有关，但大部分并不是焦虑症或抑郁症。

心身疾病涉及到医院内、外、妇、儿、五官科和眼科等各个专科。我想从四个层面来解释这个问题。

第一，心身疾病强调人的病痛或健康应包括身体和心理两方面，也就是注重从整体来看人的健康与疾病，而不是头痛医头，胃痛医胃。这也是医学本来应该的发展方向。但由于现代医学借助于科学技术的进步，过分强调高科技手段对局部的处理，忽视了有思维的整体的人，难免出现头痛医头医不好头，胃痛医胃医不好胃

作者简介：曹建新，常州市第一人民医院特需病房主任、主任医师，常州市医学会心身医学分会主任委员。

的现象。

第二，长期的社会心理压力会引发很多身体不适，去医院检查有的查出了一些问题，但却不足以解释身体上的不舒服，其实也就是说检查结果与我们身体上的不舒服是没有多大关系的。还有很大一部分还查不到原因。这就是心身医学要解决的问题，心理压力在前，身体不舒服在后，所以叫“心—身”疾病。

第三，病人确实患了一些明确的身体疾病，比如肿瘤、脑中风、慢性肝病、心脏病，或者因为某些明确的身体疾病接受了一些特殊治疗，比如心脏支架、起搏器植入、消化道良性肿瘤微创治疗后出现一些症状。经过各种检查，原来的疾病状况良好，这些不舒服的症状，既不是原有的疾病问题，也不是治疗的并发症所致。已经存在的身体疾病导致了过分的担心、焦虑不安、脾气急躁或情绪低落等负性情绪，这些不良的心理反应如果不被认识并得到及时干预，反过来会影响到人体的神经内分泌系统，使原有疾病的康复过程复杂化。这是身体疾病在前，心理问题在后，严格地讲叫“身—心”疾病。

第四，心身疾病还包括了不良生活行为导致的疾病，又叫现代病，比如高血压、高血脂、糖尿病（高血糖）、痛风（高尿酸）、脂肪性肝病、慢性疲劳、失眠等，都与我们不当的饮食、娱乐行为和不当思维或工作方法有关。

比如说长期的慢性胃区（上腹部）不舒服，包括像上腹部隐痛、嗳气、饱胀、反酸等等，或者大便不成形、慢性腹泻，我们一般会以为只是胃或肠这些单一器官或零件出了问题。有些人会反复去医院看病要求胃镜、肠镜等检查，每次除了慢性胃炎等也没有其他发现。长年交替服用各种治疗胃肠的西药或中药，效果往往不明显。还有些人因胸部不舒服，常年吃着“某某保心丸”“某某救心丸”，却没有太明显的效果。反复到医院做心脏病方面的相关检查，没有发现什么心脏问题。对这类疾病我们往往忽视了一些问题，那就是这类患者除了局部症状外，通常还有情绪心理问题和睡眠问题。

以功能性消化道疾病为例，通常有以下问题中的至少一项：

1. 通常还伴有身体其他部位的不适，经常感到疲劳，不容易恢复。

2. 饮食上过分小心翼翼，这也不敢吃，那也不敢吃。

3. 对自己胃肠道过分关注，比如对大便的时间、大便的形状和次数要求严格。一旦哪一天大便不是所谓“香蕉型”的，或多了一次大便就紧张不安。

4. 有社会心理方面的压力，这些心理压力可以来源于工作、家庭、人际关系、生活事件以及对严重疾病的担心与恐惧。

5. 从心理上来讲，往往是一些优秀心理特征的副产品，比如做事认真，甚至顶真，小心谨慎，追求完美，对自己和他人要求严格等等。

6. 有不同程度的睡眠问题。

可以想象，这么多问题交织在一起，光靠针对胃或肠的一些药物是解决不了的，必须从整体上来认识和治疗这类胃肠疾病。

心身医学体现的是生物-社会-心理-医学模式，把人当作一个完整的系统。所以也可以叫整体医学。它既考虑生物学因素，也考虑到社会和心理因素在疾病的产生、诊断和治疗中的作用。而现代西医从单一的生物医学模式来看人类的健康和疾病，把人简单地看成是一架生物学机器或者说是各个人体器官的简单相加。所以说，心身医学既注重病，也注重有病的人。而生物医学模式注重的是人体的器官，强调技术的作用，对生病的人有时重视不够。一旦出现身体上的不舒服，查遍身体的各个“零件”又没有什么大问题，现代的单一的生物医学模式就显得无能为力了。很多人去医院看病就遇到了困惑。什么困惑呢？就是反复跑医院，看了很多医生，做了很多检查，吃了很多药，结果是病越看越多，原来的那些不舒服也不见好，医生的解释也各不相同，自己对去医院看病变得越来越没信心，心里越来越紧张，越来越苦恼，生活质量当然也就越来越差。

那么有没有什么简单的方法可以提醒我们要注意到心-身疾病的可能？

其实，心身疾病的诊断是很严格的，最基本的前提是经过正规医院的系统检查没有发现特殊疾病或者即使查到一些异常现象，却不是身体上不舒服的真正原因，或者说检查的结果不足以解释身上的那些病痛。对患者来说，有以下现象时要考虑到心身疾病的可能。①当你有两处以上的不舒服；②看不同的医生时，医生对病情的诊断或解释不一样；③有失眠，包括难以入睡，中途醒，早醒以及对睡眠时间的过渡重视；④慢性长期的疲劳感。具体地讲，当我们长期胃肠道的不适，或胸闷、心慌，甚至是有找不到原因可以解释的心脏早搏，再加上有失眠和长期不明原因的疲劳，就要注意到心-身疾病的可能并找相关的医生咨询，接受合理的治疗，这样就可以避免戴上诸如“老胃病”“慢性肠炎”“冠心病”或“病毒性心肌炎”等器官疾病的帽子，提高我们的生活质量。

心身疾病是“思想病”或者说“心理毛病”吗？

很多人，包括一部分医务人员，确实就是这样认为的，要么说没病，要么说是思想病，心理毛病，或者直接说是焦虑症或抑郁症，甚至还有人认为是闹情绪或者为了获得某种利益而装病。这些都是误区。

应该讲心身疾病与人们思考问题的方式或心理因素的确有关，但绝不是简单的“思想病”或者说“心理毛病”。抑郁症和焦虑症也都有严格的诊断标准。并不是对疾病有些担心了就是焦虑症，情绪低落了就是抑郁症。

心身疾病有很多身体上的症状和痛苦，这是客观存在的，不是“无病呻吟”。很多心身疾病的起病和症状与我们对某些疾病的担心、害怕或恐惧有关。比如说，家里有人生过食道癌，很可能平时更加关心自己的食道是不是哪天也会出问题，时间一长或到医院查一下,没问题,很多人就不再担心了,这是正常的反应,是可以理解的,谁不怕生食道癌呢?但有一部分人会一直有担心,时间久了就会老感觉咽喉部有东西,吐之不出,咽之不下,痛苦不堪。

再比如,有的人生过肝炎或乙肝病毒阳性,也就是通常所说的"小三阳、大三阳"。他们始终会担心肝硬化、肝癌的来临,长期高度注意肝区,一有什么风吹草动就紧张不安,时间长了,就会老是感觉肝区不适或刺痛,有些人还常年吃所谓"保肝药"。如果把这些病症简单地当作思想病,用"不要多想,不要胡思乱想"等简单言语劝说他们,是非专业的,因此也是无济于事的,甚至可以讲是很粗暴的。同时,这类"心理疾病"也不是简单地靠心理咨询师能解决问题的。

有什么方法可以预防心身疾病吗?

首先要树立全新的健康理念。不是说去医院全面体检一下,没有查出病就是健康。这只对了一半。世界卫生组织给健康的定义是"身体上没有疾病和病痛,精神和社会上完满的状态"。心理和身体都健康才是真正的健康。通俗地说就是心身健康。

第二,要注意经常调整自己的思维方式、工作方式和生活方式,学会管理好来自学习的、工作的、家庭的、情感和人际关系的种种压力,科学地自我减压。

第三,不要依据自己从书本、杂志或网络上看到的所谓医学常识对号入座,给自己看病。有疑问要去问医生,不要把人体的一些属于正常的生理现象当病看。

第四,要保持有好的睡眠,如果睡眠不好,看病时要告诉医生。长期睡眠不好要注意治疗。

第五,要适当体育锻炼或户外活动,特别是人到中年以后。

第六,经受不明原因的躯体症状困扰而反复就诊时,建议除了向医生描述身体某个器官问题外,主动和医生交流情绪和睡眠问题,这样,有可能得到有经验的医生及时、正确的诊治,解除因此而带来的痛苦。

古今扁鹊梦议胆结石

秦锡虎

作为一个肝胆外科的医生,平时常常被问到的问题就是:"秦医生,我得了胆囊结石,怎么办?"

作者简介:秦锡虎,常州市第二人民医院院长、主任医师,常州市医学会会长、普外科学分会主任委员。

面对这个看似简单的问题，我常常感到困惑。怎样简单明了、通俗易懂地解释清楚，还真不容易。

如今，生活条件改善了，饮食结构改变了，国人的富贵病也像GDP一样节节攀升。据不完全统计，目前我国胆囊结石的发病率已高达10%左右，也就是说，中国有大约1.3亿的胆囊结石患者。如何防治的确是一个大课题。

一日午后，日光融融，我在患者“怎么办”的疑问中朦胧入梦……忽然办公室门开了，进来三位同事。他们每人手中都举着B超报告书，我一看，都是胆囊结石。三人各执一词，争论不休，找我评判来了。一位同事说：“我的病人根本没有任何不适感觉，不做B超还不知道有结石。所以我认为，病人应该和结石和平共处，相依相伴，无需任何治疗。”另一位同事不以为然：“结石总是异物。据美国有关研究资料显示，只有5%的胆囊结石是静止型结石，95%的结石患者早晚会发作。一旦发作，开刀又痛苦又有危险，还会伤元气，我选择给患者服药排石。中医中药还是瑰宝嘛。”第三位同事马上辩驳：“不对不对！解剖学显示很清楚，胆囊像只葫芦，胆囊管就是葫芦柄，结石很难通过，排石成功的几率不大。再说，就算有较细小的结石挤出了胆囊管，就进入了细长的胆总管，胆总管末端不光更细小，而且还有括约肌包绕，万一在该处堵塞，就会引起梗阻性黄疸，甚至引发重症胆管炎，更重者还会引发胰腺炎！这样的教训你们见的还少吗？更何况胆囊癌发病率逐年升高，大多由胆囊结石引起。我可不会因小失大，必须马上手术，把结石彻底去除。”……

我正为难间，门外又走进三位峨冠华服，仙风道骨，古代打扮的人，定睛一看，竟是春秋名医扁鹊三兄弟。我忙上前打招呼。谁知他们不理我，自顾自地辩论起来。大哥金鹊瞟了一眼B超报告书，摇头叹息：“晚也晚也，上医治未病之病。欲不得胆囊结石，须清淡饮食，强身健体，注意疏肝利胆、清热通下，总以不患结石为上。”老二木鹊附和说：“大哥所言极是。然结石已成，服药恐排之不尽，来日难免炎症扩散，以致癌变亦未可知。中医医欲起之病，弟以为，宜早日切除之，以绝后患！”三弟扁鹊听毕，抚掌大笑道：“大哥二哥高见！下医医已病之病，三位病患既已患此病，当速除之，辅以大哥调养妙方，定保无复发之虞。”……

砰！风吹门响，我猛然惊醒。梦中情形历历在目，言犹在耳。低头反思，豁然开朗：所谓‘未病先防，既病防变，愈后防复’，“治未病”三境界，竟然在胆囊结石的治疗策略上有机结合、充分体现。未病防为主，已病切为先，治疗胆囊结石当如是也！

肿瘤防治常识——恶性肿瘤的可治愈性

孙苏平

一、什么是肿瘤?

肿瘤分为良性肿瘤与恶性肿瘤。由于良性肿瘤对机体影响小,而且一般可治愈,因此,目前主要研究恶性肿瘤的防治。恶性肿瘤又称"癌",是机体在各种因素作用下局部组织异常增生,这些异常增生的组织细胞在临床上表现为肿块,不能形成正常的组织,使正常的组织不能行使正常的功能,反而消耗机体的大量营养物质,影响正常组织的生长,严重威胁了人类的健康。

二、癌症是不治之症吗?

如果认为癌症是不治之症那就完全错了,癌症只是"难治"而非"不可治"。以前由于对癌症的认识不够深刻,治疗手段比较简单,癌症的死亡率比较高。随着现代科学技术的发展、医学科学的进步、预防和诊治水平不断提高,癌症的平均五年生存率已大大提高。早在1984年世界医疗卫生保健的权威机构世界卫生组织(WHO)癌症控制方案就已经指出:

1. 通过卫生教育改进生活方式,通过病因预防以及医药干预,有三分之一的癌症是可以预防的。

2. 通过早期发现、早期诊断,采取手术、放射、药物等方法治疗,有三分之一的癌症是可以治愈的。

3. 对于一些晚期病人,通过上述治疗手段也可以缓解症状、减轻痛苦、延长生命。

世界卫生组织最新统计资料表明:目前全部癌症中有55%是可以治愈,其中27%是手术方法治愈,22%是放射治疗治愈,6%是化疗治愈,如果加上综合治疗,治愈的百分比还应更高。从上述资料中我们可以看出战胜癌症的光辉前景。

三、放射治疗在治疗癌症中的作用

放射治疗的设备很多,直线加速器、后装治疗机、γ刀、射波刀、重离子加速器

作者简介:孙苏平,常州市第二人民医院放疗科主任、主任医师,常州市医学会放射肿瘤治疗学分会主任委员。

等都是放射治疗大概念中的治疗设备，目前最常用的设备是直线加速器。放射治疗和手术一样同属于局部治疗，在恶性肿瘤的治疗中应用很广，60%～70%的恶性肿瘤患者在治疗过程中要应用放射治疗。根据治疗的目的放射治疗可分为根治性放疗和姑息性放疗。某些肿瘤如鼻咽癌、扁桃体癌、喉癌、皮肤癌、乳腺癌、宫颈癌、精原细胞瘤、霍奇金淋巴瘤等放射治疗效果非常好，治愈率可达到90%以上。随着治疗设备的更新和治疗技术的改进，近年来放射治疗在治疗肺癌、食管癌、胶质瘤、直肠癌、膀胱癌等恶性肿瘤疗效方面有了明显提高。对晚期肿瘤患者可以进行姑息性放射治疗以达到止痛、止血、消炎等作用，减轻患者的痛苦，改善生存质量。放射治疗不仅可以治愈肿瘤，还可以保护正常组织功能，如面部皮肤癌、舌癌、喉癌等，治疗后可以保持容貌完好，并保留进食、发声等功能，这是手术等其他治疗方法不易达到的。

四、化学治疗在治疗癌症中的作用

作为一种全身治疗方法在整个综合治疗中越来越占有比较重要的地位，也是近年来最活跃的研究领域。化疗不但适用于晚期和复发病例，对早期肿瘤病人也发挥更重要的作用，如对乳腺癌、骨肉瘤、软组织肉瘤、头颈部肿瘤、小细胞未分化肺癌、肾母细胞瘤等的治疗都取得了肯定的疗效。近年来，随着对肿瘤病因、病变机理、肿瘤生物学及免疫学的研究深入，看到了外科治疗和放射治疗的某些局限性，对化疗寄予了更大的希望，化疗被认为是肿瘤综合治疗的重要手段之一。

同性恋不是病

曹 音

看完《断背山》，我感到上帝又打开了一扇窗，让另一个世界浮现在我的面前。“爱是可以超越文化差异的，当爱降临时，异性之爱和同性之爱毫无差别的。”李安如此解读了自己的《断背山》，我因此也更深理解了一些同性恋者。

他是二十几岁的青年，已到了谈婚论嫁的年龄，可迟迟未见他与女孩子交往。农村父母很焦急，他们多么盼望早日抱上孙儿孙女啊。在不断的相亲过程中，儿子不断拒绝，父母非常气愤！此时，他终于忍无可忍，暴喊出了深藏已久的秘密——“我是同性恋！”

作者简介：曹音，常州第二人民医院心理科副主任兼神经内科副主任、副主任医师，常州市医学会心身与行为医学分会副主任委员、精神医学分会副主任委员。

晴空霹雳击中了父母的心房，脆弱的他们震惊、无法置信！怎么可能，怎么可能，他们高大的儿子是同性恋?!

看到父母如此痛苦，他感到自己是罪人，不惜下跪受罚。在父母的高压下，他来到我的诊室，希望完成父母的心愿——医治同性恋这个“病”。

他的思绪在过往的岁月中穿梭……

在中学时代他就对女生不感兴趣。当其他男生窃窃私语地谈论女生时，他却开始思念隔壁班的一位男同学，看到他时很紧张，而没见时很失落。他感到了自己的异样，开始怀疑，上网了解后，他觉得自己很可能是同性恋。

“当时我太紧张了，太害怕了。真是同性恋怎么办呢？多丢人啊。我没心思看书，成绩一落千丈，整天想这事。后来，在网上的论坛中了解到，很多同性恋的人能自在地生活，这不是病，是一种自然现象。终于过了一长串时间，我慢慢接受了，但还是有思想负担。”

（一般认为，在人类性心理的发育过程中，同性爱慕是很多青少年在性成熟过程中伴有的一种阶段性，暂时性的正常现象，对心身健康很少有明显的消极影响。只有在个别特殊的情况下，某些个别的人才会成为同性恋。）

“进入大学以后，我发现身边有一群人是同性恋，我们相互理解和帮助。后来我找到了现在的朋友，我们交往了四年，很相爱。”他低垂着头，声音有些许哽咽，深呼吸后他继续说道：“曾经很彷徨，迷惘，痛苦，压力很大，但现在我们已经很坚定了，一定要生活在一起，不管困难有多大……”

在安静的诊室里，我专心地听着他的叙述。他们动人的爱恋与《断背山》剧情相比毫不逊色，只是《断背山》演绎了凄美的结局，而他们要争取团圆。

从古至今，从西方到东方，总是对同性恋抱以排斥的态度。但古希腊时期，同性恋关系就有些普遍，有“爱者”和“被爱者”之称，柏拉图、苏格拉底都是同性恋；而中国古代，春秋战国的“龙阳”，“分桃”；汉武帝的同床“断袖”，都有同性恋的痕迹。同性恋并不因为压抑而绝迹。而今天，一些欧洲国家（例如荷兰、德国等）已改变法律或允许同性婚姻或在法律上认可长期的同性恋关系。在我国，《中华人民共和国刑法》各版中均没有明确将同性恋定为犯罪的条文。同性恋在我国已完全无罪化了。1998年2月，面对同性恋群体的健康干预项目《朋友通信》问世。该项目目前已得到了国内科学界、卫生部有关部门和大量同性恋者的支持，是我国最有影响的此类项目之一。2001年4月，中华精神科学会通过的《中国精神障碍分类方案与诊断标准（第三版）》（CCMD-3）（山东科技出版社，2001.4），不再笼统地把同性恋认定为“精神障碍”（或称“心理变态”“性变态”），仅在个体对自身性取向的认同或适应不良时才认定为精神障碍。也就是说，同性恋仅是不同于异性恋的一种性取向方式。

关于同性恋的成因众说纷纭，各种研究调查的结果也不尽一致。比较一致的看法认为，同性恋的产生是由多种因素共同作用的结果，并且因人而异。国内的研究发现，幼年时家庭对其教养方式不当（男孩当女孩养，女孩当男孩养），或者是家庭环境的不良影响都会对孩子的性心理发育产生极不利的影响。极个别的同性恋者很可能是由于自身性染色体畸变或身体内分泌系统发生紊乱所致。

对于本文的主角，他坚定的选择同性恋，没有改变的自我需求，因此他并不需要治疗同性恋本身，他只是处在周围环境不能接受事实的矛盾中，这矛盾带给他无尽的折磨。我运用意象对话的技术，让他更加明确真实的自我，让他明白在寻找和追求真实自我过程中需要些什么，如何得到它们。

曾有一位美国学者金赛在他的研究中发现：大部分人显示出至少在某种程度上是双性恋者，很多人都会同时被双性吸引，虽然通常他们更偏好与某一种性别。正如李安所说“也许每个人心中都有一座断背山。”金赛连续性谱的概念被广泛地接受了。因此，我们需要以更宽广的心，更尊重的态度对待已知和未知的世界！

同性恋重新定义了性的规范，使传统定义上的“违规的性”从社会和文化的边缘地位走向主流。一个自由的文化多元的社会是我们向往的目标，而这个目标就应当包括所有这些性少数派和所有社会边缘群体的自由。同时，同性恋者也应以自律、文明的行为规范享有自由。

每次写完一篇手记，我都忍不住感慨人是多么神秘而尊贵的生灵啊，让世界更加文明、宽容、多元、自由吧，让我们能够更加接受自己，喜爱自己，也喜爱他人吧。

晚上打鼾、白天嗜睡，这是病

陈韫炜

已到中年、事业有成的李先生有个外号叫“睡不醒”，每天晚上倒头就能睡，打起呼噜能震天，影响家人睡眠不说，有时他还打打呼噜中间憋气，憋了一会儿再开始打呼噜，有的时候憋气甚至憋醒了，这让他妻子很担心，生怕他憋坏了。他呢，睡了一晚上却老喊睡得不沉，睡的累，有时觉得比没睡还累。白天没精神，只要一空闲就打瞌睡，连开会都会打瞌睡，控制不住，别提多尴尬了。不知情的人都羡慕他睡眠好，可只有他自己知道自己的痛苦，因为不管一天睡多长时间，他总觉得没睡好，总觉得困，没有精神。前不久，李先生走进了我的诊室，希望我为他“赶走”这个困扰了他好几年的大麻烦。

作者简介：陈韫炜，常州市中医医院呼吸科主任、副主任中医师。

我告诉他，这是睡眠呼吸暂停综合征的表现，中医的病名叫“鼾病”，主要是由于上呼吸道狭窄、阻塞，引起呼吸暂停，造成血氧饱和度下降。目前国际的诊断标准是夜间睡眠 7 小时内，口或鼻腔气流持续停止 10 秒以上，并超过 30 次者。这种病一般以男性为多，女性相对少些，肥胖者、颈短者多见，下巴内缩者易得此病，有很多病人先天咽腔窄小，或者患有鼻息肉、鼻中隔偏曲、扁桃体肥大、悬雍垂肥大，都与本病相关。相对来说，35 岁以前的年轻人较少患此病。但近年来随着生活条件越来越好，出门就坐车，回家看电视看电脑，运动少，饮食结构又是荤菜居多，35 岁之前的年轻人照样会患病。

那么，什么是睡眠呼吸暂停综合征？其危害有多大呢？

据亚太睡眠学会数据统计，我国有大约 2 亿人打鼾、5 000 万人在睡眠中发生呼吸暂停，还有近 3 亿人失眠等等。同时，还有不完全统计显示，目前全球每天约有 3 000 人死于睡眠疾病，而几乎所有的患者都有在睡觉时打呼噜的临床表现。在众多睡眠疾病中，睡眠呼吸暂停对人类健康威胁最大。

长期存在的睡眠呼吸暂停综合征会引起很多问题。表现在：高血压或血压不易控制；冠心病，各种类型的心律失常、心绞痛；肺动脉高压、肺心病；缺氧、血粘度增高易发生脑梗死；糖尿病等内分泌疾病，体重增加，减肥减不下来。性格改变，变得暴躁；因为白天可能不由自主打瞌睡，注意力下降，反应减慢，工伤、车祸增加；长时间缺氧，比一般人更易发生老年痴呆；肾功能损害，夜尿次数多；性功能减退；憋气时间过长可能猝死。

当然，对于睡眠问题的症状表现不能一概而论，如有以下表现：睡眠时打鼾、张口呼吸，呼吸暂停，不能进入深睡眠；夜间憋气、甚至憋醒，令家人担心；睡醒后头痛、头晕；白天嗜睡，疲乏，甚至常常在工作、开会或驾驶时打瞌睡，不能控制；不能集中注意力，判断力下降，记忆力受损这些问题时，大家就要警惕了，你很有可能患上了睡眠呼吸暂停综合征。

可能有人会问，如何判断自己是否患上了睡眠呼吸暂停综合征？

在这里，我要告诉大家，睡眠呼吸暂停综合征分为中枢型、阻塞型及混合型。早检查、早治疗是避免和消除睡眠呼吸暂停综合征的有效方法和途径。对睡眠呼吸暂停综合征患者除做一般常规检查外，还必须做多导睡眠呼吸监测，因为多导睡眠呼吸监测是确诊睡眠呼吸暂停综合征的唯一方法。

多导睡眠呼吸监测仪可以监测口鼻气流是否停止、鼾声指数大小、夜间血氧饱和度降低多少、心率数值、胸腹呼吸波形。该仪器体积小巧，监测非常方便，可携带回家记录，只要睡前开机，睡醒后关机就可以了。根据监测结果，医生分析睡眠结构、呼吸暂停次数、发作时间、持续时间、血氧饱和度情况及心肺功能等，可判断睡眠呼吸暂停的类型、严重程度，进而选择不同的治疗方法，提高患者的生活质量和健康水平。

一旦确诊为睡眠呼吸暂停综合征，也不必过于担心，患者应保持健康的生活方式，控制饮食，加强运动，不饮酒等，并改变睡觉姿势，如侧卧、高枕卧。中医治疗此类疾病很有特色，针对病人的体质分为为痰湿内盛型、痰热内扰型和气滞血瘀型，以中药化痰行气、活血化瘀辨证施治。对于特别严重的病人，建议用呼吸机正压通气以期尽快纠正缺氧状况，晚上睡觉时戴上呼吸机，通过一定的压力来保持呼吸道的通畅，阻塞解除了，就没有打鼾和呼吸暂停了。

不可被冷落的疾病——腰腿痛

张 曦

腰腿痛，顾名思义，就是腰（和/或）腿痛。超过80%的人在一生中有过腰腿痛的经历，多发生在30岁以后，随着年龄的增长，发生率亦逐渐增加。由于腰腿痛极其常见，多数人对此并不重视，相对于其他脏器，脊柱的保护往往备受“冷落”，即使出现了腰背痛等典型症状，很多人也满不在乎，往往没有得到正确及时的处理，以致造成无法挽回的后果。

一、病因复杂“十面埋伏”

导致腰腿痛的原因很多，所以古人云“病人腰痛，医生头痛”，腰腿痛常见的病因有三大类：第一为腰部本身疾患，医生称之为“脊柱源性疾病”，包括腰椎管狭窄症、腰椎间盘突出症、腰椎滑脱症、腰椎不稳症、腰椎小关节突紊乱、脊柱畸形、腰椎骨折与脱位、脊柱肿瘤、脊柱结核、脊柱化脓性骨髓炎、强直性脊柱炎、腰部韧带劳损、腰部肌肉劳损、腰椎间盘变性、隐性脊椎裂、钩状棘突及骨质疏松等。第二类为“内脏源性疾患”，包括消化性溃疡、胰腺癌、直肠癌等消化系统疾患，肾盂肾炎、肾周围脓肿、肾脏外伤、泌尿系统结石等泌尿系统疾患，子宫体炎、盆腔炎、附件炎、子宫后倾、盆腔肿瘤、子宫脱垂等妇科疾患。第三类为“神经源疾患”，如神经脊髓神经发育异常、肿瘤等。这么多的原因都可以导致腰腿痛，意味着作为一个诊治腰腿痛的医生，需要掌握非常广泛的知识，以做到见症辨源，识病懂治。针对一个现实的病人，需要在十面埋伏中寻找真正的导致腰腿痛的“狙击手”，定点清除病因，才能获得良好的疗效，解除病痛的困扰。

二、哪些病人“手到病除”

在腰腿痛的病因中，绝大多数还是腰椎本身所引起的，腰椎疾病所导致的腰腿

作者简介：张曦，常州市中医医院骨二科主任、主任中医师，常州市医学会骨科学分会委员。

痛往往表现为时好时坏，反复发作，尤其是在冬春季节，患者的症状由于外界环境的影响而加重，因此，在每年春节前后到三四月份，腰腿痛的手术几乎占所有脊柱外科手术的70%以上。那么，什么样的腰腿痛患者需要手术呢？第一，骨质疏松性骨折、外伤性骨折、脱位，严重的骨质增生、椎管狭窄、腰椎不稳、腰椎间盘脱出等各种因素都可以引起腰痛，优先考虑手术治疗；腰椎间盘膨出压迫窦椎神经、椎间盘退变引起的炎性刺激、腰部肌肉劳损、腰椎小关节紊乱等一般无需手术治疗；腰椎间盘突出压迫脊神经根、椎间盘退变引起的炎性刺激等可以导致腿痛，这种腿痛往往是非对称性的，可以先进行多种非手术治疗，如中医综合治疗等，经正规的保守治疗三个月无效后再考虑进行手术治疗。第二，出现马尾综合征症状，需要急诊手术。马尾综合征的疼痛多表现为左右交替出现的坐骨神经痛，神经损害进行性加重，双下肢及会阴部麻木、感觉减弱或消失，排尿排便乏力、尿潴留、大小便失禁，男性还可出现阳痿等。这种情况需要尽早手术，延误手术时机往往造成不可逆的神经损伤。第三，恶性腰腿痛需要手术治疗。有些腰腿痛并不是由前述常见疾病引起的，而是由原发或转移性肿瘤所导致，而且可能是恶性肿瘤的首发症状，临床上称为恶性腰腿痛。恶性腰腿痛病程进展快、疼痛呈持续剧痛，难以忍受，往往严重影响患者的睡眠，有时伴有原发癌症状，预后不良。早期手术干预可以提高患者的生存质量。

另外，非手术（保守）治疗方法良多，甚至可以说是数不胜数，五花八门，如贴膏药、外敷药；针灸、穴贴；推拿、整脊；中药、理疗等，只要掌握各自的适应证多可获效，但对于某一患者个体的治疗疗效并不确定，因为尚缺乏循证依据。目前公认的非手术疗法，并且经循证医学证实有效的是“卧床、绝对卧床”。因此，希望广大患者既不可冷落而置之不理，又切莫病急乱投医而被“忽悠”，甚至延误诊治。

三、佑护健康“重在预防”

尽管手术的有效率对于专业的脊柱外科医生来说可以达到98%以上，但手术本身，哪怕是微创手术毕竟是最后的手段，如何预防腰腿痛是一个社会课题。特别是现今社会静坐不动打电脑、驾汽车、看电视、玩麻将、埋头办公、读书学习的人多了，人体长时间缺乏活动锻炼，肌肉无力，血液循环不畅，加速了椎体的退行性改变，导致腰腿痛的发生率越来越高，并且呈现出年轻化的时代特点，很多年轻白领却长着一身的老骨头。因此，久坐少动人群应适当参加体育锻炼，增加背、腹肌的力量，如游泳、慢跑、徒步等，避免腰腿痛的发生。病情较严重者应寻找专业的脊柱医生咨询，积极治疗，并提供适合个体的治疗保健建议，避免出现不可逆转的神经损害。

谈谈对早泄的认识

卞廷松

早泄对于男性朋友来说是一件很头疼的事情。早泄是射精障碍的一种情形，通常是指男性在性交时不能对射精进行控制，在阴茎插入阴道或者刚刚插入阴道即发生射精。早泄所带来的负面影响非常严重，不仅影响性生活质量，还影响着夫妻感情和夫妻关系，有可能引起患者焦虑、紧张、恐慌等负面情绪。这些不良的精神状态又进一步加重早泄的病情，严重影响着患者的家庭生活以及日常工作。

早泄作为一种男性性功能障碍，目前在国际上分为原发性早泄和继发性早泄。另外目前也有学者提出了另外两种早泄类型：射精潜伏期不稳定性早泄和早泄样射精障碍。早泄的客观证据局限于男性阴道性交方面。对于口交、肛交和同性性行为尚缺乏临床证据，难以定义。下面我们一起看看早泄有哪些诱因，又要如何预防吧。

一、导致发生早泄的因素有哪些呢？

早泄的病因尚不明确，既往认为早泄与心理因素关系密切，目前认为并没有这么简单。早泄的发生是多因素的，与精神心理因素、环境因素和内分泌因素等相关。

1. 精神因素：早泄患者中的80%以上是由精神因素引起的。有资料报告，心因性者占早泄病人中的85%。例如，久别重逢、新婚蜜月、过度兴奋或紧张、过分疲劳、心情郁闷、饮酒之后、房事不节、夫妻关系不融洽，丈夫对妻子存在敌意、怨恨和恼怒，或对妻子过分的畏惧、崇拜、存在自卑心理等都是诱发早泄的因素。

2. 有器质性疾病：例如，外生殖器先天畸形、包茎、龟头或包皮的炎症、尿道炎、阴茎炎、多发性硬化、脊髓肿瘤、脑血管意外、附睾炎、慢性前列腺炎等都可反射性地影响脊髓中枢，引起早泄。

3. 局部刺激：阴茎包皮过长、内裤太紧对阴茎龟头刺激、阴茎感觉过敏感或阴茎感觉神经兴奋性增高或性兴奋由阅读黄色小说、欣赏电影录像引起，常发生早泄。

4. 其他：发生性关系的场所过于嘈杂等；若体质欠佳、大病初愈，性兴奋和反射性射精活动都会降低，也会导致早泄，宜减少或停止性活动。

作者简介：卞廷松，常州市中医医院男科主任，常州市医学会男科学分会副主任委员。

二、摆脱早泄困扰试试 8 个方案

1. 加强彼此思想和感情的交流，消除隔阂与误会，对丈夫早泄予以谅解并积极配合治疗，将有助于克服不良心理。

2. 做足同房前的爱抚、吮吻，使女方先进入兴奋期乃至平台期，则较易满足女方性要求。

3. 改变同房时间。人们一般将性生活安排在晚上，但如果你将其改在睡醒时，身体疲劳已解除，精力旺盛，再嚼片口香糖调调情，相信同房质量会有提高。

4. 戴双层避孕套，可降低阴茎的敏感性，延长射精时间。

5. 降低阴茎抽动的幅度和速度，减少对阴茎的性刺激，同时女方主动迎合动作，尽快达到性高潮，以求双方满意。

6. 男方分散对性交的注意力，比如目光离开女方，将阴茎感觉转移到思考其他问题，甚至数数，都将有助于延缓射精。

7. 在接受行为治疗后采取女上位性交法一段时间，以缓解丈夫的紧张度，并增加对阴道刺激的适应性。

8. 射精后在一个小时内进行第二次性交，可明显延缓射精时间，但男方阴茎会有胀痛感，此方法不宜久用。

三、食疗方法可治疗早泄

1. 公鸡 1 只，去肠杂，切碎，加油、盐炒熟，盛碗内加糯米酒 500 克，隔水蒸熟食用。

2. 韭菜子，菟丝子，五味子，女贞子，覆盆子，枸杞子各等份，共研细末，每次 10 克，每日 2 次，温开水送服。

3. 猪肾 1 对，剖开，将核桃仁 10 克，山萸肉 9 克，补骨脂 8 克纳入肾中，缝好切口，煮熟食用。

4. 猪肾 1 个，淮山药，枸杞子各 15 克，山萸肉 12 克，放砂锅内，加水适量煲汤，吃肉饮汤。

5. 羊肾 1 对，肉苁蓉 12 克，枸杞 10 克，巴戟 8 克，熟地 10 克，同炖熟，弃药渣，食肉饮汤，每日 1 次。

6. 狗肉 250 克，黑豆 50 克，调以盐姜、五香粉及少量糖，共煮熟食用。

7. 麻雀 2 只，去毛及内脏，加菟丝子、枸杞子各 25 克，共煮熟，弃药渣，食肉饮汤。

8. 羊肉 150 克，淮山药 120 克，肉苁蓉 100 克，菟丝子 150 克，核桃仁 150 克，葱白 10 根，粳米适量做汤食。

9. 鹿肉 50 克，加枸杞子，何首乌适量共炖，弃药渣，食肉饮汤。

10. 狗鞭 10 克，煎服，每晚 1 次。

急性胰腺炎，嘴巴惹的祸？

柳　咏

每次长假过后，各大医院普外科入住的急性胰腺炎、胆囊炎、胆绞痛、胃炎等急性发作的患者会有所增加，最严重的莫过于急性胰腺炎了。而出现这种情况与饮食结构的突然改变有很大关系的。长假期间，亲朋好友相聚自然增多，一些人经不住美食的诱惑，高脂肪、高蛋白食物吃多了，就会加重胰腺的负担，胆囊快速地收缩排空，胆汁分泌增加，就很容易诱发急性胰腺炎和胆囊炎。

急性胰腺炎是常见的急腹症之一，多见于青壮年。急性胰腺炎常常在酗酒或暴饮暴食后突然出现腹痛，多位于上腹与左上腹部，疼痛剧烈，疼痛可扩散到背部与胸部，在数小时后达到高峰。尤其是节假日，当人的机体过度疲劳、免疫力下降时，如果再暴饮暴食，很容易引起急性胰腺炎的发作。从过去我们收治的几例急性胰腺炎患者来讲，每每与病人及家属亲友交代病情，他们往往并不紧张，就像听说患了急性肺炎、急性肠炎、急性胃炎等等一样，似乎认为只要消消炎、服几天药，大不了挂几天盐水就万事大吉了，再重一点也就像得了急性阑尾炎，一割了之。其实，胰腺炎是一只披着羊皮的“狼”，在炎症的外衣下，有着“吞噬生命”的本性。

胰腺，作为人体最重要的消化器官。一方面分泌胰岛素、胰高血糖素等来维持人体内血糖水平的稳定；另一方面它每天向肠内排入 1 500 ml 左右的胰液，内含丰富的胰蛋白酶、胰脂肪酶、胰淀粉酶、糜蛋白酶等消化酶，用来分解食物中的脂肪、蛋白质和淀粉。一旦胰腺发炎，胰液外渗，胰酶激活，就会消化人体自身器官中的脂肪、蛋白质，也包括胰腺本身。随后，胰液就像“硝镪水”一样在“广袤”的腹腔及腹膜后腔肆虐横流，所到之处，一片焦土，组织烂了、肠子穿了、血管破了……组织液、坏死液又成为细菌良好的培养基，为未来的胰周脓肿、腹腔脓肿提供了必要的条件。可见，胰腺炎症，轻视不得。

随着人们生活水平的提高，吃肉类、油腻、高脂肪食品较多，因此造成胆结石的也不少，而胆结石、胆囊炎、高脂食物、酗酒是造成胰腺炎的主要原因。临床病例显

作者简介：柳咏，常州市中医医院普外二科主任、主任医师，常州市医学会外科学分会副主任委员。

示，有30%的急性胰腺炎病人是由于胆结石、胆囊炎引起，所以说急性胰腺炎是人们管不住嘴巴惹出的祸。

另外，暴饮暴食也不容忽视，有些年轻人自恃身体健康不加注意，聚餐时猛吃猛喝。这种饮食方式是不健康的，如果在短时间内一次性吃大量蛋白质及脂肪类食物，会刺激人的胰腺急速分泌大量的胰液，如果原来胰管就不太畅通，胰液会倒流入胰腺组织内。若再加上酒的刺激，就加重了胰液泛滥的情况，造成急性胰腺炎。

胰腺炎重在预防，预防的关键就在于管好自己的嘴巴，要荤素搭配，饮食合理。已有胆囊结石和慢性胰腺炎的人更要注意，要少食多餐，每天吃4～6顿，每餐的量减少，戒油腻，戒烟酒。如果万一得了急性胰腺炎，要根据医生嘱咐，一般都应禁食，病情控制后，再逐步恢复饮食。可以先开始吃些米汤、没有油的菜汤和一些水果汁、藕粉之类，吃了以后没有什么不良问题发生，再吃些粥、没有油的菜泥。另外，有胆石症的患者要积极治疗，我国的急性胰腺炎70%是由胆道系统疾患、特别是胆石症引起的，尤其是泥沙样结石及细小结石，许多人恐惧手术，宁可采用保守治疗或排石治疗，殊不知小的胆结石向下移动会堵塞胆总管下端，最易引起胆汁逆行流入胰腺管而引发急性胰腺炎。所以胆结石的最佳治疗方案是切除胆囊。如果治愈了胆石症，就可以预防大部分胰腺炎的发生。

前列腺癌为何青睐花甲男人

姚森林

到了花甲之年的男人，大抵都经受过跌宕起伏的人生历练，也有过丰富多彩的人生记忆。此时的他，开始了另一段平静的退休生活，而这段退休的日子也将成为生活中最美妙的时光，身无拖累，心无牵挂，正好可以从容地开创深具创意的晚年人生，用自己的色彩，来描绘这即将飘零的树叶。

“退休真是好啊，想干什么就干什么！”许多在工作岗位上拼搏的中年男人们很是羡慕，巴不得立马进入退休的行列，干自己想干的事。然而，对于刚退休不久的陈老伯来说，在他该享受美好人生、感受子孙满堂的时候，却被查出了癌症。

一年前，陈大伯从某厂工程师岗位上光荣退休了，两个孩子也都成家立业，老伴身体也很硬朗，一家人是其乐融融。可今年年初，一向身体很好的他发觉自己起夜的次数越来越多了，出现排尿困难，甚至还有血尿，开始他认为是前列腺炎的老毛病又犯了，吃药半个月后症状没有缓解，于是他来到我的诊室。我认真地为他做

作者简介：姚森林，常州市中医医院泌尿科主任、主任医师，常州市医学会泌尿外科学分会委员。

了检查,结果很残酷,陈师傅患了前列腺癌,且到了晚期。

类似陈老伯这样的患者近期已接待了好几例,本该是颐养天年的好时光,却偏偏被查出了前列腺癌。

为何前列腺癌如此青睐年过花甲的男人呢?

我们知道,前列腺是男人特有的,他能让主人享受到愉悦的性生活,也是男人繁衍后代的一道关口。然而,在不知不觉间,它却在给主人制造着各种各样的麻烦。前列腺器官虽小,但它带给男性的问题、麻烦却不少,前列腺是男性体内的"三岔口",它是排尿的必经之路,又兼射精通道,而且还分泌前列腺液营养精子。一旦前列腺发生病变,其伴随出现的性功能障碍及生殖障碍就严重地影响了患者的生活及身心健康,甚至造成夫妇感情不和,家庭破裂。因此,前列腺疾病常被人们称之为"男性健康的杀手"。前列腺疾病在男人的一生中随时都可能发生,一般年轻人前列腺炎较多见,而老年人则良性增生为多。据统计,20 岁以上男性,31%~40%患有慢性前列腺炎;而 60 岁以上的老年人中约有 50%患有前列腺增生,70 岁以上发病率高达 88%。

一般情况下,前列腺增生和前列腺癌是两个独立的疾病,但由于前列腺癌并没有明显的症状,或者症状与前列腺炎、前列腺增生相似,这部分病人就容易漏诊。在此,我要提醒那些患有慢性前列腺炎、前列腺增生的老年朋友们,如果反复发作,且经治疗后,病情越发恶化,就要想到患前列腺癌的可能。应该尽早到大医院找专科医生诊治。如果肿瘤增大,压迫尿道,可出现尿流变细、排尿不畅、尿程延长,少数人会出现尿道疼痛或血尿,这些症状较为明显,容易发现。

近年前列腺癌在我国的发病率呈逐年递增的趋势。从我们门诊情况来看,前列腺癌的发病率也呈现有上升的趋势。前列腺癌常发生于老年男性,目前 50 岁以上的男性都患有不同程度的前列腺增生,其中 20%的病人会随着寿命的增加而有癌变的危险。

男性前列腺癌不一定有早期的症状,不一定影响排尿或者出现血尿的现象,是一个隐形的"杀手"。

每年我参加大大小小的体检上百次,每次体检都能"摸"出几个来。前列腺癌的发病平均年龄在 60 岁以上,而这个年龄段的老人基本上都有前列腺方面的疾病,最常见的就是前列腺增生,往往这些老人都没有定期(每年一次)体检,或者不及时治疗。早期前列腺癌通常没有症状,但肿瘤侵犯或阻塞尿道和膀胱颈时,则会发生类似下尿路阻塞或刺激症状,严重者可能出现急性尿潴留,血尿,尿失禁。骨转移时会引起骨骼疼痛、病理性骨折、贫血、脊髓压迫导致下肢瘫痪。

大多数前列腺癌患者年龄都超过 65 岁,50 岁以下男性很少见。因此 50 岁以下男性即使发现前列腺疾病可能也多为前列腺炎,不必过分担心前列腺癌的风险。

前列腺增生与前列腺癌都是老年男性疾病，均可表现为前列腺体积增大及膀胱出口梗阻的症状，但早期均可无任何不适。

在门诊中，很多患者都提出过这样一个问题："定期检查可及早发现癌前病变吗?"我对他们说："通过体检中的'肛门指诊'，大部分外科医生都能辨别出前列腺是否异常，进而做进一步的检查，所以 50 岁以上男性每年应接受例行直肠指诊、PSA(前列腺特异抗原)检查，对于有前列腺癌家族史的男性人群，应该从 45 岁开始进行每年一次的检查、随访。"

60 岁以上的男人，本该拥有人生另一道瑰丽的风景，可有一些老人因健康的原因，无法真正体味到老有所为，老有所乐的意境。在此，我要真诚祝愿那些进入花甲的老人们，与健康相约，用平和的心态描绘属于自己的那片云彩!

听懂你的肺腑之言

周　彤

许多人对于肺癌的预防、早诊早治和科学规范治疗认识并不深刻，罹患肺癌也并不等于死亡。在日常生活中只要能够早期发现、早期诊断，通过有效的治疗措施是可以根治的。

根据《2013 全国肿瘤登记公报》显示，我国肺癌的发生率和死亡率均排在第一位，肺癌俨然已经成为我国头号的肿瘤杀手。面对肺癌，针对不同的肺癌患者如何合理选择治疗方案至关重要。

肺癌值得重视环节主要是三级预防与"三个早期"。其实早发现、早诊断、早治疗在全世界都是难题。目前，美国在早期发现肺癌上有一个措施，就是针对高危人群用低剂量螺旋 CT 做筛查，这个措施越来越得到大家的认可，权威的治疗指南也推荐这样做。当病人有症状，比如咯血、疼痛、咳嗽等到医院就诊时，不少患者的病情就已经偏晚期了，可以手术的患者大约只占到 1/4。但是通过筛查，早期病人比率会增加，病人的治疗效果也相对较好，病人的生存率就会提高。美国的研究表明：对肺癌高危人群进行低剂量螺旋 CT 的筛查，肺癌患者的死亡率能够下降 20%。医院也陆续开展相关项目的筛查，进行早期诊断肺癌，达到抗癌目的。

特别警惕的呼吸道早期症状：

1. 易患人群大多数是男性，男女之比约 4∶1～8∶1，患者年龄多在 40 岁以上。

作者简介：周彤，常州市肿瘤医院肿瘤内科病区主任、主任医师。

2. 早期肺癌特别是周围型肺癌往往不产生任何症状，多在胸部 X 线检查时发现。

3. 往往始于刺激性咳嗽，咳嗽的特点为没有痰的干咳，患者常有胸内异物压迫感或咽部刺激感，总是想把异物咳出来。大多有阵发性干咳或仅有少量白色泡沫痰，极易误认为伤风、感冒。可以有脓性痰液，痰量也较前增多。若患者有慢性咳嗽史，则近期的咳嗽从有痰变为无痰、咳嗽性质的改变应引为警惕。

4. 肺部反复感染或固定性感染：患者常在感冒后出现咳嗽、发热，胸部 X 线片可见某处有模糊阴影，经治疗后阴影消失，但经 1 周或 2 周后，再次出现上述症状，摄片又见阴影，常在同一部位出现，此时就应警惕，并作进一步的检查。这种现象尤其多见于肺中叶和舌叶。因为较小的病灶在支气管内构成部分通气受阻，局部容易诱发感染，当感染消除后，又因局部阻塞状况没有改变，容易再次和反复感染。

5. 有多年的吸烟史，突然咳嗽加重，经常半夜也咳个不停，伴有发热。

6. 胸部出现轻微的隐痛，甚至痰中带血。通常为痰中带血点、血丝或断续少量咯血，大量咯血则很少见。

7. 临床上早期患者常常呈现胸闷、哮鸣、气促、发热和轻度胸痛等症状。

8. 乏力：表现为四肢乏力，进而呼吸肌乏力致呼吸困难，或全身乏力，并表现劳动能力的减退。

9. 骨、关节痛：可发生在任何部位，如果没有其他症状，有时被误诊为肩周炎、腰脱，一旦发现以上情况必须及早到正规的专科医院进行治疗。

肿瘤防治误区知多少？

周 彤

每年的 4 月 15—21 日是全国肿瘤防治宣传周，根据多年临床经验，梳理了一些肿瘤防治中常见的误区：

误区一 肿瘤无法预防、不能治疗。这是肿瘤防治中的“投降主义”。肿瘤已被证明是一类受环境影响很大的疾病，其发生与饮食结构、生活习惯、环境污染等密切相关。预防恶性肿瘤最重要的两点是：不吸烟和合理膳食。肿瘤也并非不治之症。

误区二 肿瘤患者不可能回归社会。这是肿瘤防治中的“悲观主义”。尽管肿瘤会复发转移，但它并不是终身性疾病，1/3 的肿瘤是可以康复的。

误区三 切除癌肿即病愈，放、化疗毒副作用太大不能做。这是肿瘤防治中的

作者简介：周彤，常州市肿瘤医院肿瘤内科病区主任、主任医师。

“盲目乐观主义”。放、化疗在杀死癌细胞的同时也会损害正常细胞，但对于手术后体内仍然存在的亚临床转移灶来说，只有用化疗才能杀灭它。针对放、化疗的各种副作用，目前已有很多药物、技术可以预防和缓解。

误区四 到一些非肿瘤专科治疗。这是肿瘤防治中的“自由主义”。肿瘤讲究科学合理、规范系统的综合治疗，尤其是首次治疗常起决定性作用。一次不规范的手术或一次设计不合理的放、化疗方案，就有可能导致肿瘤残留，或产生耐药性，给下次治疗带来很大困难，甚至导致整个治疗的失败。

误区五 轻信“祖传秘方”或“单方”。这是肿瘤防治中的“机会主义”。一些患者或家属常听信一些流言，花大价钱去买所谓的“祖传秘方”和“单方”，甚至求神拜佛，以求奇迹发生。而这些“治癌专业户”和“祖传世家”，不仅未接受过正规医学教育，有的甚至一点医学知识都没有。

误区六 医生和家属隐瞒病情。这是肿瘤防治中的“个人主义”。医生不告诉患者真实病情曾被认为是对患者的保护，但这样做的后果是患者不积极配合治疗，很难取得最佳效果。而一些患者家属不敢让患者去肿瘤专科治疗，手术后也不愿进行必要的放、化疗，待肿瘤复发转移再行治疗，已回天乏术。

误区七 一个方案、一种中药能治所有肿瘤。这是肿瘤防治中的“教条主义”。肿瘤病因复杂，存在个体因素，每个人的治疗方案也是不同的。

误区八 盲目迷信专家，不了解专家也有侧重。这是肿瘤防治中的“英雄主义”。肿瘤专家有专门从事手术治疗的肿瘤外科专家，从事化疗、内分泌治疗、生物治疗、营养支持治疗的肿瘤内科专家和从事放疗的肿瘤放疗专家等。

妈妈，我的生命之门安全吗？

周蓓蓓

杨小姐怀孕已有 7 个多月，近来却时常不规则的阴道出血，B 超检查排除了引起阴道出血的产科疾病后，自认为是有流产的症状，便在家卧床休息，中药保胎治疗，可症状还是断断续续，便来医院检查，结果发现宫颈部位长了尖锐湿疣。由于瘤体较大，又合并感染便反反复复阴道流血，经人乳头瘤病毒（HPV）分型检测，发现有三种类型的 HPV 感染。

36 岁的产妇得一千金，非常高兴，但现在足月剖宫产已有三个多月，恶露时有

作者简介：周蓓蓓，常州市妇幼保健院保健部主任、宫颈疾病中心主任，常州市医学会妇产科学分会副主任委员兼秘书。

时无，多次在妇科检查，认为子宫内膜炎，子宫手术后复旧不良，予以消炎、帮助子宫收缩治疗，可症状仍时好时坏，时轻时重，经熟人介绍来宫颈病科就诊，检查发现宫颈呈轻度糜烂状，同时进行人乳头瘤病毒检测及阴道镜下宫颈组织活检，发现HPV病毒感染，宫颈组织局部发生了癌前病变。半年后，宝宝眼部的粘膜及外阴发现了湿疣生长。

记得2002年年底，电影明星李媛媛因患宫颈癌不幸去世，她在怀孕早期反复阴道出血，由于是名人加之高龄孕妇，居然未进行过早孕期的阴道检查，直至妊娠中期才诊断出宫颈癌，面对的是带癌妊娠达足月生下宝宝，还是保全自己放弃宝宝接受治疗的痛苦抉择，最终还是被宫颈癌夺走了生命。

要想避免患宫颈癌悲剧的发生，怀孕前一定要先做全面妇科检查，更不能省略宫颈癌筛查，因为宫颈癌前病变和宫颈癌在早期时不会影响怀孕，即使有阴道出血的症状，也往往会被误认为是先兆流产的现象而被忽视。有些女性在怀孕前就已经有癌变，只是当时没有进行检查或是没有检查出来。因此，女性在准备怀孕2到3个月前，一定要做全面的妇科检查。即便是在孕期也可以进行宫颈癌的筛查，尤其是HPV病毒的检测。

生殖道的HPV感染多见于年轻的女性，有学者认为妊娠期人体的免疫功能低，更容易HPV感染，而且在孕期或分娩时可传播给胎儿或新生儿，导致婴幼儿各种并发症，如造成喉乳头瘤等疾病，死亡率高且预后差。但目前国内外关于妊娠期HPV感染的传播方式和途径的具体机制仍不十分明显，常州市妇幼保健院宫颈科的专家们对正常孕妇进行了人乳头瘤病毒(HPV)的检测，进行HPV病毒母婴垂直传播方面的研究，206例的正常孕妇HPV的检测结果显示宫颈HPV感染率达12.6%，3位准妈妈的宫颈上长有巨大的尖锐湿疣。

子宫颈是自然分娩的通道，有生命之门之称，年轻的准妈妈们，你可否听到宝宝在生命的摇篮里轻声地询问：妈妈，我的生命之门安全吗?

大家一起来努力减少母婴传播疾病的发生

缪金剑

每年梅毒小儿的不断增加、艾滋病小儿的不断出现，让儿科医生看着孩子无助的眼神、痛苦的泪水，就像在请求医生的帮助。每当恋人、夫妻、朋友团聚在一起，就会有许多甜蜜的故事发生，十月怀胎，又会有小梅(先天梅毒)、小爱(艾滋病)儿

作者简介：缪金剑，常州市妇幼保健院儿保科副科长、主任医师。

童的出生，一封《孩儿写给爸爸妈妈的信》，请你们一起学习，并请告知你所认识的人，一切为了孩子，请让我们一起努力吧！

孩儿写给爸爸妈妈的信

亲爱的爸爸妈妈：

你们好，我是你们未来的宝宝，现在你们可能还是在校学生、单身青年、刚恋爱的甜蜜恋人、已经步入婚姻殿堂的幸福夫妻，我未来的爸爸妈妈，孩儿有话要对你们说，请你们为了我的平安健康，也为了我们的家庭幸福，好好学习哦！

亲爱的爸爸妈妈、叔叔阿姨，孩儿知道，随着社会的进步，你们的学习、工作和生活的压力也非常大，但是，孩儿还要对你们说，爱惜自己，保护你爱的人，健康的身体才能孕育一个健康的我。假如你们已经为人父母，那可能将来是我的爷爷奶奶和外公外婆，请你们告诉你们的孩子，在人生路上，怎么样和异性相处，怎么样才能保护自己，这个孩儿就不多说了，你们每个人都知道。

孩儿还要提醒你们，不要存侥幸心理，“没事的、没事的”，也许一次不洁的行为，酒醉后的冲动，就会让我成为小梅或小爱（医生妈妈给我们的“爱称”），你们愿意自己的孩儿出生后就吃药、打针、挂水、抽血、腰穿、CT 吗？孩儿的痛楚，会影响我的一生，也会成为你们人生路上永远解不开的结，内疚、悔恨会伴随你们终生。

孩儿想对爸爸说：爸爸，你是孩儿未来的好爸爸，请你学会爱护自己，也爱护你身边的每一个女孩，你爱护她们，别的伯伯和叔叔也会爱护身边的每一个女孩，这样你就会娶到一个身体健康的女孩，然后你们就会有一个健康聪明的娃儿——就是孩儿我啦！孩儿会健康快乐地成长，成为你的开心果。

孩儿想对妈妈说：妈妈，你是孩儿未来亲爱的妈妈，孩儿将来会在你的身体里孕育长大，妈妈，请你一定要珍爱自己，学会爱护自己，保护好孩儿的房子，让孩儿的房子舒适、干净、温暖，孩儿不希望我未来的小家里有刀光剑影（流产和清宫）哦，妈妈，孩儿会是你的天使和贴心小棉袄！

爸爸妈妈，为了你们孩儿的平安健康，家庭的幸福，请你们做好健康体检工作（传染性标志物检测），做好婚前检查、孕前检查、孕期检查，艾梅乙的传播都有窗口期（检测阴性，但有传染性），请你们为孩儿的健康成长努力哦。

我未来的爸爸妈妈，当我健康降临这美丽的世界时，我们会一起走过幸福快乐的人生。

艾梅乙就是艾滋病、梅毒、乙型肝炎的简称，这些疾病的传播方式都可以通过母婴（妈妈传给孩儿）传播，现在让孩儿一一道来：

母婴传播——艾滋病

全球艾滋病流行状况：截止到 2014 年全球 3 500 万感染者，艾滋病流行从高危人群走向普通人群，其中妇女1 570万人，将近50%，中国艾滋病总数已经超过100万，去年中国新报告感染者10.4万人。母婴传播流行状况：呈年轻化趋向，女性感染人数增加，母婴传播病例增加，儿童感染艾滋病增加，儿童感染者中，90%以上是母婴传播。

美国HIV感染儿童存活到10岁的几率不到30%，从全球范围看，HIV感染的儿童通常会在生命的第一年出现症状。1/3将在1岁以内死亡，半数在2岁以内死亡，一般认为，通过母婴传播感染的儿童平均存活期约7年，亲爱的爸爸和妈妈，我可不想变成艾滋病宝宝哦。

母婴传播——先天梅毒

近十年来梅毒发病率不断上升，孕产妇人群梅毒抗体阳性率平均为5.0%，传播途径主要是通过性、血液和母婴途径传播，传播途径与艾滋病基本一致，感染梅毒后只要及早发现并进行规范治疗是可以治愈的。

梅毒是由梅毒螺旋体引起的一种传染病，可引起神经、心血管等多系统损害，甚至威胁生命。梅毒可通过胎盘传染给未来的我，导致自发性流产(我就不能和你们见面了)、死产或先天梅毒等。感染梅毒可促进艾滋病的传播。若我幸存，我就是先天梅毒儿，如果我是早期梅毒就会出现：皮肤大疱疹、鼻炎、肝脾淋巴结肿大；如果我是晚期先天梅毒：我会有神经性耳聋、鞍鼻、骨膜炎等，妈妈合并梅毒大多为潜伏梅毒，没有临床表现，只能通过筛查发现，亲爱的爸爸和妈妈，我也不想变成先天梅毒宝宝哦。

母婴传播——乙肝病毒HBV

乙肝流行病学资料提示全球慢性HBV感染者大约3.6亿人，每年约100万人死于HBV感染，中国有1.2亿人长期携带HBV，全国有现患慢性乙肝患者2 000万人，每年30万人死于HBV感染，大多HBV高流行区约40%～50%的HBV感染者是通过母婴传播获得，双阳性母亲的高危婴儿HBV的感染率可高达90%，婴儿及儿童感染HBV后90%将成为慢性感染，乙肝病毒感染持续致失代偿性肝硬化、肝癌，阻断HBV母婴传播是减少人群HBV慢性感染的重要环节。

我未来的爸爸和妈妈，我想告诉你们，如果你们体检或者婚检时发现谁是乙肝表面抗原阳性，即HBsAg(+)时，而另一方是HBsAg(−)时，另一方就应该去医院检查乙肝二对半，了解乙肝表面抗体(HBsAb)的滴度，如果HBsAb滴度<10 IU/L，就需要打乙肝疫苗了，因为乙肝可以通过男女性生活时精液、阴道分泌物传播。

中国卫生部制定的乙肝表面抗原阳性孕产妇及所生儿童的干预措施如下，出生24小时内注射乙肝免疫球蛋白(国家免费提供100元/支)，同时按免疫规划要求，注射乙肝疫苗。孩子出生后7个月～1岁随访乙肝二对半，必要时HBV-

DNA，如果没感染 HBV，HBsAb 滴度高，每年随访肝功能和二对半。如果 HBsAb 滴度<10 IU/L 保护作用以下，需加强乙肝疫苗一针，一个半月随访二对半，抗体升高即可。如果抗体滴度未升高，可以考虑进行第二针注射，或加大剂量。如果母婴传播阻断失败，儿童感染 HBV，根据肝功能是否正常决定治疗方案。

亲爱的爸爸和妈妈，为了我，为了我们一家美好的明天，请你们加油努力哦！

感谢你们一起分享这段文字，祝福你们都拥有健康快乐的娃娃。

生命必须承受"出生缺陷"之重

蒋　健

当人类还无法确保每一次孕育都完美无缺的时候，生命就必须承受"出生缺陷"之重。

——题记

作为一名妇产科医生，每当我看到一个先天缺陷儿出生的时候，我的心就会感到一阵酸痛，听着那婴儿的哭声，我仿佛看到他今后的成长过程中要面对的种种磨难，也仿佛看到了那个家庭要承受的种种压力和不幸。同时，也再次感受到了一个医务工作者的无奈……

一、"出生缺陷"之痛

出生缺陷也称先天畸形，是指婴儿在出生前就存在的外形或体内结构或功能上的异常。出生缺陷可造成胎儿、婴儿的死亡，人类生命的损失，并可导致大量的儿童患病和长期残疾，已成为全世界关注的卫生和社会问题。

根据相关资料显示，全球每年有 500 多万先天缺陷儿出生。在发达国家如美国，出生缺陷率为 3%～5%。大约每年有 10～15 万患有严重缺陷的婴儿出生，其中 6 000 名婴儿在出生 28 天内死亡，另有 2 000 名在一周岁死亡，剩下的 9 000 多名存活的儿童则受到不同程度的影响，美国每年仅在脊柱裂患者所花费的费用就达两亿美元。

我国是世界上出生缺陷的高发国家之一，每年的出生缺陷数量占全世界的 20%。根据我国出生缺陷监测和残疾儿调查结果显示，我国每年有 20～30 万肉眼可见先天畸形儿出生，加上数月和数年后才显现出来的出生缺陷，每年先天性残疾

作者简介：蒋健，常州市妇幼保健院副院长、大妇科主任、主任医师，常州市医学会围产医学分会委员。

儿童总数高达80～120万，约占出生人口总数的4%～6%。

全国累积有近3 000万家庭曾生育过出生缺陷和先天残疾儿，占全国家庭总数的近十分之一。出生缺陷已经成为我国新生儿、婴儿死亡的重要原因之一。每年我国出生缺陷和残疾儿所造成的经济损失达10亿人民币，如果要对所有存活的缺陷儿和残疾儿进行手术、康复治疗，每年全国要投入近300亿元人民币。出生缺陷给患儿、家庭和社会都带来了沉重的精神压力和经济负担。

二、"出生缺陷"之因

我国许多省份在统计中发现，自2003年开始，婴儿的出生缺陷率在不断上升。那么究竟是什么原因导致了出生缺陷的发生呢？出生缺陷的原因复杂，初步统计主要有以下几种因素：

遗传因素：约占25%。其中基因异常占20%，染色体异常占3%～5%。最常见的疾病为21-三体综合症和18-三体综合症。

环境因素：约占10%。主要包括：①生物因素。如：弓形体、风疹病毒、巨细胞病毒、肝炎病毒、梅毒等造成的胎儿宫内感染。②化学因素。如：各种农药和铅、镉、汞等重金属等，以及氯乙烯丙烯腈等高分子化合物等对孕妇的影响。③物理因素。如：电磁辐射引起的染色体畸变。④药物因素。如：抗肿瘤药物、抗结核药物和部分抗菌药物等在孕早期及致畸敏感期使用有致畸危险。⑤其他因素。如：烟、酒等不良生活习惯。

不明因素：占65%。主要是遗传和环境因素共同作用的结果。正是由于可能引起先天缺陷的因素无处不在，对每个孕妇的影响程度更不尽相同，因此对出生缺陷的预防带来很大的困难。

三、"出生缺陷"之权

有人说，既然胎儿的先天缺陷给婴儿、家庭和社会都带来了巨大的负担，那么，一旦发现胎儿有先天缺陷就直接把他流产或引产掉，不让他出生事情不就简单了吗？

其实不然，因为每个胎儿都有生存权，不能因为在孕育过程中发生了一点缺陷就随便剥夺其生命权。《中华人民共和国母婴保护法》第十八条明确规定：胎儿患严重遗传性疾病和严重缺陷（如：无脑儿、严重脑膨出、严重的开放性脊柱裂、严重的内脏外翻以及严重的染色体畸变等）才能终止妊娠。而唇裂、房缺等轻度畸形，由于出生后可以修复，不能终止妊娠。

当我看到残疾运动员在赛场上拼搏，听到耳聋的贝多芬的《命运的交响曲》，在脑海中就会浮现出断臂维纳斯的微笑。虽然造物主的失误让他们出现了先天缺陷，可他们是我们整个社会大家庭的一分子，与所有正常人一样拥有生命权、生存权、学习权、工作权、恋爱婚姻权。他们同样也能成为有用之才,为社会创造物质财富和精神财富。

四、“出生缺陷”之防

许多儿童的先天缺陷在出生后可以通过各种矫治手段,尽可能治愈或减轻损害的程度,而且,不少医学技术先进的医院已经开展了宫内手术,使一些胎儿的缺陷在出生前就能得到矫正。但是预防胜于治疗,减少和控制先天缺陷儿的出生意义更加重大。目前,我国主要通过三级预防的综合体系来有效降低出生缺陷率。

一级预防

主要通过婚前医学检查和孕前保健来减少和克服可能导致出生缺陷的不良因素,为优生优育打下一个好的基础。如:孕前咨询和医学检查,孕前补服叶酸,远离毒品,戒烟戒酒,避免接触有毒物质等。

二级预防

主要是加强孕期保健,通过产前筛查和产前诊断,以减少缺陷儿的发生。

目前,国内的产前筛查是对妊娠 14～20 周的孕妇进行筛查,抽血检测孕妇甲胎蛋白和绒毛膜促性腺激素的比值,推测胎儿患某些遗传性疾病和神经管畸形的危险系数,对高危人群采用羊水穿刺、染色体或基因检测等手段进行产前诊断。而 B 超筛查,主要是通过超声对胎儿的生长发育情况进行筛查。

由于产前筛查和产前诊断只是针对某些遗传性疾病和先天缺陷有效,所以,只有 70%～80%的先天缺陷能够排查出来。目前,世界上还没有一种完善的技术,能够查出所有的先天缺陷,更何况许多先天缺陷要在出生后才显现出来,如:听力障碍、视力障碍、智力障碍等。

三级预防

主要通过新生儿疾病筛查,发现先天性甲状腺功能低下、苯丙酮尿症等先天性代谢性疾病;通过检测,筛查先天性听力、视力和智力缺陷;通过超声检查,筛查出先天性心脏病、先天性髋关节脱位等,其目的就是尽可能早发现,早治疗。由于先天因素导致的缺陷复杂多变,许多出生缺陷的诊断和治疗对医学来说仍是个难题。

五、“出生缺陷”之爱

每个家庭都希望得到一个健康聪明的孩子,这不仅关系到家庭的美满幸福,也关系到国家的繁荣昌盛。针对我国每年有 80～100 万先天缺陷儿的诞生,我国政府早在 2005 年就把 9 月 12 日定为“预防出生缺陷日”,并建议联合国确定为“世界预防出生缺陷日”,号召全世界各国积极行动起来,为全世界的妇女儿童健康而努力。2006 年 2 月 9 日,国务院发布《国家中长期科学和技术发展规划纲要(2006—

2020年)》,明确指出要提高出生人口素质,将出生缺陷率下降到3%以下。

近年来,我国的许多地区都已开展了免费婚检、免费孕期体检、免费新生儿疾病筛查,预防出生缺陷的三级防控体系正在完善,出生缺陷的发生率也得到了有效控制。许多社会人士也加入了进来,像王菲、李亚鹏夫妇倡导发起的嫣然天使基金,旨在为14岁以下的唇腭裂患儿进行免费的手术治疗。

发生先天性出生缺陷是不幸的,但只要有全社会的关心和关爱,他们也能扼住命运的咽喉,走出一条属于自己的幸福人生之路。正如贝多芬所言:痛苦能够毁灭人,受苦的人也能把痛苦毁灭。创造就需要苦难,苦难是上帝的礼物,卓越的人一大优点是:在不利与艰难的遭遇里百折不挠。

愿世上所有先天缺陷的儿童都能过上幸福美满的生活!

认识儿童过敏性紫癜

钱 毅

最近,小朋友小明双下肢出现了对称性皮疹,压之不褪色,妈妈很着急,带他去医院看病。医生说,小明是过敏性紫癜。妈妈觉得很奇怪,说:医生,我家小明没有瘙痒啊,怎么会是过敏性紫癜?医生微微一笑说:你说的瘙痒的是常见的过敏性荨麻疹,这是两个不同的疾病。

那么,什么是过敏性紫癜呢?它是什么引起的?容易治疗吗?有没有后遗症?治疗费用高吗?该怎样预防?小明妈妈着急地问了一连串的问题。

医生耐心地说:我需要一一回答:

1. **问:**什么是过敏性紫癜?

答:通俗地讲:过敏性紫癜是儿童一种常见的血管过敏性和出血性疾病,是由于身体对某些过敏物质发生过敏,引起广泛的出血性小血管炎。

2. **问:**过敏性紫癜的病因是什么?

答:过敏性紫癜病因非常复杂,目前还不能完全明确。教科书上指出:细菌(如溶血性链球菌、幽门螺旋杆菌)、病毒(如流感病毒)、食物(鱼虾、鸡蛋、牛奶等)和药物(水杨酸盐类、某些抗生素类、巴比妥类)等均可导致发病,恶性肿瘤和自身免疫性疾病亦可为可能病因。

3. **问:**儿童过敏性紫癜有哪些表现?

答:最常见的临床表现主要为皮肤紫癜、粘膜出血,称为单纯型;也有儿童伴有

作者简介:钱毅,常州市儿童医院血液肾脏科副主任医师。

关节痛、腹痛及肾损害，分别可称为关节型、腹型及肾型和混合型。本病以儿童及青少年为多见，春秋季发病居多，男性多于女性。

4. **问**：过敏性紫癜病程怎样？

答：过敏性紫癜病程长短不一，单纯型最短，可数月，肾型最长，可 1～2 年，易复发。除严重并发症外，一般预后良好。有时患儿刚出院，皮疹可能再次出现。

5. **问**：如何确定小儿是否得了过敏性紫癜？

答：小儿如果出现皮肤紫癜、粘膜出血，并不一定就是得了过敏性紫癜。因此，家长最好带孩子去正规医院找儿科医生看看。医生会根据孩子的病情做一些检查，包括查血液和尿液。如果门诊医生考虑是过敏性紫癜，一般会收住院，进一步检查以明确诊断。诊断过敏性紫癜主要根据临床表现，同时要排除血小板减少性紫癜、过敏性荨麻疹。凡有皮疹压迫后不褪色就要警惕了。

还有先表现为有关节痛、腹痛，然后再出皮疹的，由于目前医学技术的局限性，很难一下子确定，需皮疹出来后才能确诊。

6. **问**：如何治疗过敏性紫癜？

答：对于过敏性紫癜的治疗，控制饮食很重要。应给孩子吃没有鱼、虾等等河鲜易过敏的及少渣的半流食物；如果孩子有消化道出血，可吃流食；腹痛严重、大便有血的病儿应暂时禁止饮食。

药物治疗轻者仅给对症治疗，如口服维生素 C，加抗过敏药物（如开瑞坦）、一些止血药即可。最重要的是治疗过敏性紫癜肾炎，需到正规医院检查及治疗。

7. **问**：过敏性紫癜第一次发作后住院的检查费用与普通过敏性荨麻疹一样吗？

答：因为普通过敏性荨麻疹不严重的话，门诊使用一点抗过敏的药就可以了，而过敏性紫癜可能有非常严重的并发症，包括紫癜性肾炎在内，需要进一步的免疫评估，为将来可能的各种并发症提供数据，因此费用相对要贵一些。

8. **问**：过敏性紫癜肾炎怎样治疗，预后如何？

答：过敏性紫癜肾炎的治疗因病情轻重而不同，轻型紫癜性肾炎的病儿一般病情轻、病程较短，在抗过敏治疗的基础上，再加用治疗一般肾炎的药物，多数可完全康复。但严重者，如有大量蛋白尿或肾功能减退时需给予住院积极治疗，必要时需肾脏穿刺明确分型，可进一步听从专业医生的意见，比如采用肾上腺皮质激素、免疫抑制剂、抗凝治疗等疗法，这些治疗和疾病本身均有一定的风险，需家长同孩子一起树立信心，积极面对，争取病情先缓解，逐步康复。

9. **问**：过敏性紫癜儿童饮食怎样调整？

答：根据各型的不同采用相应的措施，避免服用可疑药物及食物（鱼虾、鸡蛋、牛奶）等食物。有条件的医院会进行食物过敏原测定，观察有无常见易致敏食物。

10. **问**:过敏性紫癜儿童活动需要怎样控制?

答:急性期患儿容易出现免疫力下降,易并发呼吸道等感染,应适当限制孩子的活动量,不去人多的地方。儿童以休息为主,避免剧烈运动,加重病情。

11. **问**:过敏性紫癜儿童衣着与睡眠要注意什么?

答:应经常注意天气变化,及时给孩子增减衣服,注意保暖,保证孩子充足的睡眠。

12. **问**:过敏性紫癜儿童平时预防要注意的问题?

答:患儿应尽量避免接触感冒和其他有传染性疾病的病人。如出现感染性疾病的传染源,应及时将患儿隔离,或让其回家休养,以防感染。如治疗过敏性紫癜肾炎服用皮质激素期间以及停用激素一年之内需禁忌任何预防接种。

给小明妈妈详细地解答了以上问题,小明妈妈很满意。为了不耽误小明的病情,小明妈妈及时办理了住院手续,进一步诊治,相信小明可以很快康复。

睾丸扭转常见问题

董　武

18 个月的徐宝宝,一个星期前出现突然左侧阴囊肿胀,常哭闹并自抓阴囊,家人带其到当地医院去治疗,经过抗炎后阴囊依旧肿胀,于是患儿父母急忙带着孩子来儿童医院小儿泌尿外科就诊。医生仔细检查后认为患儿可能是左侧睾丸扭转,需要急诊手术治疗。手术中发现徐宝宝的左侧睾丸以及附睾扭转 360 度,并且已经缺血坏死,与家属沟通后不得以切除左侧睾丸以及附睾,同时又固定了右侧睾丸,防止右侧睾丸再次发生扭转。

睾丸扭转是男童常见的急性疾病。此疾病发病年龄常有两个高峰,新生儿期和 13～16 岁的青春期男孩。临床表现通常以突然出现的睾丸疼痛为前驱症状,有时伴有呕吐、恶心。发病偶尔表现为渐进过程,疼痛并不明显,导致诊断延误。患儿的阴囊会迅速变红、水肿,如果不能得到及时治疗,睾丸梗死形成使半边阴囊皮肤变成蓝紫色。目前同位素扫描和多普勒超声对诊断有意义。但是综合检查的准确度较低,尤其在青春期以前的患儿中。目前国内外专家都倾向于急诊做阴囊探查术。如果确定睾丸扭转时,一定要同时探查对侧阴囊防止再次扭转复发。医生提醒各位家长发现患儿阴囊肿胀疼痛,一定及时就诊,防止睾丸缺血坏死。

作者简介:董武,常州市儿童医院小儿外科副主任、副主任医师,常州市医学会泌尿外科学分会委员。

COPD——早发现！早干预！

陆建保

"陆主任，我们又来麻烦你了，快来帮我们家老史看看，他现在气都接不上了。"一大早，老史的老伴儿就急急忙忙来办公室找我。"别着急，我马上就去。"我一边安抚家属，一边往病房跑。老史今年 80 岁，家住农村，生活条件不是很好，子女条件也仅是自给自足状态。他患慢性阻塞性肺疾病（COPD）已有 20 多年，每当病情加重，就必须住院治疗。多年治病的医疗费用，已令这个家庭入不敷出。

行医多年，我所接触的此类患者并不在少数，尽管每个患者来院治疗时我科医务人员都会尽心尽力地为他们做健康宣教，但 COPD 的患病率依旧呈逐年上升趋势。尤其一到冬季，科室就人满为患，一床难求。究其原因，还是人们对 COPD 这个疾病了解的太少。作为一名呼吸科的医师，我想我有责任告诉大家 COPD 究竟是怎么一回事，我们该如何应对。

COPD 中文全称"慢性阻塞性肺疾病"，是以不完全可逆的气流受限为特征的慢性肺部疾病，临床上常表现为反复发作的咳嗽、咳痰、呼吸困难等症状，通常呈现出进行性进展的特点，包括绝大部分慢性支气管炎和肺气肿。

COPD 目前居全球死亡原因第四位。世界银行/世界卫生组织公布，至 2020 年 COPD 将位居世界疾病经济负担的第五位。在我国，COPD 患者已超过 4 000 万，每年有超过 100 万人死于 COPD，致残人数 500 万～1 000 万，居国内疾病负担的首位。尽管如此，COPD 是可防可治的，而且早期发现和早期干预重于治疗。

早期发现

虽然 COPD 的患病率高，但正确诊断率却很低，原因主要有以下几点：

1. 缺乏明确指标。譬如一个没有什么症状的糖尿病或高血压患者，如果发现血糖或者血压增高，他就会注意，并且会及时就医。而 COPD 没有标志性的指标用以提示疾病发生，目前唯一可能比较准确的指标，就是第一秒用力呼气容积（FEV1）。

2. 未纳入常规检查。在目前常规的体检项目中，没有肺功能检测这一项，钟南山院士就一直呼吁要将肺功能（主要是指 FEV1）检测纳入常规体检项目。他说，采用这种检测方法，一个人吹一口气就可以知道他的肺功能情况。

3. 医师未予重视。医师一般只重视到医院就诊的重度和极重度病人，实际上这部分患者只占不到 20%。而在 COPD 出现严重症状之前大约有 10～15 年，这

作者简介：陆建保，溧阳市人民医院呼吸内科副主任、副主任医师，常州市医学会呼吸病学分会委员。

段时间没有得到很好的干预。

4. 患者认识不足。一些中老年患者，走路时气促，觉得是生理现象，过了一段时间后，气促比普通人更明显时才引起注意。

早期干预

1. 戒烟：戒烟是预防 COPD 的重要措施，也是最简单易行的措施。

2. 环境：控制职业和环境污染，减少有害气体或有害颗粒的吸入，可减轻气道和肺的异常炎症反应。

3. 疫苗：流感疫苗、肺炎链球菌疫苗、细菌溶解物、卡介苗多糖核酸对防止 COPD 患者反复感染有益。

4. 防止感染：积极防治婴幼儿和儿童期的呼吸系统感染，有助于减少以后 COPD 的发生。

5. 体育锻炼：加强体育锻炼，增强体质，提高机体免疫力，可改善机体状况。

强烈建议

对于 45 岁以上人群，应该像监测血压、血糖一样，定期到医院进行肺功能检查。四类高危人群，包括长期抽烟者、反复呼吸道感染者、长期接触室内污染者、职业性粉尘接触者，应从 40 岁起就开始接受检查。

相关链接：

FEV1 是指第一秒用力吹出来的气体量，它能反映气道通畅的程度。通常人在 40 岁以后，FEV1 下降约 20～30 毫升/年，这是正常的自然生理规律。研究显示，抽烟者的这一下降速度要快于普通人，COPD 患者的下降速度还要快；而既抽烟又患有 COPD 者，下降得就更快。同时，在 FEV1 早期开始下降的时候，COPD 患者并没有症状，等到出现症状的时候 FEV1 已经降低很多了。因为肺有很强的代偿能力，一般损失 30％～40％的肺功能，患者并没有什么感觉。在暂时没有其他更好的指标以前，FEV1 的下降率可以作为发现早期 COPD 患者的一个指标，使这些患者获得早期治疗。

癌症病人不需要隐瞒

周红轩

我是一名整天和癌症病人打交道的内科医师，我常常反思：除了对癌症病人病情的了解，对他们的心理我们又了解多少？他们究竟需要什么？毫无疑问，癌症带

作者简介：周红轩，溧阳市人民医院肿瘤内科主任、副主任医师，常州市医学会肿瘤学分会委员。

给我们的是坏消息，提到它我们想到的就是死亡，就是原本平静的生活即将结束。我们还来不及思考，就已经被死亡的阴影所笼罩。于是，病人的子女在想：如何陪老人走完最后的人生？病人的父母在想：如何实现孩子最后的心愿？病人的单位在想：如何安排职工余下的工作？后事如何让家人满意、领导放心……所有的人都在想，却唯独忽略了这不幸事件中的主角——癌症病人的想法。此刻我们的病人在想些什么？眼前发生的一切对他们究竟意味着什么？

在我的行医经历中，我所看到的大多数中国家庭对癌症的第一反应是隐瞒。他们确信，癌症将是对病人最沉重的打击，无论如何都不能让亲人遭受这样的打击。我在诊疗过程中，许多病人的家属都要事先嘱咐我："病人什么都不知道，千万别告诉他。"事实上，在信息科技高度发达的今天，想要对病人完全隐瞒病情已经是不大可能了。他们在感到身体不适之后，会想到所有可能的结果。我接触的大多数病人在治疗过程中告诉我，他们其实早就从家人反常的表情、过度的关心和伪装的轻松中猜到自己患的可能是癌症。由此可见，这些善意的隐瞒和伪装是徒劳的。

坏消息到底该不该告诉病人？假如你问我，我的回答是：应该！但是如何告诉就值得人深思了。我个人觉得，首先要因人而异。每个人的性格、职业、年龄、阅历、文化程度以及精神类型都不一样，对坏消息的承受能力也各有不同。如果我们遇到的病人是石荣光（电视剧《激情燃烧的岁月》中的男主角），像他这样一个性格坚强、办事果断，而且身经百战的男子汉，我们可以直接把坏消息告诉他。但是，如果病人的精神本来就比较脆弱，猜疑多虑，我们对这类病人就要加倍小心。突如其来的强烈刺激必定会引起他们强烈的精神反应，对他们来说这无疑是一种伤害。此时要避重就轻，循序渐进地告诉他们。不过就我的经验来说，癌症病人对坏消息的承受能力，远远比我们估计的要强得多。

另外，医生和病人家属应该经过充分的沟通，统一口径，并确定何时、何地、以何种方式去告诉病人病情。我不赞成永远不捅开那层窗户纸，那是一种情感上的浪费。如何让病人正视病情，积极主动地配合医生战胜病魔，是医生和家属以及病人共同面临的现实问题。另外，我主张受过专业训练的高年资医师应该扮演传递坏消息的主要角色。

癌症病人在确诊后便马上成为家中关注的焦点，家人不但倾巢出动而且倾囊而出，给予一切物质上的关怀，从饮食起居到抗癌偏方，将其照顾得无微不至，无所不用其极。但此时病人最需要的仅仅是这些吗？我想，他们最需要的不是鲜花、营养品、抗癌偏方、与世隔绝的"舒适环境"以及可口的饭菜，而是爱！病人的亲属们或许不知道，这些突如其来的关怀和环境的变化，其实会给病人带来更大的恐惧和焦虑，因为此时在他们看来，这些都是家人朋友为自己送行的脚步。当然，我明白，亲属的这些行为也是一种爱的表现，只是我们应该用更加理性更加有利于病人的方法去表达出来。我们要想一想，此刻病人需要什么？他们需要的是理解，他们因疾病而蹒跚的身躯需要的是更有力的搀扶。我们应该花时间去和他们沟通交流，了解他们的担忧和恐惧，和他们并肩作战！

请相信爱的力量吧，善意的隐瞒是徒劳的，物质的堆砌是无用的，只有正确地面对癌症，真诚地走进癌症病人的心中，才是对他们最大的帮助！

警惕颈部肿块！

史 云

处于豆蔻年华的刘 MM，在无意中发现颈部长了肿块，不痛不痒，也没重视，在家人催促下来到人民医院，经手术确诊为“甲状腺癌”，当医生建议追加手术时，她轻率而顽固地拒绝了，对家人苦苦劝导当成耳旁风。一年后肿瘤复发，虽然再次手术，却效果很差，两年后出现肺转移……王 M，26 岁，正处于哺乳期，也发现颈部肿块，周围还有小的淋巴结，同样经手术确诊“甲状腺癌伴淋巴转移”，及时作了“颈淋巴清扫术”，术后恢复良好，因手术及时，多年复诊未复发，健康生活。

近些年来颈部疾病逐年增加，颈部肿块可以是许多全身性或颈部疾病的共同或局部表现。据统计，恶性肿瘤、甲状腺肿瘤及炎症、先天性疾病、良性肿瘤各占颈部肿块的 1/3。进一步分析时发现，肿块中，非甲状腺肿块多于甲状腺肿块；非甲状腺肿块中肿瘤性肿块多于非肿瘤性肿块。肿瘤中又以转移性肿瘤多于原发性肿瘤，其中锁骨上区与锁骨下区转移肿瘤比例约为 80%：20%。因此应对颈部肿块加以认识和重视，对其疾病类型、病理分型和病程阶段加以鉴别具有重要意义。

颈部常见的肿块有如下几类：

1. 慢性淋巴结炎：多继发于头、面、五官、口腔部炎性病灶，淋巴结不同程度肿大，散在于颈侧、颌下、颏下区，可略硬，但表面光滑，能活动，可有压痛或不适感。为避免延误治疗及鉴别，必要时应切除淋巴做病理检查。

2. 甲状腺肿瘤：位于颈前部，可大小不等，单发或多个肿块，质地不一，可随吞咽活动，可随肿瘤性质表现不同，良性肿瘤质地偏软，或较韧；恶性肿瘤质硬，较固定，检查可 B 超、CT、穿刺组织活检或手术中快速冰冻切片。

3. 转移性肿瘤：约占颈部肿瘤的 3/4，发病率仅次于慢性淋巴结炎及甲状腺疾病，这种肿瘤转移性淋巴结质地硬，初为单发，无痛，可推动，后迅速增多，显结节状，固定，可出现疼痛、放射痛；晚期发生坏死、溃烂、感染、出血，并分泌带有恶臭的

作者简介：史云，溧阳市人民医院普外科副主任医师。

分泌物。此外不少头颈部的恶性肿瘤（如：鼻咽癌、甲状腺癌）是以颈部转移病灶作为最初就医原因。因此对疑难者应强调早行活检以助确诊。

4. 恶性淋巴瘤：来源于淋巴组织的恶性增生性实体瘤，多见于男性青壮年，肿大淋巴结首先出现于一侧或两侧颈侧区，散在、稍硬、无痛、能有活动度，以后肿大淋巴结互相粘连成团，生长迅速，可伴腋窝、腹股沟淋巴及肝、脾肿大，发热，血象能提示本病，确诊仍依靠活检。

5. 颈部良性肿瘤：颈动脉瘤，来源于颈动脉，位于颈部两侧，有明显搏动感；纤维瘤、脂肪瘤，多位于皮下，质地中等，有活动度，可没有症状，变化缓慢。

6. 其他如甲状舌骨囊肿、腮腺混合瘤、胸腺咽管囊肿、血管瘤神经鞘瘤等。

颈部各区常见肿块表

部位	单发肿块	多发肿块
颌下 下区	颌下腺炎、皮样囊肿等	急、慢性淋巴结炎等
颈前正中区	甲状舌骨囊肿、各种甲状腺肿瘤等	
颈侧区	胸腺咽管囊肿、囊状淋巴瘤、颈动脉体瘤、血管瘤神经鞘瘤等	急、慢性淋巴结炎，淋巴结结核，转移性肿瘤，恶性淋巴瘤等
锁骨上窝		转移性肿瘤、淋巴结结核等
颈后区	纤维瘤、脂肪瘤等	急、慢性淋巴结炎
腮腺区	腮腺炎、腮腺混合瘤或癌	

应该强调的是，我们对颈部肿块应提高警惕，不能掉以轻心，尽早找有专业经验的专科医生就诊，做到早检查、早诊断、早治疗，防止贻误治疗时机，以期得到最佳疗效。

腮腺肿瘤不可怕

赵　璧

“医生啊……”某日来就诊的患者张女士心情沉重地问我：“我这腮腺肿瘤还有救吗？要是没救，你直接跟我说，我就不浪费钱了。”

一听这话，我笑了：“大姐，您多虑了，您这腮腺肿瘤不像是恶性肿瘤，做个摘除手术就行了。”

作者简介：赵璧，溧阳市人民医院口腔科副主任、主治医师，常州市医学会口腔医学分会委员。

“我听别人说，做这个手术会面瘫，眼歪嘴斜的，难道是真的吗？那我该怎么办啊？”看得出，她还是很紧张。

“没那么可怕，只要不损伤面神经，就不会导致面瘫。我这样跟您说吧，从90年代初开始，我们医院每年都要开展七八十例这样的手术，面瘫的概率都很低，患者术后的恢复情况都挺好，您就放心吧！”听完我的一番介绍，张女士这才稍稍舒了一口气。

近年来，由于人们长期诸多不良生活习惯，腮腺肿瘤的发病率呈逐年上升趋势，腮腺肿瘤也就越来越被人所知晓。今年以来，有不少患者咨询过有关腮腺肿瘤的问题。他们中的相当一部分人在被确诊为“腮腺肿瘤”后，往往被“肿瘤”二字唬住，殊不知腮腺肿瘤大部分为良性肿瘤，并非大家想象中那般可怕。另外，由于腮腺的“特殊位置”，使得大多数患者对其手术治疗方法顾虑重重，生怕会造成诸如“面瘫”等后遗症。

日常生活中，人们对腮腺疾病的了解仅限于“痄腮”，也就是我们常说的“流行性腮腺炎”，却不知腮腺也是肿瘤的多发区。比如很多人都会感到耳朵下方有肿块，但因其不痛不痒就不予重视，其实这十有八九就是腮腺肿瘤。腮腺是人体三大唾液腺中最大的一对，位于人体耳朵下方与下颌骨后缘之间的一块狭小的三角形间隙内（因此即使长出包块也不易被发觉）。其中，多形性腺瘤和沃辛瘤（Warthin瘤）是腮腺肿瘤中最常见的良性肿瘤，占腮腺肿瘤中的70%～80%。它们呈缓慢无痛性生长，且较少累及面神经，一般都是要通过手术的方式进行治疗。只要术式得当，手术操作仔细，术后一般不会出现面瘫症状。即使由于压迫、牵拉等因素导致术后短时间内出现功能性面瘫，只要神经没有实质性的损伤，加之术后的功能锻炼和辅助治疗，面瘫症状也是会逐渐恢复的。

那么腮腺肿瘤是否可以预防呢？答案是肯定的，需做到以下两点：一、戒烟：烟草对于腮腺肿瘤的影响因素较大，现已证实吸烟易导致沃辛瘤（Warthin瘤）的发生，因此若想“腮帮子”健康，最好能够彻底戒烟；二、杜绝长时间打手机。当我们打手机时，手机紧贴在腮腺表面的皮肤上，此时腮腺至少吸收了其中大约40%的辐射能量。目前国内一些研究发现，每天“煲”电话粥累计时间超过4小时，可增加腮腺肿瘤发生几率。因此，我们可以通过改变使用手机的方式、控制手机电磁波暴露总量，来减少腮腺肿瘤的发病机会。比如使用耳机来接听手机，或者用“免提扬声器”也能有效减少手机辐射的影响。

最后，作为一名口腔颌面外科医师，我想给“腮腺肿瘤”患者的建议是：减轻心理负担，积极配合治疗，健康和美丽依然属于您！

夏季皮肤病的防治

王丽君

夏季，天气炎热，是许多皮肤病的高发季节，如处理不当，会引起较严重的后果。夏季常见的皮肤病有足癣、股癣、日光性皮炎、脓疱疮、接触性皮炎等。

足癣、股癣：是由真菌感染引起的双足底、趾间及股内侧的一种皮肤病。往往先有足癣感染史（俗称脚气），在洗澡时共用一条毛巾、内衣裤与袜子同一个盆清洗，均可引起大腿内侧的感染。皮肤表现为上述部位皮肤发红，起小红疙瘩、脱皮和瘙痒，严重时可有小脓疱。由于瘙抓、不适当的烫洗可继发细菌感染，使病情加重。若处理不当，如外用激素类药物（皮炎平、氟轻松软膏等），可使皮损扩大。养成良好的卫生习惯，注意日常用品消毒，可预防本病的发生。克霉唑、咪康唑、特比萘芬软膏等抗真菌药物均有良好疗效。有继发感染时，先用抗生素控制感染后再用抗真菌药物治疗。病情较重者，可口服抗真菌药物（特比奈芬、伊曲康唑等）治疗。

日光性皮炎：是因日光中的中波紫外线过度照射引起。好发于中青年妇女的上肢外侧、面部和颈部等。常常于日晒数小时至十余小时后在暴露部位的皮肤上发生大片红斑，上有丘疹，严重时可伴有小水疱，自觉瘙痒和烧灼感，可影响休息。防治本病重点在于减少或避免强烈阳光照射，可在外出时打遮阳伞、戴宽边帽子、穿长袖衣衫或披肩等。外出前半小时在暴露部位涂遮光剂也可起到一定的预防作用。发生皮炎后可给予口服抗组织胺药，外用3%硼酸冷湿敷，局部外用炉甘石洗剂等即可。

脓疱疮：俗称“黄水疮”。为发生于儿童中常见的感染性皮肤病，大多由金黄色葡萄球菌引起，夏秋季汗多闷热的天气多见，好发于儿童的面部、四肢等暴露部位，自觉瘙痒，皮疹表现为面部、四肢起水疱，很快变为脓疱，疱破后可形成脓痂，皮疹可互相连成片，因搔抓可不断将细菌接种到其他部位，引起全身发疹。保持皮肤清洁，注意个人卫生可预防本病。对儿童接触过的衣服、毛巾等应给予消毒，皮损泛发者给予口服抗生素，局部外用0.1%雷夫奴尔溶液冷湿敷，外涂百多邦、夫西地酸乳膏等，可很快治愈。

接触性皮炎：有一青年女性，每到夏季脐周、背中央即起疙瘩，伴有渗出，自觉瘙痒，非常苦恼，天气转凉后逐渐好转，几年来反复发作。通过“斑贴试验”证实为其对金属“镍”过敏。即该病人皮损为腰带金属纽扣、背中部胸罩扣所致，追问病

作者简介：王丽君，常州市金坛区中医医院皮肤科主治医师。

史，病人戴手表时腕部也起同样皮疹，这就是典型的接触性皮炎。因此，在接触某些物品的部位出现上述反应时，应及时就诊，查明原因，以防复发。

夏季皮炎虽多，预防甚为重要。

痔疮经久不愈需警惕

倪锡康

随着人们工作节奏的不断加快，健康问题常常被人忽视。便血、肛裂等一些微不足道的疾病总不能引起大家足够的注意。“其实，早期直肠肿瘤和痔疮的常见症状都是便血，一些患者出现便血症状就认为是痔疮。”我特别提醒大家千万别忽略经久不愈的“痔疮”。否则，可能会给您的健康带来大麻烦。下面我给大家讲解肛肠疾病的相关常识。

问：便中带血是一种常见症状，常常被人误解为痔疮又犯了，经常便血要不要紧？什么样的便血要特别注意？

倪锡康答(以下简略为“答”)：便血，是众多肛肠疾病共有的症状，大致有以下五种情况：一、痔疮；二、肛裂；三、直肠、结肠息肉；四、溃疡性结肠炎；五、直肠肿瘤。其中痔疮是肛肠疾病里最具有代表性的疾病，也是最普通的。直肠肿瘤由于其与痔疮的临床症状有诸多相似之处，如便血、大便次数增多等，初期很容易被误诊为痔疮。痔疮引起的便血一般发生在排便中或排便后，滴血或喷射状态，颜色鲜红，血与粪不相混合。而直肠肿瘤引起的便血一般颜色红或暗红，多伴大便次数增多，呈黏液血便。

问：有没有一些患者因为大意，自行将便血误当痔疮治疗而延误了病情？

答：在临床上，遇到多例误将直肠肿瘤当痔疮的患者。患者顾某家住武进东安，今年 62 岁，长期在田间从事体力农活。去年年初开始，患者经常出现小腹隐痛、少量黏液血便等症状，她怀疑自己可能得了痔疮，于是在药店自行购买了痔疮药，症状的确有所减轻，子女建议她去医院检查，她一直拖着没去，也没有怎么放在心上。前段时间，顾某黏液血便的次数越来越多，粪便也越变越细，甚至有时候想排便却又排不出，反复想排便，这才来到医院检查。

在为患者初步指检时发现患者直肠距肛门 8 cm 右后侧可触及一隆起包块，呈溃疡型，指套带血。为进一步明确诊断病情，为其做了电子结肠镜检查，经检查，确诊患有直肠恶性肿瘤(中期)，在我们的建议下住院，患者进行了腹腔镜下直肠肿瘤

专家简介：倪锡康，常州市武进人民医院肛肠外科副主任医师。

根治术，成功摘除恶性肿瘤部位，并成功保住肛门，术后一个星期，患者恢复良好已出院。

问：痔疮和结、直肠癌早期症状有什么区别？哪些症状预示肠癌可能？

答：结、直肠癌的早期症状和痔疮等很多其他常见肠道疾病相似，早期的结、直肠肿瘤一般无症状或症状不明显，结、直肠癌早期可表现为小腹隐痛、消化不良、大便潜血阳性等，导致80%的结、直肠恶性肿瘤患者发现时已是中晚期；随着肿瘤的发展，相关症状逐渐出现，如大便习惯改变、腹痛、腹部包块、肠梗阻、粘液血便、不明原因消瘦等，直肠肿瘤主要表现为便血、黏液便、排便习惯改变、不规则、大便干稀交替、便次增多、排便不尽等。当人们出现上述相关症状时，应引起足够重视，建议尽快到正规医院行相关结、直肠肿瘤早期筛查。

问：结、直肠癌的最常用的筛查手段是什么？

答：大肠癌的发病率在我国逐年上升，临床上，绝大部分肛肠疾病患者都是在出现便血、大便习惯改变甚至肠梗阻等症状后才到医院就诊，这也导致了我们在临床上发现的结、直肠恶性肿瘤患者的临床分期以中晚期居多，这种情况亟待改变。结直肠癌筛查的目的是早发现、早治疗。

目前，筛查大肠癌最主要的方法是进行粪便隐血试验和结肠镜检查。医生会为患者进行直肠指检，这是一种简单易行而又十分重要的方法，可帮助诊断某些肛管直肠疾病。电子结肠镜是公认的检查结、直肠肿瘤的金标准，可以及时发现结、直肠的基本病变。

问：肠镜是不是比较痛苦的一项检查？无痛肠镜是否安全可靠？

答：目前，我院配有先进的高清电子结肠镜，通过高清显示可清楚观察到结、直肠粘膜表面的细微变化，如炎症、糜烂、溃疡、出血、色素沉着、息肉、肿瘤等。

很多患者对于结肠镜检查还是存在一定的恐惧心理，其实，肠镜检查医师通过丰富的临床经验和娴熟的操作技法基本可以做到检查时无明显不适。此外，我院开展无痛肠镜技术，完全可以做到肠镜检查治疗全程无痛。

一旦确诊结、直肠肿瘤也不要过于恐慌，及时治疗是关键，腹腔镜微创外科技术在结直肠肿瘤外科治疗中的应用已经得到广泛开展。此外，在日常生活中应注意多饮水、少吃辣椒等刺激性的食物，避免烟酒，多进食新鲜蔬菜水果等多纤维食物，保持适当的运动，养成每天定时排便的好习惯。

警惕骨科疾病年轻化

王生介

人体有 206 块骨骼，随着年龄的增长和生活的不断丰富，我们越来越能体会到骨骼健康对于我们的重要性。这些支撑我们身体的骨骼真的像我们想的一样坚不可摧吗？遇到了问题又该如何处理呢？

问：骨骼是我们身体的重要组成部分，和我们的健康息息相关。前一段时间武汉有个小伙子感到左大腿酸胀疼痛，最后只能跛行，检查发现左股骨头坏死，需做髋关节置换手术。据了解，一年多时间里，小伙子口渴就喝碳酸饮料，每天喝两大瓶可乐，几乎不喝白开水。他的疾病和喝碳酸饮料的习惯有关系吗？

王生介答(以下简略为“答”)：关节是骨骼连接的纽带，也是相对比较脆弱的地方。随着人体的生长、日常运动、饮食习惯等因素，多少会给关节造成一定的影响。虽然没有碳酸饮料会直接导致股骨头坏死的证据，但它们基本都含有磷酸，磷酸能影响体内的钙吸收。青少年大量摄入，可能会影响骨骼生长发育，增加骨质疏松、股骨头坏死的可能性。但是，造成股骨头坏死的病因非常复杂，发病机理不是非常明确。其实，涉及骨科关节的疾病很多，如骨性关节炎、类风湿性关节炎、股骨颈骨折、强直性脊柱炎、先天性髋关节发育不良、骨肿瘤引起的关节疾病都是引起股骨头坏死的原因。目前我院的关节镜手术、关节置换手术已相当成熟。

问：腰椎间盘突出症一直是很多老年人的心头大患，现在，这个疾病有年轻化的趋势，很多年轻人由于久坐、运动不当等问题，也会患上腰椎间盘突出症。那么老年人和年轻人的诊疗方法有什么不同吗？

答：腰椎间盘突出症的诱发因素有很多。如运动损伤、突然负重、睡姿、坐姿、开车姿势不正确、受寒受潮等。这个病可以“潜伏”很久，也具有一定的反复性。大部分病人都可以通过保守治疗而取得较好的效果，比如牵引、理疗、针灸以及药物治疗等。但是对于保守治疗无效，严重影响工作生活的，手术治疗可以取得很好的效果。

腰椎间盘突出多发生在青壮年，我接触的病人中最小的只有 15 岁。2015 年 2 月份，我们科曾为一个 24 岁的小伙子实施了腰椎间盘突出髓核摘除术，恢复情况良好。小时候，他从 3 米左右的高台上摔下过一次，2013 年搬重物的时候又闪了一下，2014 年下半年开始疼痛加剧。小伙子认为自己年轻，痛的时候就忍着，在家

作者简介：王生介，常州市武进人民医院骨科主任兼脊柱外科主任、副主任医师，常州市医学会骨科学分会委员。

人的一再催促下，过完春节才来我院诊治。他腰椎间盘突出症比较严重，我们采用了小切口单纯髓核摘除术，简单有效，加上自己注意，恢复得非常好。最近我们采用微创手术方法治疗腰椎间盘突出症取得很好的效果，具有创伤小(1 厘米切口)、术后恢复快的优点，深受患者欢迎。网上有很多脊椎保健的锻炼方法和注意事项，预防要从生活中的每一点小事做起。

问：武进人民医院一年大概开展多少例脊椎方面的手术呢？病患的反馈如何？对于接下来的科室发展，您又有什么想法呢？

答：目前，武进人民医院骨科(本部)设有床位 150 张，3 个病区，一年开展的手术大大小小有 5 000 例左右。2008 年 5 月我院成立了脊柱外科中心，每年收治病人 800 余人，手术约 500 例。总体来说，病患的思想现在越来越开放，作为医生，只要掌握好手术适应症，选择正确的手术方式，大部分病人能取得很好的诊疗效果。我们尊重患者的选择，但是看到他们愿意听取我们的意见、相信我们的技术，自然是开心的。

武进人民医院骨科现有脊柱外科、关节外科、四肢创伤和手足外科四个亚专科。我们把工作细化，做精做专，同时加强和其他科室的合作，综合对病人的病情作出分析，制定最佳的治疗方案。

癌细胞的自述

陆文斌

曾经，人类拥有最好的居住环境，那时空气清新、气候适宜、蓝天白云、青山绿水。可惜，人类没有好好珍惜和保护，为了 GDP，你们不计后果的在破坏着优美的环境，直至天空雾霾重重、河水浑浊不堪、山坡绿被尽除。现在，你们整天呼吸着雾霾，还美其名曰："喂人民服雾"，呵呵。

人类生存的环境已经变得恶劣，如果自己注意健康的生活方式，或许还能自救。可惜，人类再一次用自宫的方式在伤害着自己：抽烟喝酒食肉过多、垃圾食品肆意地吃、饮食作息没有规律、久坐熬夜缺乏锻炼……

终于，在以上种种致癌因素的长期作用下，你们人类的基因发生了突变，然后，就产生了我。我叫癌细胞，英文名：Cancer Cell。Cancer 的名字来源于公元前 400 多年的希腊传奇医生，号称西医之父的希波克拉底(Hippocrates)。某一次希波克

作者简介：陆文斌，常州市武进人民医院肿瘤内科副主任、副主任医师，常州市医学会放射肿瘤治疗学分会委员。

拉底在观察一例恶性肿瘤的时候发现肿瘤中伸出多条大血管，看着就像螃蟹的腿一样，于是他就用希腊词的螃蟹 Caricinos 来称呼这种疾病，到英文里面就是 Cancer，大螃蟹的意思。所以癌症也可以叫大螃蟹病。细心的人可能会发现，巨蟹座的英文名也叫 Cancer，这也不奇怪，巨蟹不就是大螃蟹嘛！

有人很好奇，我这个害人的龟孙子到底是从哪儿冒出来的呢？难道是像孙悟空一样从石头里蹦出来的？其实也不是啦，哀家本就是你们家的人，是从人体内的正常细胞变过来的嘛！什么，正常细胞变过来的？那不就是叛徒吗？对，我就是叛徒，怎么啦？不可以啊？哈哈哈！

我由“叛变”的正常细胞衍生而来，经过很多年才长成肿瘤（恶性肿瘤统称为癌症）。“叛变细胞”脱离正轨，自行设定增殖速度，累积到 10 亿个以上你们才能发现我。来看一看我的生长轨迹吧：正常细胞 →轻度不典型病变 →中度不典型增生 →重度不典型增生（原位癌）→早期癌（粘膜内癌）→浸润癌 →转移癌。这个过程通常需要 10～20 年，甚至更长。在重度不典型增生之前，你们人类通过干预，我还能变回去哦。可是，一旦我成为早期癌后，我就像妖精经过几百乃至上千年的修炼后成仙一样，脱胎换骨了，再变回去的可能就微乎其微，这种几率可以忽略不计啦！

想知道我有什么危害吗？告诉你，我危害可大、可大了。我会 1 个变 2 个、2 个变 4 个、4 个变 8 个……直至长成一个巨大肿块，会跟你争夺营养、会压迫局部组织、会让你变得丑陋。就这样？看上去好像也不咋的么！你用手术刀把我割掉就行。但是，我就这点能耐，能对得起大螃蟹病这个称号吗？我与正常细胞最大的不同就是长生不老、不安于现状、到处乱窜，所以我厉害就厉害在我会侵入你的淋巴，潜入你的血液，使你淋巴结肿大、心肝脑肺骨到处转移，最后让你痛不欲生、让你骨瘦如柴、让你内脏出血、让你心肺功能衰竭，最终结果就是：让你死！怎么样？怕了吧？哈哈！

你们会说，我凶恶是凶恶，可人类也不是吃素的。你们也找到了我的许多弱点，比如说，可以在我繁殖数量还少体积还小的时候用小李飞刀（手术刀）把我扼杀在摇篮里。嗯，这是个最好的办法！可是，等我数量长多、体积长大并有转移了，小李飞刀就没有用啦！

聪明的人类又想到哪些办法呢？

1. 利用辐射杀死我

放疗：放疗是用 X 线，γ 线、电子线等放射线照射在癌组织，利用放射线的生物学作用（破坏细胞的染色体，使细胞生长停止）杀伤癌组织。目前放疗新技术和新设备迭代更新较快，可惜放疗也只是一种局部治疗，对我那已经四处逃窜的同胞无法赶尽杀绝了。

2. 热死（烫死）我

（1）发高烧热死我：据说曾有人特意感染细菌或病毒造成高热想热死我，没想到我没热死，他自己倒先牺牲了。

（2）微波、射频消融：微波消融原理是利用水分子在微波震荡电场的剧烈运动摩擦生热而导致细胞凝固坏死。射频消融原理是将探针定位于肿瘤组织内，通过射频输出，使靶区温度达到 50～90℃，使肿瘤组织产生坏死。可惜，这两种仍然是局部治疗方法。

（3）高频深部热疗：高频治疗是应用高频电磁场作用于深部组织，利用热效应选择性破坏、杀伤病变细胞达到治疗目的。可惜杀伤力太弱。

3. 毒死我

（1）砒霜：这是中国人发明的“以毒攻毒”办法，但剂量小无用，剂量大自己先毒死了。不过，小剂量砒霜用于治疗血癌的一种（急性早幼粒白血病）倒是有效，但是作用机理可不是毒死我哦，而是诱导，就是把叛变的细胞诱导回正常的细胞。好方法！可惜，用于其他肿瘤基本无效。

（2）化疗：这个大家都懂得啦！就是用化学药物毒死我。这个办法还算有效，只是有杀敌一千、自伤八百的后遗症。最近，新的化疗药已经能够杀敌一千，自伤仅达三百了。听不懂？就是疗效提高、副作用减轻了。还有，部分肿瘤能用化疗就治愈了，如精原细胞瘤、绒毛膜癌等。化疗药，朝着高疗效低副作用继续开发，有很大前途。

4. 饿死我

（1）绝食：这当然有效，不过我抢夺营养的能力比正常细胞强，所以，这种同归于尽的方法还是尽量不要用。

（2）血管生长抑制素：用血管生长抑制素改善肿瘤周围微环境、抑制肿瘤血管生长，切断我的营养供给以达到饿死我的效果。这是好方法，但临床疗效还有待进一步提高。

（3）通过抑制葡萄糖转运蛋白功能减少葡萄糖的供应。我最喜欢吃糖，所以这种办法我有点怕怕。好在目前还没有确切的临床试验能证实这种方法确切有效。

5. 撑死我：这是哪个想出来的馊主意???

6. 冻死我：冷冻疗法是指用能迅速产生超低温的机器，如氩氦刀，在肿瘤病变部位降温，使肿瘤组织变性、坏死或脱落，以达到治疗肿瘤的目的。这也是种局部治疗方法。

7. 其他

（1）内分泌治疗：又称激素治疗，仅对于激素依赖性肿瘤如前列腺癌、乳腺癌等有效。

（2）诱导治疗：前面讲过，就是把叛变的细胞诱导回正常的细胞。最近有一些新的诱导剂正在临床实验中。我比较喜欢这种方法。我只是一时糊涂误入歧途嘛，给我改过自新的机会岂不是更好？

(3) 靶向治疗：靶向药物很多，有的针对性很强，疗效就好，如酪氨酸激酶抑制剂吉非替尼治疗表皮生长因子受体(EGFR)突变的非小细胞肺癌。也有的针对性不是太强，如前面提到过的血管生长抑制素。随着基因分析技术的不断进步，靶向治疗针对性将越来越强，疗效也会大为提高。

(4) 免疫治疗

① 细胞治疗：是将某些具有特定功能的细胞（主要是 T 细胞），采用生物工程方法获取和/或通过体外扩增、特殊培养等处理后，使这些细胞具有增强免疫、识别并杀死肿瘤细胞的功效。目前常用的有 DC-CIK 方法。而 CAR-T 是现在最具颠覆性潜力的细胞治疗技术之一，这种免疫疗法通过特异性修饰的 T 细胞高效识别肿瘤细胞，使得在治疗肿瘤的同时还能避免对正常组织的损伤。

② 免疫检查点疗法：这个讲起来比较复杂难懂，简单点讲就是我会抑制人体的免疫功能，导致免疫细胞无法清除我，而通过免疫检查点抑制剂可以解除这种免疫抑制，负负得正，重启人类自身的免疫功能来清除我（道理类似于汽车要跑得快，得先松开刹车再加油门）。现在免疫疗法的研究很热，也是灰常灰常有希望消灭我的好方法！诺贝尔生理学及医学奖就曾差点被美国德州大学安德森癌症中心的 James P. Allison 教授领走。他 2015 年获拉斯克奖（该奖被人称为“诺贝尔风向标”），获奖理由就是“发现并发展了一种单克隆抗体疗法，促进免疫系统对抗癌症”。

(5) 人体冷冻技术（或人体冷藏）：这是一种试验中的医疗科学技术，可以把患癌症目前又无法治愈的病人在极低温（摄氏零下 196 度以下）的情况下冷藏保存数十年，希望未来有治愈肿瘤的方法出现后再通过先进的医疗科技使他们解冻后复活并治疗。这是有钱人玩的游戏，何况还存在伦理问题未解决，临床上并未见应用。

在与人类的较量中，我暂时还处于上风，但我知道，我公然与全人类为敌，下场肯定很惨。不过，目前要想一刀斩断我的小蛮腰让臣妾永不能超生或赐我一丈红让我马上一命归西，可能你们人类一时还办不到。在与你们人类斗智斗勇的过程中，我可是变着法儿来抗争的，比如，我会产生抗药性让你们本来有效的药物失效、通过变异逃脱追杀。但是，只要你们人类重视环境保护、注意饮水食品安全、讲究健康生活方式、加强体育锻炼，注重健康体检，还是可以预防我们发生或及早发现我们的。即使发现我时已晚，通过多种治疗方法的综合应用，也还是可以狠狠地打击一下我的嚣张气焰的。

如何"降服"狂跳或罢工的心脏

何国平

心口经常觉得有如小鹿乱撞，如果你不是在恋爱之中，很有可能是得了心律失常。

一、什么是心律失常？

心脏肌肉不受控制乱放电，导致狂奔乱跳。如果把心脏的结构比作是一座"两层楼的四间房子"，下面的两个"房间"叫心室(右边叫右心室，左边叫左心室)，上面的两个"房间"叫心房(右边叫右心房，左边叫左心房)。在右心房上方有一块特殊的心肌组织叫"窦房结"，在正常情况下，这里是控制整个心脏跳动的"司令部"，它能规律、整齐地发放生物电来控制心跳次数。

正常的心跳次数为每分钟 60～100 次，节律是规整的。一旦心跳频率超出这个范围或乱跳，就叫心律失常。太快的叫快速性心律失常，太慢的叫缓慢性心律失常。心律失常可发生在各类人群和各个年龄段，有的是先天性的，有的是后天获得的。

二、心律失常有什么危害？

严重的、恶性的心律失常可能致残或致命。心律失常有轻的、也有重的；有良性的，也有恶性的。只要得了心律失常，大多会影响人的生活质量，良性的心律失常偶然发作，持续时间不长，那危害就不大，但是恶性的心律失常即使是几秒钟的发作，也会导致残废或危及生命。

三、心律失常该如何治疗？

得了心律失常应由专科医生决定是否应该积极治疗？是选择药物还是手术治疗？良性的、偶发的和无症状的心律失常可不予治疗，如果症状明显，也可适当用些中药或西药来减轻症状。对于恶性的、频繁发作的以及会影响生活质量或致命的心律失常必须要积极治疗。比如特别慢的心跳或偶然停搏的心跳伴有黑矇、眼冒金花、头晕欲跌或晕倒的患者应安置人工心脏起搏器来预防猝死；对于有些特殊

作者简介：何国平，常州市武进人民医院心内科主任、主任医师，常州市医学会心血管病学分会副主任委员。

部位的早搏和每分钟跳到 150～550 次不等的特别快的心跳，可采用射频消融来根治或给予安置埋藏式复律除颤器来预防猝死。

四、手术治疗效果如何?

采用介入手术治疗心律失常可获良效。笔者从事人工心脏起搏器安置手术已有 30 年历史，是我省为数不多的、最早从事该项工作的医师之一，而且于 1991 年在省内率先开展了快速性心律失常的射频消融手术。根据笔者的经验，采用安置人工心脏起搏器的方法来预防心脏停搏，恢复心跳的正常或接近正常的频率，可采用安置埋藏式复律除颤器来预防恶性快速性心律失常所致猝死，有效率均可达到接近 100％。采用射频消融来根治阵发性室上性心动过速、预激综合征、某些特殊部位的房性心动过速、房性扑动、房性早搏、室性早搏和室性心动过速，成功率可达到 99％～100％，复发率不超过 1％，射频消融根治阵发性房颤的成功率可达到 90％左右。

那么怎么知道自己患了心律失常呢？笔者建议，一旦发生心悸、心慌、胸闷、头晕、晕厥等症状，最好立即到医院看专家或专科门诊，并做必要的 12 导联心电图或 24 小时心电图检查，一般不难确诊。

糖尿病的申诉

池明江

我姓‘糖’，名‘尿病’，今年有 500 岁了。因为我把很多人的小便搞得甜腻腻的，所以，祖上就给我起了这个名字。我很讨厌这个名字，因为人们都把我当成过街老鼠，唯恐避之不及。因为名声很臭，所以我没有朋友，有了苦衷也无处诉说，我郁闷啊。

扪心自问，我确实也不是什么好东西。我偷偷遁入人体胰岛素的制造工厂，窃走了人体内最宝贵的资源之一——胰岛素，虐待它，肢解它，使人体丧失了转运和利用葡萄糖的能力。人体一旦不能利用葡萄糖，全身细胞就得不到能量，一直处于饥饿状态，人就会变得懒散无力，无精打采，昏昏沉沉，学习能力、工作能力明显下降，一个能人就会变成一个庸人。机体由于无法利用葡萄糖，只得寻求“曲线救国”，动用机体的战略储备物资——脂肪来提供能量。脂肪不是绿色能源，消耗脂肪是一种粗放型、高污染的能量制造模式，消耗脂肪的过程中会产生很多有害污染

作者简介：池明江，常州市天宁区红梅街道社区卫生服务中心慢病科副科长。

物如脂质、酮体等等。脂质过多就会沉积在血管壁上，使血管壁变得粗糙和狭窄甚至闭塞，造成视力障碍、循环障碍甚至组织坏死。酮体在血液里积聚过多就会破坏机体的酸碱平衡，造成酸中毒，严重的会致昏迷和死亡。所以，人们讨厌我、躲避我是合理的，我确实是麻烦和灾难的制造者啊。

但平心而论，板子也不能光打在我一个人的屁股上。很多人自己疏于防范，肆意纵欲，也是应该挨板子的，这样才公平嘛。很多人自以为天下无贼，夜不闭户，毫无戒备之心。为了满足美食之欲，胡吃海喝，朱门酒肉臭，公款来埋单，害得胰岛素制造厂日夜不停超负荷连轴转，机器磨损严重，到最后只能消极怠工或者干脆集体罢工。这到底是美食的错？是有钱的错？是贪吃的错？是嘴馋的错？是腐败的错？是谁的错我不感兴趣，反正我没有大错。既然我没有大错，那为什么人们都怨恨我呢？这就是人性的弱点所在了——嫁祸于人嘛。

一旦我成了你的"影子"，你也不必谈"糖"色变，我也并不是你想象的那么无情和可怕。如果你能够敬畏我一点，我就会变得柔情一点、善良一点、友情一点，但前提是你要从心里对我有敬畏之感。你要改变生活方式，控制食欲，粗茶淡饭七分饱。你要迈开腿，管住嘴，抵制美食的诱惑。一个人如果抵制不了美色的诱惑，迟早会绊倒在石榴裙下，同理，一个人如果抵制不了美食的诱惑，迟早会把我请进家门的。一旦我成了你的"影子"，我们也可以相敬如宾和平共舞，我们完全可以成为终身的朋友。我不会伤害你，不会折磨你，相反，我可以作为反面教员，当你的老师，教会你如何正确地"吃"和"喝"。我有一个"天敌"叫人造胰岛素，只要你以人造胰岛素为武器，我就立刻举手投降认输，而且是无条件的，就像当年小日本投降一样。不过，用胰岛素是要有耐心和恒心的。世上无难事，只要有恒心。你不能三天打鱼，四天晒网，而要持之以恒，习惯成自然。但是，如果你以为有人造胰岛素给你壮胆就敢继续放纵食欲，花天酒地，胡吃海喝，藐视我的存在，那我就会对你不客气，让你英雄气短甚至英雄命短。

无论我是温柔的还是冷酷的，离我远一点总是没错的，毕竟我不是天使而是有着一张魔鬼的脸。只要你努力践行健康的生活方式，不纵欲不贪食，不懒惰不无知，你抬轿设宴请我上门我都不愿意给你面子。我喜欢惩罚那些意志薄弱、饮食无节、无知无畏、无视健康的人，不惩罚他们的话，他们总有一天会吃人的，因为，地球的资源是有限的。惩罚是一种警醒，是一种教育，是一剂苦口良药。

我就是一面镜子。以我为镜，可正"衣冠"。

尿毒症可以预防吗?

王凤凤

媒体经常报道,尿毒症病人为了挽救生命需要作肾透析或移植,巨额费用家庭难以承担,发动社会捐助。人们也从这种信息中知晓了“尿毒症”这个词,也知道了这个病的危险性。医师上门诊时,病人会经常询问:“我会不会得尿毒症?”“我得了肾炎会不会得尿毒症?”“我有糖尿病,会不会得尿毒症?”诸如此类的问题,表明大家对肾脏病的重视。的确,尿毒症是由各种肾脏病发展的终结,但如果早发现,早诊断,早治疗,不发展或延期进展成尿毒症完全可能的。

肾脏病又有“隐形杀手、沉默杀手、温柔杀手”和治疗中的“富贵病”之说,是一种顽固、疑难、隐匿的慢性疾病。慢性肾脏病在诊断和治疗上都普遍存在着误区,“身体好没必要定期体检”“肾功指标高一点点没问题”,这些都是目前市民和慢性肾脏病患者普遍存在的心理误区,这对慢性肾脏病的早期发现和治疗十分不利。目前很多单位每年的福利体检并没有包括尿液检验,希望人们能够重视。尿液对肾脏疾病的检查具有早期发现、性价比高的特点。绝大多数肾脏疾病在最早期其实是从尿液的异常开始的,这种异常起初没有任何临床的自觉不舒服表现。尿液检查价格便宜、操作方便,只留取尿液不用抽血,建议正常人最好每年至少定期做尿常规检查、肾脏超声及肾功能检查。糖尿病、高血压这两种病特别容易损伤肾脏,最好 1～3 月检查一次尿微量白蛋白,适时了解自己的病情,并积极接受规范化的治疗。尿液检查如出现尿蛋白、红细胞、管型等异常指标,应该立刻找肾病专科医生进一步诊断。慢性肾脏病最常见的临床表现有:眼睑和小腿水肿、血尿、尿液颜色加深、尿中泡沫增多、高血压、夜间小便次数增多、夜间双腿抽筋等,这些早期表现其实也只是一个笼统的概括,并且一半的几率还不到,而有一些患者水肿、血尿是一过性的,纵使有水肿、血尿症状,往往几天甚至一周就自行消失了。中晚期的一些常见表现有:高血压引起的头晕、视物模糊,贫血引起的面色苍白、乏力、胸闷,有的患者到了严重阶段甚至出现恶心、呕吐、昏迷才被发现。对患者而言,有症状出现是幸运的,是身体向我们发出的警示。但遗憾的是很多人早期是无症状的,而中晚期表现出现后就已错过了可以逆转的治疗阶段。因此,定期体检,早期发现肾脏病十分必要。有些患者很少定期体检,或在拿检验报告时发现肾功的指标刚刚高出上限一点点,却不够重视。在此,举个例子来说明:国内检测肾功能最常见

作者简介:王凤凤,常州激光医院内科主任、主任医师。

的指标是“血肌酐”，常见通用的指标范围是44～125 μmol/l，患者就诊时有的是150 μmol/l左右，就轻易地认为只是高了一点点，而根本不知道其危险性。人有两个肾脏，一个肾脏的功能是50%，左右两个相加就是100%。但是人的肾脏功能是具有很强代偿潜力的，比如一个人只要有一个肾脏，检验血液的肾功指标就是可以正常的。换句话说，当我们发现肾功能的验血指标出现异常时(哪怕是一丁点儿的异常)时，其实肾功能的损失已经超过50%了，也就是说两个肾脏相当于坏死了一个。很多人还以为医生在夸大其词，甚至认为医生是在恐吓患者，这是个严重的误区，后果不堪设想。上述例子理解后不难明白，肾功能指标出现问题病情其实已经很严重了，同时肾功能没有出现问题并不代表肾脏没有问题，慢性肾脏病的常见的诊断其实不单是依靠血液肾功能指标的监测，而多半是通过尿液监测，就是这么简单的检查能够发现大多数早期的肾脏疾病。因此，人们要走出没有症状就没有肾脏病的误区。

所以对于肾脏病来说，及早发现，早期干预，采取有效的治疗对策，就一定能将疾病控制住，可以或可能远离尿毒症。

骨穿并不可怕

张　燕

“为什么要做骨穿?”

“做骨穿，是不是就证明得了白血病了?”

“做骨穿有风险和后遗症吗?”

在临床工作中，每次提及骨穿，患者或家属第一时间总是拒绝的，需要反复解释从而影响了疾病的及时诊断和治疗。

大众认为骨穿是抽骨髓，会抽掉人体的精华，会大伤元气，对人体健康产生不良影响，甚至是严重伤害。更有一部分人把骨穿误解为腰穿，认为穿刺后，对大脑可能产生影响。这些都是没有科学依据的错误说法，主要是由于大众对骨穿缺乏必要的了解所引起的误解。

骨穿，是骨髓穿刺的简称，是一种通过穿刺针抽取骨髓液进行细胞学、原虫、细菌学的常用诊断技术。通过骨穿检查，医生可以了解骨髓造血细胞的增生情况，细胞形态有无改变；对败血症或某些传染病患者行骨髓细菌培养，可提高细菌培养的阳性率；部分恶性肿瘤患者，通过骨穿可以早期发现骨髓转移。所以，骨穿对各类

作者简介：张燕，常州市第一人民医院血液科主管护师。

血液病的诊断、指导临床治疗有着非常重要的意义。骨穿的部位大多选择在患者髂前上棘、髂后上棘或胸骨柄，根本不会造成重要脏器的损伤。由于穿刺时均进行局部麻醉，患者所承受的疼痛感与平常肌肉注射差不多。骨髓是人体造血组织，平均有 2 600 g，有很强的再生能力，抽取 0.5～5 ml 用于检验，很快就能再生成，对于人体不会产生任何影响，也谈不上对身体造成远期损害。当然，骨穿检查并不适用于所有患者，也有禁忌症。血友病患者禁止骨穿检查，该病患者凝血因子缺乏，穿刺后可引起局部血肿。穿刺部位有局部化脓感染者，一定要选择其他无感染部位进行穿刺，或等局部感染完全控制后再进行骨穿。

骨穿后，患者可能出现穿刺局部轻度疼痛，血液系统疾病、凝血机制异常患者可能出现局部出血，患者及家属不必紧张，给予压迫止血 20～30 分钟，出血即可停止，局部疼痛 3～4 天也可逐渐消失。提醒患者特别注意，穿刺部位要保持清洁，一周内勿沾水，防止局部感染。

小小曲线的是与非

——浅谈体检心电图检查的认识误区

王　幸

随着人们生活水平的不断提高，对自身健康也愈加关注，常规体检日益频繁，心电图也列入了体检的常规检测项目之中。然而，在为他们体检时，时常听人们在说：做心电图有嗲用啊，我心口头难过，心电图做出又没问题。还有人说：做这种体检心电图只是凑合，查不出什么来的，要做 24 小时的心电图才行！那种心电图贵，体检不会给做的……等等，类似的说法很多。

一般来说，体检是做的 12 导联常规心电图，记录的时间比较短，但是与 24 小时动态心电图各有千秋：12 导联常规心电图记录的是标准 12 导联的心电波形，对于心房、心室的增大；心肌的缺血损伤、坏死（也就是心肌梗死）的发生及其部位的确定；心脏的电传导有无延迟（也就是左或右束支、左前分支传导阻滞）；传导途径异常（预激综合症）等等的诊断是 24 小时动态心电图无法与之相比的。因为 24 小时动态心电图多数记录的是 3 个模拟导联的心电波形，无法诊断上述心电图的异常。而人们常说的“万能的”24 小时的心电图由于记录的心电波形的时间较长，一

作者简介：王幸，常州市第一人民医院心功能科副主任、主任医师，常州市医学会心电学分会主任委员。

般都在20小时以上，虽然只有3个导联的心电波形，但是在心律失常(也就是人们常说的“早搏”)的检出率是12导联常规心电图望尘莫及的，因为早搏的发生往往是一过性的，发生之后心电波形可以完全正常，加之发生的频率又比较低的话，很难捕捉到，就好像是小偷偷东西，只有在小偷下手时被抓才能说他是小偷，如果他只是他走在路上没有伸手去偷的时候，你是无论如何也不可能知道那是小偷的。另外，一过性的、发作时间比较短的心肌缺血也可以在12导联常规心电图表现为完全正常，而24小时动态心电图就检测出来。

由此可见，12导联常规心电图被普遍认作常规检查，24小时动态心电图是12导联常规心电图的延伸和扩充，两种心电图只有适当与否之分，没有贵贱之别，两者互为补充。

在体检过程中，还会发生这样的情况：有些年轻人心电图正常，却在做12导联常规心电图时被诊断有早搏，这又是怎么一回事呢？因为一部分正常人群中也可以发生早搏的，这时，24小时动态心电图作为常规12导联心电图的补充就显得很有检测的必要了，它可以更进一步反映出早搏的总体数量，从而决定是否需要进行治疗。这也是24小时动态心电图最常见、最重要的对疾病的诊断功能之一。

总之，就心电图这小小的曲线来说，12导联常规心电图是基础检查，一般在做24小时动态心电图前都会先做一份12导联常规心电图，目的是为了配合分析24小时动态心电图记录的数据，从而获得更全面、可靠的心电检测资料，全方位掌握心电图的情况，减少漏诊的几率。

新型敏感的肿瘤早期诊断

刘永萍

人体的器官组织细胞的早期癌变，一般检查是不易被发现的，而肿瘤标志物往往是唯一能早期发现肿瘤的指标，虽然任何一种肿瘤标志物的变化都比较微小，但TAP(肿瘤异常蛋白)其检测的灵敏度高，可大量有效地筛查浓缩出早期的肿瘤病人，对体检时无症状的肿瘤高危人群中的筛查及肿瘤无症状复发的患者作出早期判断有着较大的临床意义。TAP检测不是针对某个单一肿瘤标志物，而是在同一反应体系中将AFP、CEA、CA199等多种肿瘤标志物高度凝聚。TAP凝聚物面积大于125 μm^2，异常糖链蛋白过高，需要说明一点的是糖尿病和免疫相关疾病的患者TAP凝聚物面积也会异常升高。因此做该项检查之前，我们需要先了解体检

作者简介：刘永萍，常州市肿瘤医院肿瘤实验室主任、主任医师。

者既往是否患有糖尿病，或免疫系统的其他相关疾病。

临床案例

案例1：张先生，65岁，体检发现右上肺结节样病灶，1 cm^3左右，查常规肿瘤标志物AFP、CEA、CA199等10来项均显示正常，医生建议随诊。张先生和家人看到我院有一滴血粗筛肿瘤的TAP检测项目后马上来院检查，结果出来提示TAP凝聚物面积已超过200 μm^2，张先生和家人再也不愿等下去了，立刻前往我市一家医院做了右上肺结节样病灶切除术，术后病理证实为低分化腺癌。由于发现早，术后临床和病理分期均为Ⅰ期，因此术后不需要辅助放化疗，仅需提高免疫力并随访即可。

案例2：肖女士，60岁，3年前确诊为原发性肝癌，经局部碘油栓塞和化疗6个周期后，AFP指标大幅下降，后进行细胞免疫治疗多次，AFP指标逐步降至正常范围。近一年，肖女士对自己病情是否已经得到控制很不放心，遂来到我院做了TAP检测，结果提示TAP凝聚物面积在正常值范围，结合AFP检测和腹部B超等检查，确定肿瘤无复发或转移。我们随后建议她每6个月左右可以来医院复查该项目和AFP等。

案例3：王女士，58岁，近几个月总感到疲乏无力，胃口差。自述无糖尿病和免疫相关疾病，但家族中有肿瘤患者。王女士最担心自己也得上肿瘤。我们给她做了TAP检测，结果提示TAP凝聚物面积大于300 μm^2，遂建议她有针对性地做了其他肿瘤标志物检测、生化检查，特别是血糖和糖化血红蛋白等检查。结果排除肿瘤，确诊为二型糖尿病。该案例告诉我们TAP检测值异常增高并不是一定是得了肿瘤，糖尿病与其他免疫相关疾病需要加以排除。

近期我院对某公司高管以上职位的一批人员做了TAP检测，结果有多人TAP凝聚物面积大于正常值。经比对生化检查和其他检查结果发现这些人多数转氨酶高或血脂高或脂肪肝。询问体检者本人多数压力过大，部分人生活饮食不规律，经常加班或出差，部分营销人员生活劳累，饮酒抽烟超量。尽管年龄不是很大，这些人经常感觉疲乏无力。经过进一步的肿瘤筛查暂时排除肿瘤可能。

对于此类人群，建议：生活注意规律，适当减压放松，加强体育锻炼，提高自身免疫力，3个月后复查，凡是关注自身健康，有意识地调整工作节奏，饮食生活规律化的人TAP凝聚物面积多数明显下降或转为正常，只有个别人有偏高，可以进行定期随访。因此，TAP是一个除了作为肿瘤粗筛指标外，它也是一个良好的免疫指标，它的异常增高提示被检者免疫力下降，处于亚健康状态。这种亚健康状态不但与肿瘤发生相关，也和很多疾病相关，应该引起人们的足够重视！

另一检测项目是血清细胞质胸苷激酶（TK1）检测技术。TK1是目前唯一可以从血清中检测的反应肿瘤细胞增殖活性的标志物。敏感性超过一般影像学检查。目前对经过放化疗的实体瘤的疗效评价标准仍然是关注其病灶大小的变化,但是对肿瘤细胞的增殖活性一直缺少相关的关注和研究。其实,即使肿瘤的大小没有发生明显变化,但部分肿瘤细胞在放治疗后仍有可能重新进入活跃的增殖期,因此,有肿瘤治疗疗效的评价不仅仅是瘤体的大小还要监测肿瘤细胞增殖活性,而TK1恰恰是可以反映肿瘤细胞增殖状况的一种激酶,通过检测血清中TK1的水平,就可以反映肿瘤细胞的增殖活性,为我们在治疗方案的选择和疗效评价方面提供了多一份参考。正常人血清TK1水平极低,而恶性肿瘤由于增殖活性极强,该指标会异常升高,即存在恶性增殖病变患者血清内TK1酶含量会比正常人有2～200倍的升高。目前,TK1检测被广泛应用于体检及临床中的恶性增殖病变筛查和治疗后的跟踪监测。

临床案例

案例1:陈女士,女,46岁,子宫颈癌患者,经常规放化疗后病情一度稳定,遂每3个月复诊一次。常规检查显示正常。最近一次复诊,主治医生加做了血清TK1检测,结果提示TK1大于10 PM/L,远超出正常值。主治医师立刻加做下腹影像学检查,提示局部有复发,遂制定治疗计划。

案例2:钱先生,56岁,体检发现TK1显著大于正常值,加做其他体检项目如CEA、CA199等多项肿瘤标志物均显示正常,影像学检查也无异常。家族中有胃癌和乳腺癌病史。追问体检者个人病史,除时有腹泻情况外无其他不适,建议患者做结肠镜检查,发现一小的占位病灶,活检病理示结肠腺癌,遂行手术治疗,术后临床分期为早期,仅需免疫治疗与随诊。

正常人血清TK1水平极低,人群中TK1水平显著升高者不足3%,但动态长期随访这部分人,如果TK1水平持续居高不下,患肿瘤的可能性大大提高。

胃肠镜检查进入无痛时代

张中平

随着胃肠镜检查技术的不断发展,胃肠镜检查在消化系统疾病的诊断和治疗中的应用越来越广泛。以前,由于做胃肠镜检查时的痛苦,如普通胃镜检查给患者

作者简介:张中平,常州市武进人民医院大内科副主任兼消化内科、内镜中心主任,主任医师,常州市医学会消化内镜学分会副主任委员。

带来诸多不适，恶心呕吐、躁动、咽喉部不适、呛咳等，使患者对胃镜检查产生畏惧感、望而却步，导致不少患者拒绝接受胃镜检查或检查时不配合，从而错过了治疗的最佳时机。近几年来，随着医疗技术的不断发展，胃肠镜已经进入无痛时代。

一、惧怕内镜检查，肠炎患者入误区

55 岁的周先生家住武进区横林镇，几年前，他就患上了腹痛腹泻、大便带血的症状，经常拉肚子，饮食稍不注意就会发病，有时一天往厕所跑五六次之多。周先生连水果也很少吃，辣椒、酒水更是碰也不敢碰，夏天不管多热，也不敢喝一杯冰镇饮料。即便如此，他的病情还是时不时发作。后来，周先生慕名来到武进人民医院，医生推荐他做无痛肠镜检查，结果周先生一听“肠镜”两字就神情紧张。医生告诉他，无痛肠镜是该院消化内科开展的特色技术，不仅完全无痛，而且更有利于内镜下观察。随后，在无痛电子肠镜的检查下，周先生最终被确诊为结肠炎。经过一个疗程的对症治疗，周先生的病情很快缓解。

肠镜检查是肠道疾病主要的诊断手段，也是诊断结肠疾病最直接和最准确的方法。随着内镜技术的不断进步和发展，肠镜下的治疗也越来越显示出巨大的优越性和实用性，但肠镜插管本身也给患者带来一些痛苦和不适，不少人一想到要把一条又黑又长的管子从肛门插进肠子里就会感到害怕。其实人体的结肠粘膜本身没有痛觉神经，结肠镜从肛门进入直肠、乙状结肠、降结肠、横结肠、升结肠、盲肠至小肠开口，整个长度将近一米，肠镜要在弯弯曲曲的肠道内前进，常会压迫、牵扯、拉紧肠壁外层，使受检者产生想解大便、肠子绞痛、腹胀等感受，尤其是曾接受过腹部或妇产科手术、患有肠粘连的病人，常常会痛得做不下去。为了给进行肠镜检查和治疗的患者减轻痛苦，无痛肠镜检查应运而生，即在患者无知觉的情况下进行肠镜检查或治疗。内镜医生可以相对不考虑操作时间，从容、仔细、彻底完成检查或治疗，既减少漏诊、漏治率，又从根本上解决了患者不能耐受而导致诊疗操作中断的问题。

二、无痛内镜检查的禁忌事项

到底无痛内镜检查和一般内镜检查做法有什么不同？有没有禁忌？是否所有的病人都可以选择无痛内镜检查呢？

1. 什么是无痛内镜　无痛内镜就是在常规检查前，通过静脉输注短效麻醉剂，使患者在睡眠中完成消化内镜检查和治疗的技术。除了胶囊内镜，各种内镜检查都可以采用无痛技术，包括无痛胃镜、结肠镜、ERCP、小肠镜、超声内镜等。

2. 无痛内镜检查过程　在常规检查前，患者摆好体位，给予吸氧，由专职麻醉师静脉注射麻醉剂，几分钟后患者进入睡眠状态，然后由内镜医生开始进镜检查。

检查中麻醉医师随时根据病人的反应间断性追加药物，确保操作过程中病人无知觉。退镜时即停止给药，操作结束后患者即刻清醒，几分钟后便可恢复到检查或治疗前的状态。麻醉师在整个操作过程中密切观察患者的呼吸、血压、氧饱和度及心率状况，在麻醉师或护士的全程监控下，内镜的操作和一般的胃镜、肠镜相同。

3. 无痛内镜检查注意事项　患者在选择无痛内镜前，一定要将自己的身体状况如实反映给医生，且无痛内镜检查前，患者应禁水 4 小时，禁食 6～8 小时。另外，最好有人陪同检查，不要独自一人。无痛内镜检查的不良反应有低血压、心动过缓、呼吸抑制、呃逆等，但发生率不到千分之一；做完无痛内镜刚刚苏醒时可能会有头重脚轻、头晕等症状，休息一会儿，就能恢复正常；但是检查结束后，病人需要在家属的陪同下休息至意识清醒再离开。检查后当天禁止做精细或危险工作，例如开车、高空作业等，另外不要饮酒。同时，现代人讲究生活品质，无痛内镜的确能够减轻受检者的焦虑和痛苦，所以目前在欧美等发达国家，无痛内镜已成为健康检查、门诊或住院病人检查的常规做法。

通常情况下，若无麻醉药过敏，需要内镜检查的患者都可以选择无痛内镜，特别是对内镜检查耐受性较差的老年人（如高血压、频发心绞痛、脑血管病患者）和害怕疼痛、不愿做内镜检查的成人和儿童。

治 疗 篇

谈谈“微创”这点事

张 丰

不少接受过传统开放式外科手术的患者朋友们都有过这样的经历:“开刀”后手术切口撕心裂肺般的疼痛,即便麻醉医师使用了“镇痛泵”,那长长的切口也迫使患者不敢轻易翻身、咳嗽乃至下床活动,怕影响伤口的愈合。创伤小、痛苦少、恢复快是每个需要接受手术的病人的梦想,20 世纪末的医学新进步——微创手术的出现,让我们离这个梦想渐行渐近了。

微创外科手术,是指应用先进的电子、电热、光学等设备和技术,通过“钥匙孔”大小的切口,插入细小的光源、摄像机和外科器械,医生可以在传输到监视器中的图像的引导下,利用外科手术操作器械在体外实施手术。微创手术具有手术出血少、术后疼痛轻、恢复快、伤口小、斑痕细微或无疤痕的特点,而且允许在不增加切口的情况下,在一次麻醉时间内同时完成人体几个器官的手术。在达到相同手术治疗效果的同时,最大限度地减少了病人所承受的创伤。广义微创手术的含义非常广泛,不仅包括应用胃镜、肠镜、喉镜、支气管镜、膀胱镜等治疗各类疾病,还包括腹腔镜下治疗肝、胆、胰、肠、胃、肾、肾上腺、输尿管、子宫、卵巢等疾病,胸腔镜下治疗肺、纵隔、心包、心脏等胸部疾病以及关节镜、椎间盘镜、脑室镜等治疗关节、椎间盘、大脑病变等等。狭义的微创手术也就是我们俗称的“打洞手术”“腔镜手术”。无论微创手术的定义如何变化,其共同的特点是,无碍美观的手术切口、较小的手术创伤、较快的术后恢复。换言之,微创手术就是用较小的切口和创伤治愈“大毛病”。

拿我们最熟悉的腹腔镜胆囊切除术来说,自 1987 年法国医生 Mouret 完成全世界第一例该手术以来,已经成为目前全世界开展得最成熟的一种微创手术之一,

---

作者简介:张丰,常州市第一人民医院胃肠外科副主任医师。

并已成为外科治疗胆囊结石、胆囊炎的“金标准”术式，其优点如下：手术切口约1 cm，不切断肌肉，腹式呼吸恢复早，美观，术后腹部运动与感觉几乎无影响；肺部并发症远低于经腹胆囊切除术；手术时间短，平均30～60分钟；肠蠕动恢复快，早进食；基本不用止痛药；平均住院1～3天，有的甚至术后当晚便可回家休息。病人及早恢复工作及社会活动，对整个社会与家庭将大有益处。据不完全统计，接受腹腔镜胆囊切除术最高年龄者为107岁。

腹腔镜手术仅仅只能做胆囊切除术吗？答案是否定的。随着手术器械的不断改进、外科医师技术的不断成熟以及外科理念的不断发展，在普外科手术范围而言，腹腔镜手术已经得到迅速而广泛的推广，如今的外科医生可以利用腹腔镜技术完成比较复杂的胃肠道肿瘤手术、疝修补手术、肝脏和胰腺手术，甚至可以利用微创手术治疗糖尿病和肥胖症，让更多患者体验到微创手术创伤小、疼痛轻、恢复快的优势。当然，微创手术不能包治一切疾病，由于患者疾病不同和个体间存在差异，有时候传统的开放手术更显安全，所以患者朋友们在接受手术时是选择“小刀”还是“大刀”，还是应该听从具有丰富微创手术以及开放手术经验的医师的建议，采用最适合自己的手术方案。但总体而言，让病人在付出最小代价的前提下达到尽量好的效果，这是医学上永恒的主题，现代医疗活动正不断地向痛苦更少，恢复更快的方向迅速发展。

输液有讲究　调速需谨慎

张　燕

生病输液的时候，不少来医院打点滴的患者，似乎生怕输液太慢会耽误自己的工作，常会自己动手把速度一调，以为输完就了事，赶快滴完就走。还有的人认为点滴越慢越好，就自己动手调慢滴速，慢慢耗时间。其实，这样做不仅会影响疗效，而且是很危险的，滴注速度必须根据患者年龄、病情、药物性质、输液总量和输液目的等多方面因素确定，而不能单靠患者的感受随意调节。

补液过快，会加重心脏负担。人的血管是有一定容量的，如果体内短期忽然增加太多液体，心脏排血量就会加大，负担就会加重，心脏不好的患者就可能出现心衰和心律失常。临床上，输液速度是由医生或护士根据患者年龄、病情、药物种类等方面因素来确定的。一般情况下，成年人输液速度为40～60滴/分钟。儿童、老年人由于器官发育不完全或功能降低，输液速度应减慢，儿童的输液速度为20～40滴/分钟，老年人输液速度不应超过40滴/分钟。一些特殊患者，如患有心脏病

作者简介：张燕，常州市第一人民医院血液科主管护师。

(尤其是心功能不全者)或肺部疾病者,输液速度更应减慢,30～40滴/分钟为宜。

有些药物(如降压药、降糖药)不必完全滴完,根据具体情况控制。拿降压药举例,滴注降压药时,常常会采用微泵或调速器精确控制补液速度。不少老年人总是眼巴巴地望着输液管,一次又一次抱怨"这么慢要滴到何年何月啊?"其实,血压稳定了就不用再继续滴降压药了。所以,慢慢滴,急不来。降压太快的话,反而会引起头晕、反弹快等不良后果。

当然,也不是输液速度越慢越好,需要根据病情调整输液速度。抢救脱水严重或失血过多的休克病人应快速补液,通常每小时进入体内的液体达到几千毫升。治疗某些颅内压增高的患者时,20%甘露醇250毫升静滴时间不应超过30分钟,滴速过慢可能起不到降颅压的效果。

大家在输液时如果想调整速度,建议先询问医护人员,告知自己的感受和需求,他们会酌情调整。但千万不可自己调整滴速,以免影响治疗。

冷敷妙用

张 茹

电视里温柔可人的女主说道:以后不要这样,我不值得你这么做。威武的男主惊愕地说,怎么会,你就是我的全部,我绝不允许任何人欺负你!女主娇嗔的白了一眼,手上加重了力道,男主捂着肿胀的脸颊咿呀咿呀的叫唤起来!女主顿时手上的动作变轻了,那个热热的鸡蛋在脸上轻轻的滚着,滚着……快停下!我心里在呐喊着!妹子,要冷敷啊!

估计会有许多人疑惑着,在许多影视作品或者我们一些生活中的老办法,都是在受伤之后用温热的东西捂一捂,揉一揉!貌似恢复得很快,其实,不然!

现在越来越多的大妈加入了广场舞的大军中,没有做热身运动听到音乐就嗨起来,脚扭了觉得只是有点肿痛,不以为意,回家热水泡泡脚就会好转,谁知肿痛却越来越厉害。这是因为在跌伤、扭伤后,局部组织内毛细血管破裂,血液会有不同程度的渗出,最终导致局部淤血肿胀,就如电视里那位男主以及这位广场舞大妈一样,表现为发红,淤青,肿胀,如果此时用温热的东西捂一捂,则会让局部的血管扩张,血流加快,血液渗出增多,局部肿胀更加明显,此时再加上用力按摩搓揉,则会使更多的毛细血管破裂,加重局部肿胀与疼痛。此时,正确的做法是——冷敷。

冷敷,就是用低于体温的介质敷于局部,使局部的血管收缩,减少局部毛细血

作者简介:张茹,常州市第一人民医院放疗科主管护师。

管的渗出，减轻局部张力，缓解局部疼痛；冷敷也可使神经感受器功能下降，感觉神经反应迟钝，亦能缓解疼痛；冷敷的同时，可带走热量，所以在发热的时候可以局部或者全身冷敷。

冷敷，既然这么好是不是一直都要敷着呢？也不是哦！时间不能持续过久，敷半个小时左右就得停一段时间再敷，而且敷的同时应观察局部皮肤有没有苍白，发紫，感觉麻木，如果出现这种反应，就应该停止冷敷，一般在受伤后24～48小时内冷敷，过了72小时改为热敷，这时局部的毛细血管已经不再渗血，热敷能促进血液循环，加快淤血的吸收，帮助受损的局部组织修复。

冷敷作为一种治疗手段，它有哪些禁忌症呢？循环障碍者，如一侧肢体瘫痪，患侧不宜冷敷，以免加重微循环障碍；局部组织破裂，开放性伤口，冷敷容易造成感染；慢性炎症或化脓性病灶，用冷敷会妨碍炎症的吸收；冷过敏者也为冷敷禁忌症。有些部位也不适合冷敷，耳郭阴囊处不能冷敷，防止冻伤；心前区冷敷会导致反射性心率减慢；腹部冷敷会引起腹泻；足底冷敷会导致一过性的冠状动脉收缩痉挛。这些都是冷敷的禁忌部位。

讲了这么多冷敷的功能与禁忌症，还不知道怎么冷敷呢。这简单啊，打开冰箱，里面的瓶瓶罐罐，大的小的，片状的还是块状的，液体的固体的皆可，如果觉得冷得太厉害的，外面包一层干毛巾或者干净的衣服，就会感觉温度适宜很多！身边没有冰箱，就用冷水毛巾，每隔一段时间更换冷水毛巾……智慧源于生活，相信大家肯定有更多更好更方便的方法。

无独有偶，一次在接女儿下课的路上，一辆停在人行道上的汽车，副驾驶门突然打开撞在我手背上，顿时我的手背就有肿胀疼痛感，在路上就顺便向女儿普及了这个冷敷的知识，到家以后，6岁的女儿立即拿出冰箱内的冰激凌，给我进行冷敷，并一直询问疼痛情况，观察着手背肿胀程度，约15分钟后，肿胀疼痛明显好转，可是女儿觉得还是应该再敷一会，看着她那认真的劲，真是冷在手背，暖在心头！

浅谈放射治疗

——由纪念原子弹爆炸70周年谈起

李齐林

在日本广岛、长崎受到原子弹轰炸70周年之际，当地举行了规模庞大的纪念

作者简介：李齐林，常州市第一人民医院放射肿瘤科副主任技师。

仪式。当年核爆释放的巨大能量，造成了两地的巨大破坏和人员伤亡，促使当年日本帝国无条件投降。据统计，当年原子弹爆炸后，日本广岛、长崎两地当时就有约15万人死亡，而后续因受到原子弹爆炸伤害死亡的大概还有15万人，其中相当大一部分是死于原子弹爆炸产生的放射线造成的放射性损伤。至今，两地人的白血病发病率仍高于日本正常人群。这让人们初步认识到了放射线的威力。

今天，我们来谈一下利用放射线治疗恶性肿瘤（即放射治疗）问题。水可覆舟，亦可载舟，看不见摸不着的放射线可伤人于无形。但在当代先进科技的驾驭下，也可杀死人体的恶性肿瘤细胞，为肿瘤病人造福。据WHO统计，目前肿瘤的总体治愈率为55%（肿瘤病人达到5年生存比率），其中手术的贡献约27%，放射治疗22%，化疗6%。放射线是如何治疗肿瘤的呢？

一、放射治疗的原理

放射线对经过的所有组织细胞均有损伤。只是肿瘤细胞一般生长与繁殖明显快于正常细胞，故肿瘤细胞受到的损伤更大，肿瘤细胞受到损伤后的修复也比正常细胞慢，这是放射治疗的基础。由于射线经过的正常细胞也受到损害，这就是放射治疗副作用的由来。放射治疗技术的目标就是尽量降低正常组织受量的同时最大化肿瘤的受量，从而达到最佳治疗比。放射治疗新技术弧形旋转调强技术（VMAT），射线可以360°入射肿瘤，进一步降低肿瘤周围正常组织的受量，从而降低副作用的发生率。

当然，也有一些肿瘤细胞生长较为缓慢，对射线比较抗拒，治疗比较低，可能就不适合进行放射治疗，如纤维肉瘤、骨肉瘤等。一般来讲，约70%的肿瘤病人需要进行放射治疗。

二、放射治疗的过程

放射治疗较为复杂，有一个标准化的流程，其间需要医生、物理师、治疗师（摆位技师）的共同参与和协作，医生处于主导地位。首先是医生确定病人需不需要放射治疗，如果确定病人需要进行放射治疗，接下来就进入工作流程（图1）。

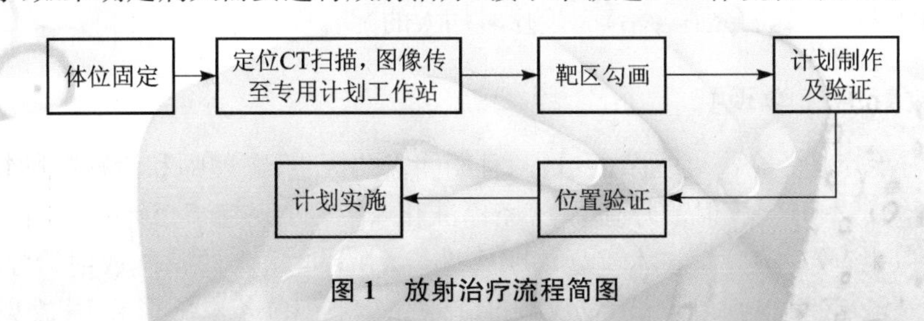

图1 放射治疗流程简图

下面，我们就放射治疗的每一步进行简要介绍。

第一步是体位固定，常用的固定装置有真空垫和热塑体模。

真空垫是一有机材料袋，内装有机颗粒，在袋子内为负压时，颗粒可保持相对位置不变，从而起到定型的作用。真空垫可做成任意大小，以适应其固定部位。制作要领：选择合适大小的真空垫，将其抚平，病人平躺在真空垫上，用真空泵吸走袋子里的空气。真空垫定型后，关闭气阀，保持袋子里的负压，防止漏气。

另一种是热塑体模。热塑体模在70～80℃时软化，温度降低后逐步变硬。趁体模软化时敷在病人体表，待硬化成形后取下，注意不要烫伤病人。与真空垫一样，有不同大小，分为体部、头部、腹部等。

第二步是病人带着固定装置（真空垫或体膜）行CT扫描，与普通CT扫描不同点在于定位CT扫描时病人躺在平板床上——与放射治疗床一致，专用定位CT的孔径大于普通CT，可以让病人保持治疗时的体位进行扫描。扫描后，病人数据传至（或拷贝）专用的计划工作站（一种较高性能的电脑）。在该工作站中，利用病人的CT数据建立虚拟病人，然后医生勾画肿瘤靶区及相关重要器官。如头部病人医生需勾画眼睛晶体、脑干、脊髓等，胸部病人需勾画肺、心脏等，腹部病人需勾画肝脏、肾等。

接下来的这一步是由物理师根据医生给定的剂量处方，如靶区50 Gy，脊髓40 Gy等制作三维适形或调强计划。计划做好后，由医生审核通过，传至治疗机，进行计划的验证，确保治疗机可以按计划要求进行治疗。计划验证可做基本的点剂量验证，也可进行面剂量验证，有些单位已经开始进行三维剂量验证。

第四步是在病人进行最终治疗之前，要进行的位置验证，确保治疗机正确的输送剂量到病人的肿瘤靶区上。最初的方法有二维的射野验证片，一般采用0度、90度正交野拍片，验证射野中心位置。现在有放射治疗机有机载锥形束CT（CBCT），可在治疗前进行CT扫描，扫描图像与定位CT图像进行匹配，如果体位有差异，可以自动移动治疗床，使治疗时的体位与定位时一致，然后再进行治疗，最大程度上减少了摆位误差。

最后一步就是治疗。治疗技师要确认治疗机的数据是否与当前病人吻合，病人当天的身体状况是否适合治疗，治疗时病人的配合程度等。

三、放射治疗学现状

放射治疗是一个高度复杂的过程，且期间需要医生、物理师和治疗技师精诚合作，三者缺一不可。放射治疗流程已经标准化，治疗方案趋于个体化。自上世纪90年代以来，放射治疗学技术呈现跳跃式进步，由上世纪末的常规放射治疗，三维适形放射治疗发展到静态调强放射治疗（IMRT）和动态弧形调强放射治疗

(VMAT),同时,X 刀,γ 刀,立体定向放射治疗(SBRT)等技术也迅猛发展。同时,放射治疗的质量保证也在不断升级,也由基本的点剂量、面剂量验证到三维剂量验证,机载锥形束 CT 的应用大大提高了病人摆位的精确度。在现代科学技术的推动下,放射治疗正朝向肿瘤定位高精度、剂量给予高精度和病人治疗舒适度不断提升的新时代。

手术台上的钢管舞

秦锡虎

我是一个医生。医生最没趣,经年累月的训练,规章制度、操作流程、临床指南…… 训得医生像制作肯德基的师傅一样,做事一板一眼、表情麻木不仁,在手术台上哼哼小曲还有可能,若要上演芭蕾、拉丁、瑜伽等那是万万不可能!

然而在我这个医生的眼中,手术台上的确不断上演着融汇芭蕾、拉丁、瑜伽、杂技等于一体的钢管舞!

这几天高温酷暑,躲猫猫是最佳选择。上周日上午,我躲在书房冥思苦想,三十年来从医的困惑一一从眼前飘过,其中一个场景是近几个月最使我困惑的——有关于胆管与胰腺的解剖关系,我的眼前反复呈现,特别强烈。在这日午后阳光下,突然,一道灵光闪过,透过迷雾,我眼前一亮——“我看到了庐山真面目”。

现代的医学常识认为胆管像棵树,树冠就是肝脏,枝繁叶茂;树干就是肝外胆管,笔直粗壮;树根就是末端胆管,像杆枪一样扎进胰腺中,末端胆管与胰腺的关系,就像树根与泥土的关系,密不可分。所以,凡是涉及末端胆管或其附近胰腺的病灶,要切除时必须整块切除,就像挖树时必须挖一个大泥球。结果是,为了切除胰头局部的一个小肿块,往往要切除十二指肠、胆总管末端以及空肠等一大堆器官,这是标准的“城门失火殃及池鱼”,不仅大大增加了手术的风险,还增加了对患者躯体的损害。

然而末端胆管与胰腺的关系真的像树与泥土的关系吗?

让我们先从胚胎发育角度来看看。人体胚胎第四周,在中肠这个树根上分别长出一根树枝(胆管)和两片树叶,左边一片叫背胰,右边一片叫腹胰。奇怪的是,这个时候内脏发生逆时针旋转!三星期后,左边树叶基本不动,右边树叶却旋转了180°,到达了左边树叶的后方,本来分列树枝两边的两片树叶紧贴在一起,把树枝的末端夹住包裹。也即,腹胰和背胰本来分列胆管左右,现在腹胰转到了背胰的后

作者简介:秦锡虎,常州市第二人民医院院长、主任医师,常州市医学会会长、普外科学分会主任委员。

方，并将胆管末端包裹。胚胎第七周以后，胆管和胰腺之间进一步发生何种演变目前尚缺乏有效资料，据推测，两者之间进一步融为一体变成了树与泥土的关系。不管你信不信，反正我信了！因为教科书上是这么写的，老师也是这么教的！

但是，两片树叶重叠在一起就真的长在一起了吗？背胰、腹胰真的融合得与胆管密不可分了吗？会不会背胰、腹胰、胆管三者之间虽然紧密相邻却又相互独立呢？就像双人钢管舞，胆管是钢管，腹胰和背胰是两个舞者，钢管的坚硬体现了舞者的柔美，钢管的不动衬托了舞者的灵动，但不管如何鸾飞凤舞、缠绵悱恻，钢管与舞者永远有着不同的本质，只要仔细分辨，钢管与舞者一定是可以区分开的。

根据以上原理，我们推测，只要仔细解剖，胆管必定是能从胰腺中分离出来的。事实上，在去年5月份和7月份的两台手术中，我们也证实了这点。5月份，我们施行一例腹胰切除术，发现背胰与腹胰虽然相依相偎，却均有各自完整的包膜。7月份的病例，我们进一步发现，背胰和腹胰之间有一个不到1 mm的疏松间隙，由大量的细小血管占据，胆管末端行走于其中，我们为其施行了保留腹胰的背胰近端切除术。这两例手术证明背胰、腹胰、胆管末端三者之间虽紧密相联，但绝非亲密无间，就像钢管与舞者，表面上融合贯通实质上却貌合神离。无独有偶，根据检索，我们发现到2014年为止，国外分别有4例腹胰切除术和4例保留腹胰的背胰近端切除术的报道，说明国外也有学者发现了背胰、腹胰和胆管末端之间可能存在着解剖间隙。

钢管舞者围绕钢管翻飞腾跃变幻出万千姿态，就胚胎发育而言，腹胰背胰两个胰腺围绕胆管也是舞之蹈之，姿态万千，临床表现为分裂胰腺、环绕胰腺、异位胰腺等等不一而足……！情色扰了观众心，乱花迷了医生眼，舞动的胰腺迷惑了手术者，平添风险无限。然而，如果高明的医生一旦洞悉了舞者与钢管的关系，眼前纵有眼花缭乱的动作、千奇百怪的姿态、销魂蚀骨的魅影，也必能从中“分个清清楚楚，明明白白”，从而拨开舞者见钢管！

“黑夜给了我黑色的眼睛，我却用它寻找光明”，胰腺外科医生应该有双穿过黑色的眼睛，在胰腺的黑夜里寻找胆管的光明！

血糖难控因素的中医治疗

袁　群

提到糖尿病，大家都不陌生，它是一种常见病，多发病。但要说到糖尿病的危

作者简介：袁群，常州市中医医院内分泌科主任、主任中医师，常州市医学会骨质疏松与骨矿盐疾病分会副主任委员。

害，好多人都不以为然。殊不知，糖尿病是现代疾病中的第二杀手，它对人体的危害仅次于癌症，而且现在的糖尿病有扩大化和年轻化的倾向。在我国，糖尿病人数有增无减，并严重威胁着人类健康。世界卫生组织将糖尿病列为三大疑难病之一，并把每年的 11 月 14 日定为“联合国糖尿病日”。由于糖尿病本身及其合并症对人们的身心健康危害越来越大，因此，我们有必要让更多的人了解它，寻找更好的药物和治疗方法来攻克这一世界难题。目前，西药治疗糖尿病药物很多，方案也因人而异。但是，仍然有很大一部分糖尿病患者血糖难以控制。医学专家通过仔细观察、分析认为，这些血糖难以控制的糖尿病患者都存在着“血糖难控因素”的问题。这些患者一味地以西药降糖常常难以奏效，而给予恰当中医辨证治疗，血糖却会有迅速下降，降糖药物剂量和种类也随之减少。

一、何为“血糖难控因素”

血糖难控因素是指除了饮食、运动、药物外能够引起血糖升高或持续不降的一些原因，这些原因主要包括失眠、便秘、情绪波动、过劳、急慢性感染、月经不调、疼痛等。

二、常见的血糖难控因素

失眠：失眠使胰岛素对抗激素分泌增多，血糖升高。要想降糖，必须纠正失眠。在中医治疗上，因生活习惯(如睡前饮茶或咖啡)导致失眠的患者要改变生活习惯；思虑过度而致失眠心烦者可应用黄连阿胶汤；如果多梦易惊的患者可用安神定志丸；若因胃排空功能减退引起胃脘胀闷不舒而导致难以入眠者可服用加味保和丸；老年糖尿病病人因肾动脉硬化、肾小管浓缩稀释功能减退导致夜尿频频，可用白果缩泉汤煎汤送服杞菊地黄丸；对老年性皮肤瘙痒或糖尿病性皮肤病变瘙痒导致的失眠，可用藓皮止痒汤煎汤外洗。

便秘：便秘影响血糖代谢，一方面使降糖药物的吸收下降，另一方面便秘是患者思想负担沉重，情绪睡眠恶化，而使血糖升高。体实便秘，可用六味安消胶囊、通便灵或承气汤类；便秘伴有口苦、胸胁满胀，可用大柴胡汤加减；大便燥如羊屎，可用麻仁润肠丸、增液承气汤加减；大便不干，无力排出，可用六君子汤加减。只要辨证准确，药量用足，绝大多数患者都可使大便保持通畅。

情绪波动：疾病变化的影响以及社会生活的压力都会导致患者的思想负担加重使患者抑郁焦虑，而抑郁焦虑和精神紧张又使交感神经兴奋，而致血糖升高。糖尿病患者情绪波动期间往往血糖不稳定。以抑郁为主者，重在疏肝，药用加味道遥散；肝胃不和可用加味保和丸，胃苏冲剂；以焦躁为主者，重在敛肝，药用当归、白芍、乌梅、酸枣仁等；以面红目赤，头胀耳鸣为主者，重在镇肝、清肝、泻肝，药用镇肝熄风汤、当归芦荟丸、龙胆泻肝汤等加减治疗。

过劳:这类患者首先应积极消除过劳的原因,如调整生活、工作习惯等。若原因祛除后仍然有易疲劳的症状可以采用中医进行调理。

月经不调:月经不调使肾上腺素、去甲肾上腺素、皮质醇、生长激素分泌增多从而导致血糖升高。中医在治疗月经不调方面有较明显的优势。

疼痛:由于肩周炎、末梢神经病变等引起的疼痛也会引起血糖的升高。治疗疼痛的疾病我们从"瘀"字着手,治以活血化瘀通络之法。对于肩周炎的患者可予针灸、火罐、按摩治疗。

总之,对于那些应用了多种降糖西药,而血糖仍然控制不理想者,应当仔细查找血糖难控因素,采用中医药进行调理,也许能取得意想不到的效果。

"微创"手术,告别伤筋动骨一百天

瞿玉兴

痛麻酸胀僵,直不起腰来,单说这"痛",就让人遭受百般折磨,坐卧难忍,从腰到腿,疼痛难忍,站不了几分钟,走不了几步路,就疼得直不起腰来;上个厕所,蹲下去就站不起来。实在疼得不行,就用拳头捶屁股、捶大腿、捶小腿,捶了这里捶那里!突然发作起来,痉挛剧痛,像抽了筋似的,晚上睡不着,也翻不了身。严重的时候,从腰到足底,先是麻木,然后刺痛,就像被电击一样。走起路来,弓着腰,侧着身,撅着屁股,一跛一跛的,还得用手撑着腰!从腰到足底,麻木、刺痛、发凉,不能下床,不敢随便伸腿,穿个袜子疼得要死要活——这就是众多腰椎疾病患者的真实写照。

这样的人不在少数,我国现有脊柱疾病患者约1.2亿人,占骨科病人的70%以上,每年新增病例达到800万人,年增长率为6.7%。据卫生部统计,仅有30%的人接受了手术治疗,70%的人还在保守治疗与间断疼痛中煎熬。

殊不知,现代医学日新月异,骨科手术已进入了微创时代。

一、微创手术:一个创可贴的创口

45岁的李先生腰椎间盘突出十多年,时常腰痛腿痛,在朋友的推荐下,他去了一家据说有祖传手艺的正骨诊所,进行"复位推拿"。每次疼痛严重时,他就去做次复位按摩,当时的确挺舒服,可不按摩时症状越来越重。最近疼痛越来越重,按摩

作者简介:瞿玉兴,常州市中医医院大外科主任、骨科主任、主任医师,常州市医学会骨科学分会副主任委员。

都不见缓解，已严重影响到工作生活。在朋友的推荐下，他走进了我的诊室，我认真看了李先生的腰椎 CT 及核磁共振片，并结合病情告诉他，突出椎间盘比较严重，已经明显压迫到神经，现在不管使用哪种保守治疗都没有效果了，唯有把突出髓核取出来，才能解决根本问题，而椎间孔镜微创技术最为合适他的这种情况。这种技术创伤小、效果好，是目前国际上先进的微创技术。手术时只需在腰部侧方开一个 7 毫米的小切口，将椎间孔镜通过工作通道置入椎管内，用精细的抓钳，借助超高清的成像系统直视下精确地把突出的髓核取出来，松解对神经根的压迫，从而有效地解除痛苦。

手术当天，在局部麻醉下，我们仅通过一个 7 毫米的小切口，将椎间孔镜通过安全通道置入椎管内，取出突出的髓核组织，修补破损的纤维环术后，李先生腰部疼痛即刻缓解，腰上的"大山"也不见了，仅仅缝了一针，贴个创可贴就可轻松遮住创口。李先生术后 3 小时即下床行走，3 天后出院回家了。

二、保安全：高龄老人也能做的手术

90 岁的王老太患有腰椎间盘突出 20 年了。起初腰腿疼痛，她只当是"老年病"，自己买膏药贴，后来疼痛感越来越严重。去年初开始，老人病情加重，右腿疼痛发麻，无法站立，每天只能躺在床上，生活全靠老伴儿照料。不仅如此，剧烈的疼痛感让她无法休息，备受折磨。尽管如此，老人依然不愿手术，担心上了手术台就下不来了，病情一拖再拖。经过家人的再三劝说下，她终于同意接受手术治疗，于是家人用轮椅推着她来就诊。

经诊断，其椎间盘突出严重压迫神经根。综合老人的年龄、病情、身体状况后，我们精心为其制订了手术方案，施行了椎间盘内窥镜下髓核摘除术。仅半小时，微创手术便顺利完成，术后老人状态不错，自述疼痛感当即减轻 90%。出院的时候，老人已经可以站立，扶着墙慢慢行走。

腰椎间盘突出症是由于腰椎间盘变性，纤维环破裂，髓核突出刺激或压迫神经根、马尾神经所表现出来的一系列临床症状和体征，俗称"腰突症"，常给患者的生活和工作带来诸多痛苦，一旦发展为脊髓压迫，将影响患者行动能力，甚至引发瘫痪后果。现在的微创治疗因为操作简单，创伤小，不伤及神经和血管，恢复起来很快，并不会给家人带来太大负担，老年人无需担心。而且更重要的是，微创手术对年龄、身体状况没有太大限制，很多有慢性疾病的老年腰椎患者根本开不了传统大手术，却可以放心接受微创治疗。

三、精设计："私人订制"的手术方案

俗话说，"伤筋动骨 100 天"，这似乎已成骨科领域的公认定理。因为骨折经过

治疗之后，通常需要 60 天才能基本痊愈，3 个月左右才能恢复基本功能。然而“椎间盘消融术、椎间盘镜、椎间孔镜、经 quadrant 髓核摘除术、经皮椎弓根螺钉内固定术”等脊柱微创治疗技术的使用，真正改写了‘伤筋动骨’的历史。目前，我们骨科还根据病人各自不同的病情，结合年龄、身体状况和经济状况，为每个病人“私人订制”最适合的手术方案，以达到最佳的手术效果。

在临床工作中，常常遇到这样一些腰椎间盘突出的病人，开始不重视，总觉得腰疼腿疼、腰肌劳损不是大病，等发展到坐骨神经痛、骨质增生、椎管狭窄了，才开始寻觅治疗方法，这样对于患者的健康与治疗是非常不利的。在此，我还得提醒一下，治疗腰椎间盘突出要做到“早发现、早诊断、早治疗”。这类患者在生活中应当保持良好习惯，同一姿势不应保持太久，平时要适当进行原地活动或腰背部活动，避免腰腿受凉，以防劳累过度。（周姝整理）

急救“白金十分钟”

贾进明　顾妍晶

这是发生在一个朋友单位的真实事情：2014 年 8 月份的一天午饭后，常州市新北区某单位办公室里，一位年龄约 50 岁的员工突然晕倒，在救护车到达之前的近 20 分钟内，周围数十位同事面面相觑，都显得手足无措，无一人上前施救。救护车到达现场发现患者早已经失去生命体征，留下一个刚上大学的儿子和一双多病的老人撒手人寰，悲剧令人扼腕叹息不已。而就在当年当月的某一天，在美国迈阿密的一条高速公路上，非医务人员出生的 Pemela 用 7 年前学的心肺复苏知识，成功挽救了一个 7 个月大的婴儿。在遭遇同样的生命威胁面前，为何会有最终不同的命运结局？

一般心跳、呼吸停止后，脑组织在常温缺血、缺氧条件下只能耐受 4 分钟。4 分钟内能进行正规心肺复苏者，有一半能救活，超过 6 分钟者，存活率仅为 4%，而 10 分钟以上开始复苏者，几乎无存活可能；若及时采用心肺复苏技能就可以把时间窗延长至 20 分钟左右，救护车就有可能在这个时间窗内赶到抢救病人生命。所以，从呼吸心跳骤停发生到最初的 10 分钟左右，是急救或处置的关键时期，称为“白金十分钟”。经调查显示我国公众能熟练掌握急救知识的还不到 10%，甚至更少。大多数人认为这样的事情离自己很远，不必要掌握这种技术，加上长期以来我

作者简介：贾进明，常州市第三人民医院急诊重症科主任、主任医师，常州市医学会急诊重症及灾难医学分会委员；顾研晶，常州市第三人民医院消化内科医师。

国对公众普及心肺复苏技能一直比较欠缺，这正是导致面对猝死等意外情况时多数人措手不及的主要原因。而心肺复苏技术在发达国家是一项必须掌握的基本技能，很多国家甚至从小学开始就开设了这门课程。所以，不管是在家里、办公室或者野外，当一个人突然发生危及生命的意外时，如果身旁的家人、亲属或是目击者都能实施基本的心肺复苏急救措施，就有可能维持伤者的基本生命体征，可以很大地提高生存的概率。现场能够抓紧“白金十分钟”立即启动生命复苏技术，这就是美国等发达国家病人后期心肺复苏成功率比较高的原因。后来我朋友说经过那件刻骨铭心的场面之后，他和一些同事感慨万千，唏嘘不已，强烈认识到人人必须要掌握现场急救知识，不然下次可能还会遇到同样的悲剧……事实上，我们急诊科也经常会收到一些在院外猝死的却没有得到第一时间抢救的病人，等到了医院，已经早过了白金十分钟的关键时期，虽然经积极的抢救，最后仍然无力回天。心肺复苏如此重要，而且是急救必须掌握的救命知识，让我们大家一起来学习掌握吧！

第 1 环节　对患者进行判断

要对患者进行心脏骤停的判断：无意识，对呼唤、拍打等都没有反应，无法触及大动脉搏动，感觉不到呼吸或是微弱的喘息，如果符合心脏骤停，就要及时采取心肺复苏急救措施。

第 2 环节　急救的姿势

将需要急救的患者以仰卧放置在坚硬的平整处，移动时要将头、身体整体移动，救治者在其右边，站着或跪着。保持伤者口腔内清洁，利于人工呼吸的操作。

第 3 环节　按压的步骤

双手叠加，手掌根置于患者双侧乳头连线与胸骨交点位置，双臂垂直，以身体的髋关节为轴线，用上半身力量去向下用力。按压后放松掌根不能离开按压点，不停地重复按压和放松的动作，成人按压的深度超过 5 厘米，速度 100～120 次/分以上。

第 4 环节　人工呼吸的步骤

由于意识丧失，很容易阻塞气道，保持气道的通畅很重要，用左手按压患者额头向下，右手托着患者下颌角向上抬高，这是打开气道最容易的方法。首先，救治者深吸一口气，用双手捏住患者的鼻翼，口对口人工呼吸，每次人工呼吸时间为 1 秒，并可见胸廓起伏。这样的动作反复持续进行，如果患者的嘴部受伤后牙齿紧闭，无法对嘴吹气时，可使其嘴闭合，对患者的鼻孔吹气，完成急救的动作。

第 5 环节　持续时间

对患者进行急救需循环做胸外按压和人工呼吸，平常人不借助仪器，一般是做 30 次胸外按压，做 2 次人工呼吸，这样的循环持续 5 个周期后，对患者进行反应和呼吸的检查，如患者没有反应，则继续之前的循环，一直到急救医生的到来。

心肺复苏是针对呼吸心跳停止的急症危重病人所采取的抢救关键措施，在社会公众中广泛开展心肺复苏急救知识及技能培训，强化现场急救知识和急救技能，对全民应对公共卫生事件有着重大意义。作为一个在急诊科工作多年的医生，我经常建议科室的同事利用一切可能的时机给身边的朋友、病人及病人家属讲解心肺复苏的知识，希望大家都能掌握这些在关键时刻必须要应用的救命技能。

相关资料显示，担心实施口对口人工呼吸感染疾病和出于对自己知识掌握不够、操作技能不准确的担心是影响目击者在现场实施心肺复苏等急救技能的两个最大障碍因素。此外，社会上“办好事却要背黑锅”的现象严重影响着部分公众实施急救技能的意愿。因此除了加强相关技能知识培训外，还应该对公众普及常见传染病的相关常识，增加人工呼吸面罩使用的培训内容，以消除公众的顾虑，同时也必须完善保护救治者的相关法律，鼓励公众对心跳骤停者实施心肺复苏，从而挽救更多的生命。

你所不了解的麻醉科

苏　工

提到手术，几乎所有人都对此充满恐惧，尤其是听到医生术前告知手术过程和一些现代外科的各种设备的应用，让很多人毛骨悚然，究其原因主要是对麻醉手术科的不了解，甚至存在很多误解。

麻醉学是现代外科发展的基石，自 1842 年 Morton 开展第一例现代意义上麻醉以来，外科手术才得到长足发展，经过一百多年的发展，麻醉科工作范围已从单一手术时解除疼痛、保障手术患者安全发展到围手术期生理机能调控、危重病监护治疗(ICU)、各种疼痛治疗以及各种舒适化医疗的实施，是与内、外、妇、儿并驾前行的二级临床学科。

现代麻醉方法主要有全身麻醉、椎管内麻醉和各种神经阻滞麻醉。不论是何种麻醉方法，麻醉医生都能保证患者生命安全，保证手术过程中患者充分镇静和没有疼痛感觉，都能为手术医生提供较为完善的肌肉松弛(医生只有在患者肌肉完全松弛情况下才能更好地做好手术的各项操作)，全身麻醉患者整个手术过程都处在深睡眠状态，对麻醉手术过程没有任何记忆(极少部分患者会做美梦)。椎管内麻醉和神经阻滞麻醉就是在特定部位注射麻醉药，身体相应部位就会对手术没有疼痛感觉，患者保持清醒状态，可以和医生进行交流，患者如果愿意，亦可在相应麻醉

作者简介：苏工，常州市第三人民医院麻醉科主任、主任医师，常州市医学会麻醉学分会委员。

操作完成后应用镇静催眠药，使其在手术过程中入睡，手术结束后再醒来，对手术过程没有不良记忆。

随着各种先进的麻醉机和监护仪的普及以及各类新型镇静、镇痛、肌松药的推出，麻醉医生对患者生命体征调节越来越娴熟，可根据病情及手术需要酌情调整血压、心率、体温等基本生理参数。随着新药和新设备不断使用，全身麻醉也越来越普及，据不完全统计，在三级医院现在全身麻醉量已占全部手术量的60%以上。超声在麻醉科的普及，麻醉医生可以像外科医生一样只对身体局部进行精准麻醉，这样对机体的影响极小。近年神经阻滞麻醉辅以浅全麻广受推崇，让患者在手术过程中入睡，对手术过程没有任何回忆已成为广大麻醉医生共识，也在临床工作中得到越来越广泛应用。

手术后疼痛是许多患者非常担心的问题，自上世纪末麻醉医生发明患者自控止痛装置(俗称泵)以来，这个问题已基本上得到解决。手术结束前，麻醉医生会给患者一定量的止痛药作为起始负荷，然后再用镇痛泵以恒定速度持续给与止痛药(剂量根据手术创伤大小、患者自身情况等调整)确保手术后疼痛得到极大减轻。镇痛泵最大优点是有患者自控键，当患者感到疼痛时可自行按压键来减轻疼痛，也可在翻身、下床、换药操作等之前，预先按压一次，以减轻由体位突然变动时带来疼痛。这样既能极大减轻疼痛，又可避免过量药应用，确保患者安全。近年无线技术应用于镇痛，麻醉医生可随时了解患者的疼痛及其他身体状况，可更好地为患者提供高效镇痛服务。

俗话说，外科医生是治病的，而麻醉医生是保命的，这是从另一个侧面对手术医生和麻醉医生分工的诠释。手术过程中，手术医生主要负责手术操作，患者的生命维护及各种情况的处理主要由麻醉医生完成。举个例子来说，如果把患者比作在大海中航行的一条出现故障(疾病)的船，手术医生就是那排除故障的工程师，而麻醉医生就是船长，既要为工程师排除故障提供最舒适、最便利条件，又要克服重重困难和各种挑战性，保证这条故障船安全平稳前行。

随着手术范围不断拓展和人口老龄化，对麻醉医生的要求也越来越高。据不完全统计，目前手术患者中，伴有其他疾病的占65%，这就意味着麻醉医生不但要应对手术创伤所带来的一系列问题，还要应对患者原有疾患在手术刺激下发生的各种变化，并给予相应处理，高血压、冠心病、糖尿病、哮喘、慢性阻塞性肺病、各种心律失常、脑梗死等等都已是麻醉医生日常面临的问题。有人说麻醉医生是手术室内的内科医生，其实麻醉医生需要在更短的时间内对病情做出诊断并结合患者在手术中的特点给予及时正确处理。手术过程中，麻醉医生一般会时刻监测患者多达十几项生命指标(必要时会多达几十项)，并根据这些指标，做出预判和处理，确保患者安全和手术顺利进行。从这一角度来看就不难理解为什么美国麻醉医生是所有医生中收入最高的。

总之，当您需要手术时，不必有太多顾虑，麻醉医生会在围手术期为您提供安全、优质、高效服务。进入手术室后，您完全可以放心入睡，当您醒来时陪伴您的是麻醉医生的笑脸。

人工肝——重症肝病患者康复的“拐杖”

陈定贵

老张在病床上躺了3个多月，今天终于可以出院了。看着他现在斗志昂扬的精神状态，你肯定想象不出他最初住院时的情形。

老张是在5年前体检时就发现了乙肝“大三阳”，当时肝功能正常，自己没有明显的不舒服，只是乙肝病毒携带者，所以他也就未在意。此后检查肝功能曾出现转氨酶升高，但口服些护肝药物，肝功能往往很快就转为正常。虽然医生反复叮嘱他定期复查，但他并未放在心上。

这次发病前，老张工作比较辛苦，过度劳累，又连续熬了几个晚上。最初出现了恶心、呕吐、吃不下油腻食物，小便变黄，并逐渐出现了眼球巩膜、全身皮肤发黄，化验肝功能总胆红素约200微摩尔/升（正常值小于17.1微摩尔/升），凝血功能指标差。在当地医院住院后，接受了促进肝功能再生、保肝、血浆置换、防止并发症等治疗，但黄疸指数仍然持续上升。刚转到我们医院时，总胆红素升到了500多微摩尔/升。经过详细检查后，确诊为慢性重型乙肝。考虑到老张的病情比较严重，管床医生就向他交代了治疗方案，并建议他接受人工肝治疗，但脾气倔强的他似乎过于乐观，并未听从医生的意见，坚持先输液、保肝治疗后看看疗效，拒绝人工肝治疗。可病情并没有像老张预料的那样好转，黄疸仍然持续不退，并且还有进一步加深趋势。

在经过反复动员后，老张也开始意识到了病情的严重性。家人积极筹备治疗费，主动要求人工肝治疗。在医护人员的精心照料下，老张接受了人工肝（分子吸附循环）治疗。治疗后，他明显感觉全身不适好转，黄疸也迅速下降。虽然治疗后不久，黄疸再次有所升高，但第二次接受人工肝（血浆置换）治疗后，老张的病情开始平稳，黄疸逐渐消退，慢慢趋于恢复。这时，家属也开始露出了久违的笑容。

就老张而言，虽然内科综合治疗对于他的康复发挥了重要的作用，但人工肝能够清除体内存储的有害物质，直至足够的肝细胞再生和肝功能的恢复。它好比是

作者简介：陈定贵，常州市第三人民医院消化内科副主任医师。

重症肝病康复的一根“拐杖”，为肝功能的好转创造了有利的环境，因此在支持肝脏恢复方面是功不可没的。

人工肝是具有肝脏功能的人工器官，它的问世为许多肝脏功能衰竭者带来了福音。早在20世纪50年代，许多专家就试图用人工肝来替代严重肝病病人衰竭的肝脏。此后经过几十年的研究，人工肝技术也日臻成熟，如今成为了重型肝炎救治的重要辅助支持治疗手段。一般来说，早、中期重型肝炎病人，在内科综合治疗基础上开展人工肝治疗，可为自身肝细胞功能再生及功能恢复创造条件，从而显著改善病人的远期预后，提高病人的存活率。同时，它也可以为肝移植创造时机。此外，人工肝的类型很多，不同类型间也有其优势和劣势。这需要在医生的指导下，病人能够积极配合诊疗方案，选择最佳类型的人工肝治疗。

坚持就是胜利

陈定贵

“医生，我的转氨酶怎么升得更高了?”病人小李似乎满脸的怨气。

小李是一位年轻的慢性乙肝女病人，两对半检查提示“乙肝大三阳”，转氨酶升高，乙肝病毒脱氧核糖核酸(HBV DNA)为6.3×10^{6}拷贝/毫升。根据慢性乙肝的抗病毒治疗标准，她目前的病情适宜抗病毒治疗。详细询问了她的病史，并检查了血常规、心电图、甲状腺功能等，综合考虑后，我们建议小李使用干扰素抗病毒治疗。在详细了解了干扰素的疗效、副作用、注意问题等事项后，小李开始心动起来，同意接受干扰素治疗。

正如最初向小李解释的那样，注射第一针干扰素后，她开始出现发热、寒战、头痛、全身乏力等明显不适。经使用解热镇痛药后，这些不适逐渐消退，第2天又变得精神抖擞。虽然接下来的几天，这些副作用如期而至，但一天比一天更轻微。

谁知，使用干扰素2周后，复查肝功能等指标，小李关心的转氨酶升高问题并未得到解决，转氨酶反而比使用干扰素之前还有所上升。当看到化验单时，疑惑与不解写在她的脸上。

实际上，在使用干扰素治疗过程中，除了出现发热、肌肉酸痛、白细胞和血小板减少之外，部分病人还会出现转氨酶升高的现象。病人常常担心，这会不会是病情在加重？其实，临床上这样情形并不少见。对于这种现象，医学界一般认为，转氨酶升高与干扰素治疗后受病毒感染的肝细胞被体内杀伤性免疫细胞溶解破坏有

作者简介：陈定贵，常州市第三人民医院消化内科副主任医师。

关，同时也表明病人细胞免疫功能增强，往往正是干扰素抗病毒显效的表现。有专家指出，在抗病毒治疗中有转氨酶波动的这部分病人具有更高的 e 抗原的血清转换率，即更易转成"小三阳"。因此，干扰素抗病毒治疗过程，如果出现转氨酶升高，特别是不伴有黄疸、恶心、呕吐、食欲明显减退等肝功能损害加重的表现，病人不要恐慌，不必对此过分担忧，更无须停药或加用降酶药物。正确的做法是在严密观察下继续治疗，必要时可在医生的指导下调整干扰素剂量或停药。此外，对治疗依从性好的病人往往也更能取得治疗效果，因此病人一定要遵从医生的建议，避免半途而废。

听完解释后，小李恍然大悟，也对抗病毒治疗更有信心了。在坚持规范治疗 2 个多月后，HBV DNA 明显下降，但仍然是"大三阳"。半年后，"大三阳"转成了"小三阳"，HBV DNA 转成阴性，肝功能也正常了。小李也露出了灿烂的笑容。

七夕到，扒一扒常用避孕药

张明珠

说到七夕，很多人会想起牛郎织女的传说，也正是因为这个传说，七夕也就成为中国传统的情人节。说到过情人节，妇产科的医生有话要说，姑娘们，秀恩爱的同时别忘了保护自己，意外怀孕并不是像某些广告说的那样"轻轻松松三分钟"就能搞定的，有时候人工流产会导致大出血、妇科炎症、终身不孕甚至还有生命危险。不少媒体报道，意外怀孕而行人工流产少女低龄化，最小的 14 岁，还有的一年内流产 4 次的，而每年情人节过后 1 月内是人流的高峰期，为此，临床药师和你谈谈常用避孕药的相关知识，女孩们爱护自己要认真看一看，男孩最好也要了解一下。

生育是人体最复杂最伟大的生理过程之一，要经过精子和卵子的形成、排放、受精、着床、胚胎发育等一系列环节，阻断其中任何一点都可以起到避孕或终止妊娠的目的。常用的避孕药包括短效避孕药、长效避孕药、紧急避孕药、探亲避孕药等。

短效口服避孕药是最常用的避孕药，包括复方醋酸环丙孕酮片（达英-35）、妈富隆、复方左炔诺孕酮片等，基本都是 21 片装，月经第 1 天开始每天 1 片，连用 21 天，然后停药 7 天，接着再服下一盒。如果服药期间漏服未超过 12 小时则不会影响避孕效果，立即补服即可。如果漏服超过 12 小时，就要立即补服，并根据漏服的周期和漏服前是否有性生活而采取其他的措施。

作者简介：张明珠，常州市肿瘤医院临床药师。

紧急避孕药又叫事后避孕药，是在性生活之后或避孕失败后而服用的避孕药，包括左炔诺孕酮制剂（毓婷、保仕婷、安婷等）和米非司酮。这类药物只能在紧急情况或避孕失败后选用，绝不可以作为常规避孕药，其中米非司酮可能会引起大出血、感染、不育等，应在正规医疗机构开具和使用。

避孕药的不良反应包括类早孕样反应、胃肠道反应，如头晕、恶心、乏力等，可选用维生素 B6 治疗。另外，还可能引起月经不调、出血、妊娠斑等，应根据情况采取停药、加用其他药物或入院治疗等。需要提醒情侣的是，由于避孕药种类多，服用方法各不相同，如果发生严重不良反应可能会影响终身等，在选用避孕药之前应当详细咨询医师或者药师，遇到紧急情况应及时到正规医疗机构就诊，切不可图便宜而去一些无证诊所或医院。

白内障治疗宜早不宜迟

朱 兵

常州激光医院在开展“光明社区行”白内障普查中，经常发现一些老年人对白内障危害和手术时间认识上有偏差，尤其是乡镇农村老年人突出。一是认为白内障是年龄增长自然老化生理现象；即大家平常所说的老年性白内障，只要看得见就没有必要冒风险做手术治疗。二是认为白内障成熟了才能手术，从而错过了白内障手术的最佳时机，也因白内障引起视力下降影响到生活和工作。

一、什么是白内障？

眼睛里的晶状体蛋白质变性而发生混浊，看上去眼球表面有些发白，称为白内障。此时光线被混浊晶状体阻扰无法投射在视网膜上，导致视物模糊，视力下降，严重时导致失明。白内障多见于 40 岁以上，且随年龄增长而发病率增多。发生白内障的原因很多，如老化、遗传、局部营养障碍、免疫与代谢异常、外伤、中毒、辐射等因素引起晶状体代谢紊乱，形成白内障。

二、得了白内障会有哪些现象？

1. 视物模糊。一般病人患白内障早期几乎无感觉，不红不痛，只觉得看东西不清，而且逐渐缓慢地加重，严重的只能看到光线，观察瞳孔，可见其为灰暗或白色，无光泽。

作者简介：朱兵，常州激光医院眼科医师。

2. 复视。复视即视物重影，是老年性白内障的症状之一。

3. 近视。白内障膨胀初期，因晶状体凸度加大，故而形成近视。老年人出现近视或者老花度数降低时，应考虑白内障的可能。

三、如何诊断得了白内障？

如果患者有视力下降，视物模糊、重影等出现时，就要到医院的眼科，进行专科检查，包括视力、验光、裂隙灯及眼底等检查，才能判断是否患有白内障及白内障的程度，并制定进一步的治疗措施。

四、药物和手术治疗白内障哪种方法好？

药物治疗老年性白内障一直是国内外研究的热点，也是众多患者的梦想，但虽然经过多年的研究，仍未发现能真正治愈白内障的药物。理论上来说，如果有一种药物能治愈白内障那么就有药使人长生不老，因为老年性白内障实际上是人老化的一种表现。目前对已形成的白内障药物无明确的治疗效果，对已明显影响视力的白内障最有效的办法是手术治疗。

五、白内障手术就是植入人工晶体吗？

白内障在手术中被摘除后，不是视力立刻就好了，一般都需要植入适当度数的人工晶体才能恢复较好的视力。如果白内障手术后，选择配戴眼镜也能提高视力，但因眼镜度数多在＋1 000 度左右，会造成视野小、不方便，因此绝大多数患者都是选择植入人工晶体。

六、白内障手术安全吗？

随着现代医学的进步和眼科手术设备及手术技术的发展，白内障手术已经比较安全有效，现在采用的都是白内障超声乳化联合人工晶体植入术，切口小（仅 3 毫米左右），无需缝线，仅在表面麻醉下即可很快完成手术，患者无痛苦，视力恢复快，如果不存在眼底病变，多数患者可以恢复理想的视力，这也是目前公认的安全、有效的手术方式。

七、白内障手术后会复发吗？

白内障手术后不会复发，但有少数患者在手术后可出现后囊膜混浊，即称为后发障，影响视力时可在门诊激光治疗即可，但随着白内障手术技术的进步，后发障的发生率已明显减少。

八、日常生活中如何预防白内障?

饮食起居要规律,营养要全面,注意劳逸结合,改掉生活中的不良习惯,如吸烟、酗酒等。这些嗜好可增加晶状体混浊的危险。年龄是白内障最重要的因素。可以说年纪大了,或多或少都有白内障,只是程度的差别而已。另外,紫外线的过量照射、高度近视、糖尿病也有关系,应避免紫外线对眼睛的强烈和长时间照射。糖尿病患者容易较早患白内障,应严格控制血糖。

九、白内障到了什么程度就需要手术?

一般来说,白内障发展到明显影响视力时就需要手术。多数专家建议当白内障致视力下降到低于0.3时可考虑手术,特殊人群如司机、画家等对视力要求较高者,视力低于0.5时,即可选择手术。

十、白内障到了成熟期手术效果是不是更好呢?

过去的观点认为白内障成熟了才能手术,那是当时的手术技术没有今天的发达,不等到成熟没有办法手术。如今,科技发展,只要白内障引起视力下降,影响生活质量即可考虑手术,不必等到成熟了才手术治疗,越早越好。白内障从出现视物模糊到成熟期有一个较漫长的过程,如果拖延不做除了视力得不到改善,长期生活在模糊世界中,严重影响生活质量外,还会因为白内障膨胀,继发急性青光眼发作,引起头痛、眼痛。而且过熟的白内障还会诱发眼内发炎、视网膜脱离等并发症,同时白内障成熟后手术的难度和手术风险也明显增加。

随着中国人生活水平的提高及医疗水平的发展,人均寿命逐渐提高,老年性白内障的发病率也逐渐增加,如果白内障影响了你的视力,就需要手术,而不要拖延到成熟甚至过熟了才手术治疗。老年朋友应该定期去眼科检查,以免耽误治疗时机。

幼儿胎记不用怕

陈 磊

三年前,皮肤门诊来了一位女患者,姑娘带着墨镜,围着丝巾遮住半边脸,在医师的询问下,她揭开"庐山真面目",露出半边脸的黑胎记。这让她从小到大非常自卑,每天不愿出门,害怕别人会指指点点。为治好胎记,她到处求医问药,一直没有

作者简介:陈磊,常州激光医院美容科医师。

根治，让她十分痛苦。经医师诊断，她患的是太田痣，可以通过激光治疗改善90%以上。姑娘听到这样的话，那一刻她脸上露出了从未有过的笑容。经过六个疗程近三年时间的激光治疗，姑娘的胎记完全治愈，恢复了她原有的美丽容貌。姑娘激动地告诉医生，是激光医院给了她新生。

宝宝出生本是一件欢喜的事儿，可当看到孩子身上的胎记时，一家人又发了愁。胎记是一种常见的皮肤病，过去由于技术问题，外科手术很难解决，常被称着是顽症。现在，由于激光技术的发展，治疗胎记手段越来越多，大部分胎记是可以治愈恢复原样，所以幼儿胎记不用怕，一定要趁早治疗。

一、教你识胎记

胎记有很多种，最常见的是黑胎记和红胎记。一般不影响患者的生理健康，但因其位置在头面的显著位置，容易给患者造成心理的巨大压力，其影响不容小觑。

“黑胎记”常见的有太田痣、咖啡斑、毛表皮痣、雀斑样痣、兽皮痣（黑毛痣）等，这里我们重点介绍太田痣。太田痣是一种波及眼睛、眼周及同侧额部、面颊部（即三叉神经分布区域）的皮肤青黑色色素斑，大多数在出生或出生后不久便有。太田痣的颜色有青黑色、褐色、咖啡色等，轻者只表现为眼周淡褐色的点状或片状色素斑，重的单侧面部或双侧面部都有褐色、青褐色或青黑色色素斑。

“红胎记”医学上称为鲜红斑痣、葡萄酒色斑、葡萄酒样痣或毛细血管扩张，是先天性毛细血管畸形，无明显性别差异，大多数发生于幼儿期。鲜红斑痣好发于头面颈部，其皮损处毛细血管扩张及张力改变，起初表现为红色或者粉红色不规则斑片，不高出皮肤，指压容易退色，一般不会自行消退，以后随着年龄增长可加深，变成鲜红色和紫色，并可增厚呈结节状。

二、胎记的起因

太田痣生长多分布在三叉神经第一、二支区域，多沿周围神经分布，提示黑素细胞可能来自周围神经组织，可能是由于一些黑素细胞向表皮移动时未能穿过真皮与表皮之交界，而长期停留在真皮或真皮以下所致。

鲜红斑痣发病的确切机理尚不清楚，一般认为是机体在胎儿发育时出错所导致的。其发病率在新生儿中为0.3%～0.5%，发病常为散在性，但也有家系的报道，为常染色体显性遗传。部分患者为后天发病，可能是外伤、口服避孕药及长期日晒引起。

三、胎记的治疗

过去太田痣的治疗非常困难，主要靠冷冻治疗、普通的激光治疗、外科手术（磨皮术或植皮)等。由于病损的部位很深(在表皮的下方),决定了上述治疗方法非常不理想,如留有疤痕及色差。随着激光技术的发展,太田痣的治疗不再困难。如目前Q开关激光,波长755纳米的波长可以通过相对选择性光热作用破坏黑色素细胞,通过多疗程治疗,可以完全治愈,效果很理想,不仅无瘢痕,而且无皮肤质地的改变,是目前太田痣治疗的理想选择。

鲜红斑痣首选激光治疗。其原理是利用血管中的血红蛋白可以选择性地吸收特定波长的激光所释放的能量,导致血管的损伤和完全破坏,而周围正常的皮肤组织却很少吸收,因此可以达到既消除了血管性的皮损而又不遗留瘢痕的理想效果。目前,治疗鲜红斑痣最好的选择是波长595纳米脉冲染料激光,根据个体的差异,需经过多次治疗。但并不是所有人都能够100%的完全治愈,部分患者治疗后能有效地使鲜红斑痣变浅,接近正常的皮肤。

四、胎记在幼儿期治疗效果好

太田痣、鲜红斑痣随着年龄增长会长大一些,或者颜色会变深一些,相对稳定,且最重要的是会影响孩子的心理发育,建议越早治疗越好,年龄越小越好。一般情况下,孩子出生三个月以后即可进行治疗,越小越容易治愈,治疗的次数也相对少一些。

走出近视眼防治的误区

王 蓓

当孩子患上近视时,家长都会担心,为他们今后选择专业是否受到限制而寝食不安。听说激光治疗近视效果好,术后双眼视力也能很快恢复,有的家长就忽视了孩子近视眼的早期防治,而是把“宝”全压在今后的手术上。

少年强,国则强。为了祖国的未来,帮助学生家长尽早走出近视眼病防治的误区,有几点需要告诫学生家长:

1. 少数学生家长认为“眼睛近视不要紧,等孩子长大再做激光手术”的想法是错误的。这是一个最大的误区,一定要加强科普知识宣传力度。因为,“激光手术”治疗近视眼这种立竿见影的治疗方法,其实并非真的就能“一刀了之”。青少年早期近视是可以通过科学方法得到治疗的,由于“等孩子长大一刀了之”这种错误的认识,未能得到及时治疗的低度近视,就会逐渐发展成高度近视,即使做激光手术

作者简介:王蓓,常州激光医院眼科主任、副主任医师,常州市医学会眼科学分会委员。

也将增加风险。

近视的发生存在多种原因，做激光手术只是调整了眼睛的聚焦，无法从根本上解决近视导致的眼轴延长、眼底的病理性变化等问题。所以，近视眼在发生病理性改变前就应重视防治，而不能拖着"等以后再说"，一味期待"一刀了之"的奇迹发生。

2. 学生家长要打消"近视戴眼镜会越戴越深，一戴就取不下来了"的疑虑。近视度数从低度升高度是一个渐进发展过程，早配眼镜可以矫正眼睛的离焦状态，清晰视觉，缓解疲劳，对减缓近视发展有利(特别是能改善周边离焦的镜片)。高度近视或儿童近视初次戴镜时，它们度数可以比实际需要的低些，这是可以的，过一段适应期后再增加到合理的度数。有少部分患病理性近视的人确实有近视度数不断加深的现象，这与遗传、营养、环境和用眼卫生等多种因素有关。

3. 学生家长不要担心孩子的"近视眼是治不好的"。根据有关资料显示，近视眼人群中仅有 3%是常染色体隐性遗传引起，而绝大部分为单纯性近视眼，初发年龄多在 12 岁左右，并且有低幼化发病的趋势，最重要的是发病原因与视觉环境密切相关。这种在学龄阶段发生的近视眼称为"学校性近视眼"，长时间持续近距离用眼是学校性近视的主因。所以发现孩子视力不良时，在及时纠正青少年不良的用眼习惯的同时，抓紧早期的康复至关重要。近视眼是可防可治的，一定要相信科学。

4. "激光手术不会烧伤眼睛"。准分子激光手术波长很短，只有 193 纳米，是一种冷激光，因此不会产生热损伤，不会烧伤眼睛，更不会穿透眼球。准分子激光手术前，医生需要对患者进行多项细致的检查，慎重给出严谨科学的处方，然后才进行手术。激光手术是在电脑三维自动跟踪下进行，手术中医生会要求患者盯住眼睛上方红色指示灯，即使发生轻度眼球转动，激光也会追踪进行发射。眼球转动幅度较大时，激光会停止发射，因此不会伤害到眼部周围组织。

5. 一定要走出"近视度数越高手术效果越好"的误区。准分子激光手术的适应人群很广泛，可以矫正 100～1 200 度的近视度数，但是这并不是说近视度数越高效果越好。因为很多患者存在着角膜薄的问题，如果度数太高而角膜又较薄，通常医生就会建议保留一些近视度数或改做眼内晶体植入术(ICL)，保证眼睛的安全。

6. "术后视力不可能都达到 1.5"。这不是医生和患者一厢情愿，谁说了算的问题，必须要经过严格的检查之后才能确定。根据我院上万例近视患者临床验证，绝大多数患者接受手术后视力都能在很短的时间内恢复到 1.0 或 1.0 以上的视力(1.2，1.5)。每个人眼睛条件不同，术后视力恢复程度也会有差异。其实，每位近视患者在术前检查后就已经知道会是什么样的结果。(周黄金整理)

“乱”牙交错怎么办？

刘正秋

朋友的女儿萍萍长得乖巧可人，十分招人喜欢。惟一不足之处就是长了一口“参差不齐”的牙齿，以至于萍萍遇到开心的事也是“笑不露齿”。去年升入初中后，开始注重外表的萍萍对自己排列不齐、凹凸不平的牙齿也越来越在意了。尤其是同班有好几个女孩子都戴上了牙箍，萍萍很是羡慕，要求父母带她去医院矫正一下“参差不齐”的牙齿。于是，朋友把孩子带到了我这儿。

其实，生活中类似萍萍这样“参差不齐”牙齿的孩子日益增多。造成这种牙齿错颌畸形的原因，有先天因素，如母体营养不良以及遗传因素等，更重要的是后天性因素。如小儿时患有佝偻病，缺钙，缺少足够的乳汁喂养，营养不够等导致牙胚缺失，后天恒牙缺失；或不良习惯如吮下唇、吮颊、吮手指头、吮橡皮奶头等，引起牙颌各方面的畸形；还有一些是某种疾病造成的错颌畸形。这种种因素，形成了孩子以后的恒牙紊乱、错位、拥挤、排列参差不齐等现象。

很多人以为，牙齿不整齐没什么大不了，其实牙齿畸形不仅影响美观，还会影响到一个人的心理健康，严重者不仅影响咀嚼功能，还会影响到牙齿的清洁和保养，甚至影响儿童脸型和头型的形成，从而妨碍其它器官的发育。严重者还会妨碍发音及外貌，影响到职业选择和社会交往，造成心理负担甚至产生心理问题。所以，对于牙齿畸形要引起足够的重视，做到早预防、早治疗，这不仅有利于儿童的正常发育，而且有利于防治龋齿、牙周病，有益于口腔健康。牙齿正畸就是将不整齐的牙齿排列整齐。我们的矫治目标是美观、健康、功能、稳定。

箍牙一般需要一到两年的时间，并且一天到晚都要戴着牙箍。需拔牙以调整牙列的病人，所用时间比不用拔牙的长，成年人用的时间也比青少年长。

箍牙没有严格的年龄限制，十几岁的青少年可以，三四十岁的成年人也可以，国外还有八十岁的老太太箍牙。现在，越来越多成年人出于社会、职业、美观需要而走进我们口腔诊所，起码有20%的咨询、治疗患者为成年人。有位律师找到我们说要做正畸手术，原因很简单，上庭时形象更佳；母亲陪女儿来正畸，见效果不错于是自己也想矫正牙齿……

从理论上讲，矫治错颌畸形的最佳年龄是在儿童的生长发育高峰期。男孩在

作者简介：刘正秋，常州太平洋口腔董事长、副主任医师，常州市医学会口腔医学分会副主任委员。

12～14 岁，女孩在 11～13 岁。但是每个儿童的生长发育又有个体差异，不能一概而论。正确的方法是通过一定的检测手段来估计生长发育的高峰期。如拍手腕 X 线片、连续测量身高、了解女性的月经初潮、留心儿童的鞋袜衣帽等。在这个时期进行矫治，疗程短，效果好。如果错过这个时期，如 15～17 岁，仍处于青少年期，生长发育仍然比较活跃，虽然难度略有增加，但矫治效果也比较好。如果到了 18 岁以后，进入成人期，生长发育基本完成，矫治效果就不如儿童期和青少年期。但是，对于严重的骨性错颌畸形，不能单纯用正畸的方法来完成矫治，必须等到 18 岁以后的成人期配合外科手术来进行治疗。

所以，如果决定箍牙，最好等乳牙换完就去咨询医生。

最后，我要提醒广大爱美的朋友：牙齿矫正的技术含量高、疗程长，正畸的费用也不低。因此，牙齿畸形矫正应选择专业的临床经验丰富的口腔正畸医师。只有专业的医生进行综合诊断分析，才能制定出最适合的矫正方案。矫正的结果应该是美观、协调、稳定的统一，而绝不是单纯将牙齿简单排齐。

扭伤后冷敷还是热敷呢?

王 忍

不知从何时起，全民运动的浪潮愈演愈烈，从广场舞大妈风靡全球到跑完 100 个马拉松的陈盆滨，从秀“事业线”转变为秀“马甲线”，人类对健康的追求从未止步，然而在日常生活或运动中由于姿势不正确同样也会触发“雷区”——扭伤。扭伤是闭合性软组织损伤之一，人们在运动或日常生活中，由于外力的作用，而使得关节超出正常的活动范围导致连接关节的韧带损伤、撕裂甚至断开。扭伤在一般人群中每年的发生率为千分之二，而在 15～19 岁的青少年间这一比率高达千分之七，在扭伤后如未进行及时处理可能会造成伤处长期的疼痛，约有三分之一的人在伤后一年内仍然感觉到疼痛，这同样也充分说明了运动前充分热身，采取正确的运动方式是多么重要。如果意外伤害已经发生，那我们该如何进行自我治疗将损伤降到最低呢？这时围观的人群都想给你出出主意，小李跳了出来：“赶紧用冰水敷一敷吧！”这时小严站了出来一脸鄙夷地说：“小李说的肯定不对，伤成这样一定要用热水袋捂一捂，我在电视剧里看他们都是这样的。”周围人七嘴八舌地吵了起来，留下了满头大汗的你，左右为难。

如果机智地听从了小李的措施，不仅可以让伤者减轻疼痛感，更能减少通往伤处

作者简介：王忍，常州市第七人民医院医务科科长，骨科副主任医师。

的血流，使得受伤部位内出血和肿胀的情况得以控制。在冷敷的同时，最好保持受伤部位的体位略高于心脏，同样起到减少血液流通缓解肿胀的作用。而如果不够机智的你采取了小严的建议，用了热敷的方法，如果伤处有血管破裂，一方面会加速伤处的血液循环，使伤处血液循环增加致使伤处肿痛加剧，另一方面会导致淤血吸收困难，延长恢复周期，加重患者疼痛。扭伤后正确的处理方式直接关系到伤后恢复的快慢和好坏，在上个世纪公认的急救方法是受伤后应先用冷敷，伤处肿胀减少后即可用热敷来促进伤口的愈合，并没有明确规范冷敷的时长，而在 2012 年 COA 护理组提出的最新理念则是：如果由外伤导致，应至少在 24 小时内给予冷敷，24 小时候后给予冷敷还是热敷取决于患者伤处是否仍然肿胀。该做法在体育界已被广泛应用，2014 年世界杯前夕，葡萄牙队球员 C 罗左膝受伤，队医给予冷敷 48 小时的紧急治疗。

现在知道了伤后应该先冷敷，那该如何进行自我治疗呢？首先，患者当天应每 3 到 4 小时进行 15 分钟冷敷。冷敷的方法有两种：第一种是在橡胶袋（可用橡胶手套代替）中灌入水，冰箱中冷冻后做成冰袋后，请勿与皮肤直接接触，应用毛巾或布料将伤处与冰袋隔开避免冻伤；第二种是用毛巾蘸冰水挤干后敷于伤处 4 到 5 分钟即可更换一次毛巾。其次，最好让受损肌肉休息一天，不要随意走动或活动以免造成二次伤害。最后，冷敷的同时还应保持拉伤的肌肉处于抬高的位置可以缩短症状持续时间。总的来说，当发生运动伤害时，最好要马上处理。处理的原则有五项，简称为 P. R. I. C. E.：保护（Protection）、休息（Rest）、冰敷（Icing）、压迫（Compression）、抬高（Elevation）。保护的目的是不要引发再次伤害；休息是为了减少疼痛、出血、肿胀并防止伤势恶化；压迫及抬高也都有上述的效果；冰敷还有止痛的功能。挫伤、瘀青、轻度肌肉拉伤、韧带扭伤，经由上面几种方式处理，以及适当的康复治疗，都能够在短时间内恢复健康。当然，如果伤处有明显的错位，患者在受伤时听见异响，之后无法走动，疼痛难忍则必须及时就医，由专科医师决定下一步是否要手术治疗。

当伤处的肿胀得到控制，并开始消退，此时加温热敷就有好处了，提高局部温度可以促进血液循环，对于促进损伤的愈合和康复有多方面的好处。温度可以减少疼痛，使肌肉松弛，并且可减少关节僵硬的程度；热敷可以使局部血管扩张，促进血肿吸收。加温热敷也有两种方法，一种是干法加温，就是把热水袋或装有热水的瓶子放在伤处；另一种是湿法加温，就是敷热毛巾或把伤处泡在温水里，温法透热效果好。用热水袋或瓶子时，跟用冰袋一样，也要用毛巾等物与皮肤隔开，一次不要超过 20～30 分钟，以防烫伤。但如果一个人正在发烧，或身上有什么地方发生了感染，不宜用热敷。

当然，防患于未然，远离“冷”与“热”这对欢喜冤家才是我们应该追求的目标，运动前做好热身运动，过程中尽量避免危险动作，充分享受运动带来的快乐的同时达到锻炼身体的目的才是运动的意义所在。

胃切除术后怎么吃

张 丰

胃癌是我国常见的恶性肿瘤之一,大多数患者一旦确诊,都需要接受胃切除手术。临床工作中,我们经常会碰到患者或家属发出这样的疑问:胃切除术后该怎么吃?的确,合理的饮食调理可增强患者的全身营养情况,提高免疫力,减少术后并发症,改善生活质量,而不合理的饮食轻则影响患者术后恢复,重则造成严重并发症。今天,我们就来谈一谈胃切除术后的饮食问题。

首先,让我们来看一下正常人的胃具有什么样的作用。简单来说,胃具有以下三大功能:①贮存食物功能。②初步消化功能:胃的细胞能分泌胃酸和胃蛋白酶,在二者的共同作用下使食物中的蛋白质初步分解消化,而且还能杀灭食物中的细菌等微生物。③研磨、运送及排空功能:食物一旦进入胃内便可刺激胃蠕动,胃的蠕动还可将食物混合并磨碎,变成食糜,易于肠道消化吸收。手术后的患者由于切除了大部分胃或者全胃,胃的上述功能都将不同程度的减弱,诸如胃腔小了,食物机械性搅拌的机会少了,消化液的产生少了,部分消化液出现非正常反流等,食物常常会过快进入小肠内,如果此时过快地恢复正常饮食,可出现一系列因食物无法消化导致的并发症,甚至需要再次住院治疗,而如果过度限制饮食则可能导致营养吸收不足,影响身体恢复。一般情况下,经过3～6个月的饮食调整,多数患者的身体会逐渐适应手术后的变化并慢慢恢复到手术前的饮食水平和习惯,犹如一台经过大修的机器,在度过了磨合期后,又可正常运转了。

下面我们来具体说一说胃切除后的饮食习惯该如何调整。总的来说,手术后早期必须严格遵循少食多餐、清淡、质软、高蛋白、低脂、低糖、忌冷、忌辛辣、忌酸的原则。应注意做到以下几点:①细嚼慢咽,促进消化。胃切除术后,胃的研磨功能

作者简介:张丰,常州市第一人民医院胃肠外科副主任医师。

缺乏，所以牙齿的咀嚼功能应扮演更重要的角色。当患者进食较粗糙不易消化的食物时，更应细嚼慢咽。②尽量选用排空较慢的粘稠性、易消化食物。少量多餐并根据吸收情况逐渐增加饮食中的质和量。手术后少食多餐可以保证胃肠道易于排空，得以充分休息。当然多餐是有限度的，通常以每日4～6餐为宜，每餐以手术前的1/3～1/4量为度，晚餐应该更少些，以保证残胃有充分的排空休息时间。③选择低脂、清淡、质软的饮食。低脂饮食可防止手术后常见的脂肪性腹泻，低糖饮食可减少糖类发酵导致的胃肠胀气，弥补消化液分泌减少及非生理性反流所造成的消化力下降状态。④宜供给高蛋白、高热能、低碳水化合物，少渣、易消化食物。胃大部分切除后，很多患者短期内会有营养不良的后遗症，因此必须加强蛋白质的摄入，注意补充各种维生素及铁、钾、钠、氯等。此外，进食后平卧30分钟左右，对防止倾倒综合征的发生也有较好的作用。⑤如果要进食汤类或饮料，应注意干稀分开，并尽量在餐前或餐后30分钟进食汤类，以防止食物过快排出影响消化吸收；进食时患者可采取平卧位，或进餐后侧卧位休息以延长食物的排空时间，使其完全消化吸收。⑥在烹调方法上要尽可能采用煮、烩、蒸、炖等烹调方式，而不要采用凉拌、油炸、生煎等方法，以利于食物的消化吸收。在胃切除术后的恢复期，要注意慢慢地增加饮食量，逐渐减少进餐次数，大多数患者经过3～6个月的调整，最终可以恢复到正常人的饮食。

最后，我们来谈谈胃切除后该吃什么。①营养补充要充足。胃手术后随粪便排出体外的碳水化合物、脂肪和蛋白质会有所增多，这是由于丧失幽门和迷走神经介导的容纳性松弛和调节使胃排空加速；胰腺和胆道迷走神经功能丧失引起胰液分泌减少和胆道的运动改变，从而使食糜不能充分与胰液、胆汁混合。这些原因可导致营养物质的吸收障碍。因此，胃癌术后应补充高热量、高蛋白饮食，宜选择易消化、必需氨基酸种类齐全的食物（如鸡蛋、鱼、虾、瘦肉、豆制品等）。②铁剂补充别忽视。胃切除术后机体会由于铁吸收下降导致贫血。因此，术后每日膳食中要注意适量增加铁含量高的食物，如菠菜、茄子、黑豆、金针菇、黑木耳、发菜、桑葚、葡萄、桃子、红枣，还有肝脏类、红肉类、海鲜类等。③钙剂补充须留心。胃切除术后有15％的患者会出现骨软化病，其中的病因不明，可能与胃切除术后骨质脱钙增加及进食钙的不足有关。因此，胃癌术后的患者应注意膳食中补钙。含钙较高的食品有各种豆制品、乳制品以及燕麦片、卷心菜、白菜、胡萝卜、芹菜、南瓜、萝卜、菠菜、葫芦、韭菜、蒲公英、冬瓜等，某些坚果和种子类食品含钙量也很高，如干杏仁、核桃、榛子、葵花子等，水果类如橙等。一些蔬菜如菠菜、苋菜等所含的草酸会影响钙的吸收，对含草酸高的蔬菜可先在沸水中焯一下，使部分草酸先溶于水后再食用。④注意两种维生素的补充。胃切除术后的患者常常合并维生素B12和维生素D吸收障碍，前者缺乏可导致巨幼细胞性贫血的发生，后者缺乏可影响钙的吸收，所以胃切除术后的患者应注意日常膳食中补充各种维生素。维生素 B12 的主要食物来源为肉类、动物内脏、鱼、禽、贝壳类及蛋类，维生素 D 主要存在于酵母和蘑菇，动物肝脏、蛋黄、奶油、干酪等动物性食物以及含脂肪多的鱼和鱼卵，必要时也可在医师指导下口服维生素 D 制剂。⑤“发物”能吃吗？不少患者担心发物会对身体产生不利影响，事实上，发物只是一个民间的说法，并没有得到现代科学的认同，在权威的医学教科书和专业期刊杂志上，均找不到其确切的定义。从现代营养学的角度看，被很多患者拒绝的发物，多富含高蛋白和维生素，是极佳的食物。发物不仅能保证机体所需的营养物质，而且能增加其免疫力和抗病能力。因此我们认为，患者完全没有必要“谈发色变”，应该结合自己身体情况，由少到多，尝试逐渐增加各种营养的摄入。

综上所述，从生理学和外科临床实践的角度来说，胃切除手术后的残胃或代胃器官经一段时间后，会渐渐出现代偿性增大，从而使患者最终恢复正常饮食成为可能。当然，恢复过程因人而异，因为这个阶段的健康恢复程度个体差异很大，具体怎样吃、吃多少，应以个人的感觉、生活习惯、生活条件、工作性质等而差别对待。一般而言，能否增加进食量，何时能过渡至手术前的正常饮食习惯，其掌握标准是，进食后无不适感、吸收良好、体重较手术初期有所回升、精神与体力可应付日常工作和生活。

糖尿病饮食误区漫谈

杨玉娇

一、无糖食品可以随意吃吗？

王奶奶最近被诊断得了糖尿病，医生建议服用药物控制血糖，同时还得“管住嘴迈开腿”。王奶奶于是严格控制饮食，少吃多餐，平时都只敢吃无糖食品了，可是血糖还是忽高忽低。这是怎么回事呢？

原来原因就在这无糖食品上。无糖食品一般是指不含蔗糖（甘蔗糖和甜菜糖）和淀粉糖（葡萄糖、麦芽糖、果糖）的食品。糖尿病患者饮食中必须严格控制糖的摄入，因为极易吸收的糖会引起血糖的迅速升高，加重病情。因此，越来越多的糖尿病患者选择无糖食品。

那无糖食品，是不是就是不含糖的食品，就是不甜的食品呢？答案是否定的。

作者简介：杨玉娇，常州市第一人民医院干部三科医师。

其实，无糖食品虽然不含蔗糖、淀粉糖等，但是会含有其他的甜味剂，如糖醇（包括木糖醇、山梨醇、麦芽糖醇、甘露醇）和低聚糖。而且根据中国国家标准《预包装特殊膳食用食品标签通则》规定，“无糖”的要求是指固体或液体食品中每 100 克或 100 毫升的含糖量不高于 0.5%（即 0.5 克）。所以无糖食品仍有甜味，而且无糖食品的“无”不是绝对没有的意思。

无糖食品是不是不会升高血糖，可以随意吃？答案也是否定的。无糖食品中替代蔗糖的糖醇、低聚糖热量低，不受胰岛素制约，不会引起血糖值升高。但是血糖的来源并不只是蔗糖。无糖食品中其他的碳水化合物成分，如淀粉经过人体的新陈代谢后同样也会变成葡萄糖，具有升血糖作用。所以，无糖的食品也得控制量，并计入每日总热量，不能放纵自己食用。

二、西瓜太甜，糖尿病病人不能吃？

炎热的夏季来了，王奶奶又有了新困惑。夏季吃西瓜最解暑了，可是西瓜很甜，含糖量高，是不是不能吃啊？

先说含糖量。其实西瓜由于水分多，并不属于高含糖量的食物。百度一下“常见水果含糖量一览表”，就能发现西瓜含糖量 4%～7%（克/100 克），而平时吃起来酸酸的猕猴桃，含糖量 8%。所以并不是越甜的水果含糖量越高，更不能想当然地通过甜与不甜判断食物的含糖量。

除了含糖量，血糖升高指数（GI）是另一个需要关注的指标。GI 是指某种食物与葡萄糖相比升高血糖的速度和能力。葡萄糖的 GI 为 100，西瓜 72，猕猴桃 52。一般来说，指数很高（大于 70）的食物不太适合糖尿病患者，而指数低（小于 55）的就是适合糖尿病的健康食品。

糖尿病饮食应该是在总能量控制的基础上尽量减少血糖波动。所以，在控制总能量前提下，糖尿病患者不光能吃西瓜，几乎所有的水果都能吃。但是水果热量也要计入每日总热量，并且一定要把握好水果的量和进食时间。尽量选择低 GI 的水果，但是也不能放任自己过量食用。对于高 GI 值的水果，一定要吃的少，吃的慢，对血糖影响小，并且尽量选择在两餐之间进食。

为什么身体不舒服又查不出病?

曹建新

问:前不久参加了你组织举办的“常州市首届心身疾病论坛——胃肠与心脏篇”,听了几位教授的报告,很受启发。以前我们只知道有胃病,心脏病,肝脏病,肺病,肾病,脑病等身体各个器官或零件的疾病,心身疾病还是头一次听说,它到底是什么样的一种病?

答:这是一个大问题。对于医生来讲,心身疾病是一个很大的医学问题,对于广大百姓来讲又是一个很新的健康理念问题。同时又是目前还没有引起重视的问题。

广义的讲,我想从四个层面来解释这个问题。

第一,心身疾病强调人的病痛或健康应包括身体和心理两方面,也就是注重从整体来看人的健康与疾病,而不是头痛医头,胃痛医胃;

第二,长期的社会心理压力会引发很多身体不适,去医院检查有的查出了一些问题,有很大一部分却查不到原因或查到一些异常,但却不足以解释身体上的不舒服,也就是说检查结果与我们身体上的不舒服是没有多大关系的。这就是心身疾病要解决的问题,心理压力在前,身体不舒服在后,所以叫“心—身”疾病;

第三,人一旦发现患了一些明确的身体疾病,比如肿瘤,脑中风,慢性肝病等,就会出现紧张不安、担心、焦虑,严重的还会出现轻生自杀。身体的病痛导致了心理的痛苦,有的没有病死却已经吓了半死。这是身体疾病在前,心理问题在后,严格地讲叫“身—心”疾病;

第四,心身疾病又包括了不良生活行为导致的疾病,又叫现代病,比如高血压,高血脂,糖尿病(高血糖),痛风(高尿酸),脂肪性肝病,慢性疲劳,失眠等,都与我们不当的饮食、娱乐行为和不当思维或工作方法有关。

问:我发现有些人年纪并不大,却常年吃着“某某保心丸”“某某救心丸”。也有人长期吃各种胃药,好像也没有太明显的效果。反复到医院做心脏病方面的相关检查,没有发现什么心脏问题,反复做胃镜等检查,胃镜报告除了一次次的“慢性胃炎”也没有其他问题,他们是不是与你讲的心身疾病有关?

答:不是百分之百,但可以讲其中很大部分至少要考虑到这个因素作用。比如

作者简介:曹建新,常州市第一人民医院特需病房主任、主任医师,常州市医学会心身行为医学分会主任委员。

说长期的慢性胃区(上腹部)不舒服,如上腹部隐痛,嗳气,饱胀,反酸等等或者大便不成型,慢性腹泻,我们一般会以为只是胃或肠这些单一器官或零件出了问题。有些人会反复去医院看病要求胃镜、肠镜等检查,每次除了慢性胃炎等也没有其他发现。长年交替服用各种西药或中药,效果往往不明显。

我们往往忽视了一个问题,那就是这类患者除了上腹部症状外,通常还有以下特点中的一部分:

1. 通常还伴有很多其他部位的不适,比如疲劳感明显、睡眠质量差。

2. 饮食上过分小心翼翼,这也不敢吃那也不敢吃。

3. 对自己胃肠道过分关注,比如对大便的时间、形状和次数要求严格。一旦哪一天大便不是所谓"香蕉型"的或多了一次大便就紧张不安。

4. 有社会心理方面的压力,这些心理压力可以来源于工作,家庭,人际关系,生活事件以及对严重疾病的担心与恐惧。

5. 从心理上来讲往往是一些优秀心理特征的副产品,比如做事认真甚至顶真,小心谨慎,追求完美,对自己和他人要求严格等等。可以想象,这么多问题交织在一起,光靠针对胃或肠的一些药物是解决不了问题的,必须从整体上来认识和治疗这类的胃肠疾病。

问:这样看起来,心身医学似乎更注重从一个人的整体来看人的健康和疾病,是这样吗?

答:对,心身医学体现的是生物-社会-心理-医学模式,把每个人当作一个完整的系统,所以也可以叫整体医学。它既考虑生物学因素,也考虑到社会和心理因素在疾病的产生、诊断和治疗中的作用。而现代西医从单一的生物医学模式来看人类的健康和疾病,把人简单地看成是一架生物学机器或者说是各个人体器官的简单相加。所以说,心身医学既注重病,也注重有病的人。而生物医学模式注重的是人体的器官,强调技术的作用,对生病的人有时重视不够。一旦出现身体上的不舒服,查遍身体的各个"零件"又没有什么大问题,现代的单一的生物医学模式就显得无能为力了。

很多人去医院看病就遇到了困惑。什么困惑呢?就是反复跑医院,看了很多医生,做了很多检查,吃了很多药,结果是病越看越多,原来的那些不舒服也不见好,医生的解释也各不相同,自己对去医院看病变得越来越没信心,心里越来越紧张,越来越苦恼,生活质量当然也就越来越差。

问:那么有没有什么简单的方法可以提醒我们要注意到心-身疾病的可能?

答:心身疾病的诊断是很严格的,最基本的前提是经过正规医院的系统检查没有发现特殊疾病或者即使查到一些异常现象,却不是身体上不舒服的真正原因,或者说检查的结果不足以解释身上的那些病痛。对患者来说,有以下现象时要考虑到心身疾病的可能。①当你有两处以上的不舒服;②看不同的医生时,医生对病情的诊断或解释不一样;③有失眠，包括难以入睡,中途醒,早醒以及对睡眠时间的过渡重视。④慢性长期的疲劳感。具体地讲,当我们长期胃肠道的不适,或胸闷,心慌,甚至是有找不到原因可以解释的心脏早搏,再加上有失眠和长期不明原因的疲劳,就要注意到心-身疾病的可能并找相关的医生咨询,接受合理的治疗,这样就可以避免戴上诸如“老胃病”“慢性肠炎”“冠心病”或“病毒性心肌炎”等器官疾病的帽子,提高我们的生活质量。

问:你是说睡眠问题也会引起身体上的症状,比如胃不舒服,比如胸闷,心慌甚至早搏,查不出原因又长期服胃药或心脏病的药物,却又不能解决问题?

答:是这样的。而且这些现象在我们看病的过程相当常见。问题是人们往往不会把身体上的不舒服,诸如多年的所谓“老胃病”或所谓“心脏病”与睡眠挂上钩。即使挂上钩,常常是“倒挂钩”的。简单地讲就是把因果关系倒过来了。长期睡眠不好可引起胃肠道不舒服,很大一部分人会认为胃肠道不舒服是睡眠不好的原因。我看消化门诊时经常会问起患者的睡眠问题,得到的回答常常有三种。

“我是来看胃病的,睡眠跟胃有什么关系!?我自己可以想办法的,我只要你看胃病”这是第一种回答,也是最常见的一种回答。

“我睡眠是不好,躺在床上胃肠道就不舒服,肚子里老叫我就睡不着了,你把我胃肠道看好了,肚子里不叫了,我就能睡好的。”这是第二种回答,也相当常见。这就是前面讲的“倒挂钩”。钩是挂上了,但是因果关系颠倒了。

“哎呀,我看了多少年胃病,还没有人问过我睡眠问题。我睡眠一直不好。”这是第三种回答。也是我最希望听到的回答。为什么这么说呢?因为做这样回答的人,是最容易治疗的。

问:心身疾病是不是就是“思想病”或者说“心理毛病”?

答:很多人,包括一部分医务人员,确实就是这样认为的,甚至还有人认为是装病。但是这是一个误区。

应该讲心身疾病与人们思考问题的方式或心理因素的确有关,但决不是简单的“思想病”或者说“心理毛病”。

心身疾病有很多身体上的症状和痛苦,这是客观存在的,不是“无病呻吟”。很多心身疾病的起病和症状与我们对某些疾病的担心、害怕或恐惧有关。比如说,家里有人生过食道癌,很可能平时更加关心自己的食道是不是哪天也会出问题,时间一长或到医院查一下,没问题,很多人就不再担心了,这是正常的反应是可以理解的,谁不怕生食道癌呢?但有一部分人会一直有担心,时间久了就会老感觉咽喉部有东西,吐之不出,咽之不下,痛苦不堪。

再比如,有的人生过肝炎或乙肝病毒阳性,也就是通常所说的“小三阳、大三阳”。他们始终会担心肝硬化、肝癌的来临，长期高度注意肝区，一有什么风吹草动就紧张不安，时间长了，就会老是感觉肝区不适或刺痛，有些人还常年吃所谓“保肝药”。如果把这些病症简单地当作思想病，用“不要多想，不要胡思乱想”等简单言语劝说他们，是非专业的，因此也是无济于事的，甚至可以讲是很粗暴的。同时也不是简单地靠心理咨询师能解决问题的那类“心理毛病”。

问：能告诉大家有些什么方法可以预防心身疾病吗？

答：首先要树立全新的健康理念。不是说去医院全面体检一下，没有查出病就是健康。这只对了一半。世界卫生组织给健康的定义是“身体上没有疾病和病痛，精神和社会上完满的状态”。心理和身体都健康才是真正的健康。通俗地说就是心身健康。

第二，要注意经常调整自己的思维方式、工作方式和生活方式，学会管理好来自学习的、工作的、家庭的、情感和人际关系的种种压力，科学地自我减压。

第三，不要依据自己从书本、杂志或网络上看到的所谓医学常识对号入座，给自己看病。有疑问要去问医生，不要把人体的一些属于正常的生理现象当病看。

第四，要保持有好的睡眠，如果睡眠不好，看病时要告诉医生。长期睡眠不好要及时治疗。

第五，要适当体育锻炼，特别是人到中年以后。

睡眠都去哪儿了？

曹 音

如果问：“人类为了延续生命，需要做一些什么？”有人会说：“要吃饭、喝水。”还有人说：“需要繁衍后代。”的确，饮食和性必不可少，但除此之外，每个人还要去做另外一个事情——睡眠。

一、昼夜颠倒，如何睡得好？

经过四年艰苦的学习，小倩以优异的成绩取得了护理学位，进入当地一家大型医院工作。在岗位上，初生牛犊不怕虎的小倩非常努力，主动向领导申请上夜班，还经常替别人顶夜班。

起初，她觉得夜班相对自由，白天可以利用空闲时间玩玩或充电提高自己。虽然很多人说上夜班伤身体，但她觉得自己白天睡眠很好，生活也惬意。

作者简介：曹音，常州市第二人民医院心理科副主任兼神经内科副主任、副主任医师，常州市医学会心身行为医学分会副主任委员、精神医学分会副主任委员。

两年过去了，小倩逐渐发现自己的睡眠变差了，夜班回到家虽然很累，但就是睡不着。不但夜班后失眠，就连白天上班，晚上回家也难以入睡。

小倩无奈地说："即使睡着了，也会频繁做梦，醒来后头昏脑涨，容易发脾气，记性变差了，身体好像不如过去那么好了，经常感冒，而且很长时间不见好。"更让她不安的是，她的体重不知不觉居然增加了12斤，原本平坦的小腹居然出现了赘肉。

小倩无疑被"倒班综合征"缠住了。研究发现，如果长期违背生物钟，在夜间工作，白天睡眠的话，睡眠时间通常会缩短，睡眠的深度会变浅，难以达到恢复体力的效果。此时，如果再不加以改善工作和睡眠环境，不积极调整睡眠规律，"倒班综合征"很快就会出现。

究其原因，在生物钟的调配下，很多激素和免疫因子会在夜间睡眠时释放，白天睡眠则达不到相应的效果。比如，夜间睡眠时人体会释放一种"瘦素"，它会抑制我们的食欲，而小倩正是由于"瘦素"分泌不足引起了肥胖。

小倩说："我现在知道了睡眠不好的原因，那如何改善比较好呢?"我答道："如果你仅仅睡眠不好，而没有太多情绪波动的话，可以使用一些作用时间短的安眠药物帮助睡眠；其次，夜班工作时，尽量让灯光亮一些，使环境明亮，而白天睡觉时，尽量保证房间安静，卧室黑暗；最后，下班回到家，可以先洗个热水澡，吃些容易消化的食品，不要倒头就睡。"

二、担子重了，睡眠丢了

43岁的赵先生是正值壮年的干部。他说："最近我出现了严重的失眠，试了很多方法都不管用，时间一长白天也觉得乏力，没有精神。"我问："什么时间开始的?"他说："有几个月了。你知道吗，10多年来我一直勤勤恳恳工作，梦想有朝一日升职处长。终于，我等到了这个机会。谁知，领导刚任命不久，我就失眠了，而且越来越重。现在任务重了，担子重了，盼了这么多年，万一让领导觉得我不能胜任，把我撤职了怎么办？我这辈子全完了。"

据了解，赵先生从小入睡慢，躺在床上要一小时左右才能睡着，但这种状况并没有对他产生什么影响。近几个月来，也就是升职以后，晚上11点上床，要熬到深夜1至2点才能睡着。这对他造成很大的困扰。在床上，他脑子里不停地想事情，想得最多的是工作完不成怎么办？会不会被撤职？赵先生的情况已属于医学上的失眠了。

失眠的定义对老百姓来说，简单地理解就是：在具备睡眠的条件下，你对自己睡眠不满意。失眠分为五类：一是入睡困难；二是睡眠保持得不好；三是早醒；四是自己感觉没睡好，尽管别人观察他睡得好，医学检查也证实他睡得好，这种情况医学上称之为无眠感；五是几种情况的混合。

我和赵先生一起分析了失眠产生的原因。他担心自己不能胜任工作，前途尽毁，入睡前习惯思考工作与自己前途的关系。当他发现时间已经过去许久，自己仍没有睡着就会着急，越着急越睡不好，越睡不好就越感到会影响明天的工作。这种暗示让他情绪更糟糕。不容置疑，是工作压力造成赵先生失眠，但更确切地说，对压力不合理的解释是治病的真正关键点。

我请赵先生和领导谈谈心，看看领导如何评估他目前的工作能力。一周后，赵先生告诉我说："他们认为我工作努力，完成得不错，还相信我会越干越好。真没想到啊。"我接道："是啊，真没想到领导们对你还是满意的，看来你的担忧是未雨绸缪，或者甚至有点杞人忧天了，是吗?"赵先生点点头，接着说："需要点危机感，将来不至于出现突发情况。"我笑而不语，也深知他对别人评价特别地在乎，因而对自身的不安全感需要较长时间调整。好在经过和领导的交流后，他心里的压抑轻一点了。

我琢磨着如何让赵先生在特殊的情景下先学会放松。正巧，赵先生告诉我，有一次他去大草原玩，在那里感到身心特别轻松。我请他详细描绘美丽的大草原。赵先生沉浸在回忆中，说着说着，不知不觉脸上露出了微笑……我请他以后晚间就想象自己躺在大草原上入睡。他说："那不是空想么，做梦啊。"我肯定地点头道："对啊，难道你要睡觉了，还有必要分现实和梦境吗?"他答应尝试一下。两周后，赵先生告诉我，一共做了五次，三次管用，两次没用，没想到空想也有管用的时候。我笑了："又多了一次没想到吧，所以尝试新方法很重要。坚持!"赵先生也笑了，表示要多练。

睡眠有时如调皮的小孩，你越关注他，他就和你捉迷藏，你睡不好；你不理不睬，顺其自然，他就乖乖在那里，你一夜好眠。

"咳"不容缓

陈韫炜

咳嗽是呼吸系统疾病最常见的病症之一。通过咳嗽可将呼吸道内的异物或分泌物排出体外。中医认为咳嗽病症的病位在肺，由于肺失宣降，肺气上逆，肺气宣降功能失常所致。咳嗽的中医治疗需要辨寒热、察虚实，通过辨证施治的思想来进行诊疗。

1. 辨别寒热治咳嗽

中医在临床上，一般将咳嗽分为"热咳"和"寒咳"，但西医却不太讲究这些。有些病者常常认为咳嗽是小毛病，凭着主观经验自己买止咳药吃，结果往往因没有对症下药而产生适得其反的效果。

作者简介：陈韫炜，常州市中医医院呼吸科主任、副主任中医师。

传统中医认为:因风热引起的咳嗽为“热咳”,主要症状为痰厚且黄,鼻涕也带黄,这时就要用寒凉性质的药物来把人体内的热降下来;而因风寒引起的就叫“寒咳”,患者的痰多为白色且稀薄,流出鼻涕也是清水样,这样的病人就必须用温性药来祛除体内的寒气。

热咳适宜的中成药——川贝枇杷膏、蛇胆枇杷膏、双黄连口服液、银黄口服液……

寒咳适宜的中成药——参贝北瓜膏、辛芩冲剂……

相对来说,药品市场上热咳症的药比寒咳症的药多一些。“急支糖浆”属于中性药,热咳与寒咳都能服用。

如果得了咳嗽没有先分清咳嗽是属于热咳还是寒咳就胡乱服药,可能会使病症雪上加霜。

所以,一定要注意哟!

2. 穴位按摩缓咳嗽

这里给大家介绍一些穴位,可通过穴位按摩缓解咳嗽症状。

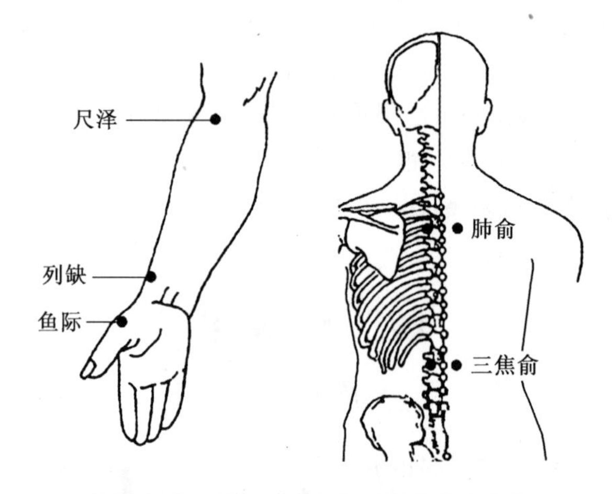

按摩止咳　谨记3大专治咳嗽的养生穴位

尺泽穴:此养生穴位位于肘横纹中,肱二头肌腱桡侧凹陷处。取穴时掌心向上,手臂上抬,手臂内侧中央处有粗腱,腱的外侧处即为尺泽穴。

列缺穴:此养生穴位位于前臂桡侧缘,桡骨茎突上方,腕横纹上 1.5 寸处。取穴时两手掌心向下,虎口交叉;左手在上时,左手食指指尖处,为右手列缺穴;右手在上时,右手食指指尖处,为左手列缺穴。

肺俞穴:此养生穴位位于背部第 3 胸椎棘突下,旁开 1.5 寸。取穴时低头,颈后突出的椎骨是第七颈椎棘突,其下第三突起处为第三胸椎,肺俞穴(双侧)在第三椎骨旁边开一指处。

以上 3 大养生穴位，是按摩止咳时常用到的。咳嗽时，不妨试试。

3. 日常调护防咳嗽

· 平时应锻炼身体，增强体质，有利于提高抗病能力。

· 需戒烟，并改善生活环境的品质，若空气质量不佳，最好戴上口罩，或尽量少出门。

· 平时也应注意气候变化，预防感冒。

· 在饮食上宜清淡，忌食油腻、辛辣、燥热（如辣椒、胡椒、酒、羊肉）、刺激性食物，寒凉性食物要避免过量。

· 太甜的东西不适合吃（因为太甜易生痰）。

· 若有感染症状时，应禁食姜母鸭、羊肉炉、当归、人参、党参、黄芪……等补品，只有在身体虚弱时，才可以服用补品。

· 若有黄痰、咽喉肿痛，属于热证时，应禁食补品，也不宜食用辛辣、油炸、咖啡、浓茶、荔枝、龙眼、榴梿等热性食物，而白萝卜、瓜类、杨桃、梨子、枇杷等凉性食物可吃。

· 若有痰稀白色、咽喉痒，属寒证时，凉性食物及冰品不宜食用，可食较平和的水果（如柳丁、苹果），亦可以用老姜和黑糖或用生葱和淡豆豉一同煮水来喝，并到被窝里微微发点汗，有助病情缓解。

· 若咽喉干燥，痰不易咳出时，应多喝温开水，喝水时宜先含在口中，在慢慢吞下，如此润喉化痰的效果较好，而且不会造成腹胀、频尿等副作用。

· 若鼻子较敏感者，除避免刺激性食物外，宜注意鼻子的保暖，并加强鼻子穴道的按摩。

· 若心功能不好引起的咳嗽，应遵从医师的指示按时服药，宜多休息，并避免过度运动，天气变化大时，应避免出门，以防止病情恶化。不要忽略咳嗽的症状，若有不明咳嗽发生时，应即时就医，详细检查，找出病因，切勿胡乱吃药，以免发生意外。

夏季养生话“养阳”

张元兴

内经曰：“阳气者，若天与日，失其所，则折寿而不彰”，强调了阳气在人的生命

作者简介：张元兴，常州市中医医院脑病科主任、主任中医师，常州市医学会神经病学分会副主任委员。

活动中的作用与大自然的太阳一样重要。在历代医家中也不乏注重阳气的大家，如汉代的医圣张仲景，就在其《伤寒论》中反复强调顾护阳气的重要性，其所创的"四逆汤""真武汤""附子汤""肾气丸"等均体现了温补阳气的重要性。明代医家张介宾也在其著作中指出"天之大宝，只此一丸红日；人之大宝，只此一息真阳"。可以说不管是在生理情况下，还是在病理状态下，阳气与人的寿、夭、壮、弱，生、老、病、死密切相关。

那么如何固护、保养阳气呢？祖国医学强调"春夏养阳"，原因是人生活在大自然中，为大自然的一份子，不管你愿意与否，均会受到自然界的影响，受自然规律的支配。祖国医学主张"天人相应""天人合一"，就是要我们顺应自然，自觉地按自然规律来办事，在养生疗疾方面也不例外。

古人观察到，一年四季二十四节气，地面上所受太阳射到的热，降、沉、升、浮进行着有规律的圆运动。该运动以地面为中心，以立秋为降的起点，以立冬为沉的起点，以立春为升的起点，以立夏为浮的起点。而所谓"降"，是指夏时太阳射到地面的热降入土中，"沉"，是指降入土中的热沉入土下水中，"升"，是指沉入水中的热升出土上，"浮"，是指升出土上的热，又与夏时太阳射到地面的热同浮于地面之上。这一热力的变化，可以明显感觉到的就是地窖中的"冬暖夏凉"，正好与地面的情形相反。植物受此影响也会表现出明显的变化，我们可以看到植物经秋而叶落，经冬而添根，经春而生发，经夏而茂长，这就是植物个体体内的热降、沉、升、浮的具体反应。人体的反应虽然不能如此明显地观察到，但却也有着相同的变化规律。内经明确指出"夫虚者，阳气出也。夫实者，阳气入也。阳升则出，阳降则入。所以人身交春夏则倦怠，交秋冬则健康也。"因此在阳气浮于上、浮于外的夏季，我们更要维护保养好，在下、在里已虚弱的阳气——脾肾之阳。

顾护保养阳气要从饮食、起居、运动、医疗保健等多方面入手。在夏季往往天气炎热而过食冰镇冷饮，贪图凉爽而过开空调，这些都会在不知不觉中耗伤阳气，应该尽力避免；饮食宜清淡，夜餐不过饱，忌烟酒、少应酬，均有助于减少阳气的耗伤；起居有规律、不熬夜，睡好"子午觉"，（晚上 11 点以前上床睡觉，中午 12 点左右小睡 20～30 分钟），亦有助于阳气的生长；不"当风而卧"，睡中注意脐腹的保暖，也是防寒护阳的好办法；运动不过量、不过剧，运动之后不能大汗淋漓，以微微出汗为好；早上可以坚持少量食用醋泡嫩姜以暖胃散寒，升发助阳；也可以在专业中医师的指导下服用少量参类以及肾气丸、金水宝等补益脾肾之阳；生病了不要过分依赖输液以及动辄过用抗生素，这些均会在无意中销蚀人体的阳气。

总之，阳气对人体非常重要，而夏季是人体阳气相对虚弱的季节，必须十分注意保养，这对强壮身体、减少生病、延年益寿是大有裨益的。

都是焦虑抑郁惹的祸

张元兴

生活实例:今年58岁的王大妈患胃病多年,也做过多次胃镜,均诊断为慢性浅表性胃炎,其间虽到处就医,但总感到胃痛、嗳气、泛酸依旧,非常苦恼。后又相继出现失眠、头晕、头痛症状,经熟人介绍前来咨询,经询问病史及量表检查,考虑胃病的症状主要由于焦虑抑郁障碍所致,遂采用中西结合的方法并给予抗焦虑抑郁治疗,一周后,王大妈所有症状明显好转,非常开心,又坚持了一段时间服药,症状消失。

我曾经接待过一位来自上海的离休干部,他因患冠心病心绞痛而住上海某医院治疗,经治病情好转出院,但出院后因对冠心病心肌梗死的过分担忧,以致"心绞痛"反复发作,多次急诊,但心电图、心肌酶谱等检查均无异常发现,几次发作以后,急诊医生考虑"心绞痛"为焦虑障碍的躯体化表现,在常规治疗的基础上,加用了百忧解,大概由于工作繁忙的缘故,医生并未做过多的解释,病人对医生的诊断与用药并未认可,对药物的副作用心存疑虑,百忧解虽然配了但并未服用,后来来常州探亲,为配合中药治疗来到我院,我认真地询问了病史,对病人的病情做了详细的分析,指出了他的症状是焦虑障碍作祟,消除了疑虑,病人欣然配合治疗,症状很快消失了。

据有关资料显示,我国抑郁症发病率约为3%~5%,现已经有超过2 600万人患有抑郁症。在这些抑郁症患者中,有10%~15%的人最终有可能死于自杀。与高发病率形成鲜明反差的是,目前全国地市级以上医院对抑郁症的识别率不到20%。而在现有的抑郁症患者中,只有不到10%的人接受了相关的药物治疗。造成如此局面的原因主要在于抑郁症症状的躯体化,它们常常以某一器官或某一部位不适为主要表现,反复不已,也可因某一慢性疾病久治不愈而诱发,与真正的躯体疾病错杂在一起,造成误诊和/或漏诊。

目前,在各综合医院中,经常会有一些慢性躯体症状久治不愈的情况,如慢性躯体疼痛、反复发作的心慌心悸、胸闷胸痛,反复不已的腹胀腹痛,顽固性失眠等,患者往往被诊断为颈椎病、腰腿痛、偏头痛、风湿痛、冠心病、胃肠病、失眠症等,转辗于各大医院的相关科室,相应检查做了一大堆,却没有异常发现,中西药物服了

作者简介:张元兴,常州市中医医院脑病科主任、主任中医师,常州市医学会神经病学分会副主任委员。

很多，却不能消除症状，对治疗丧失了信心，整天忧心忡忡，苦不堪言。

那么原因何在呢？其实，大多是抑郁在作祟。随着社会飞速发展，生活工作节奏加快，来自就业、工作、婚姻、家庭、甚至生存等各方面的压力增大，各种无时不在的竞争使人们总是处于一种焦躁不安情绪之中，医学模式的转换，疾病谱的改变，使得不管是原发的还是继发的抑郁症发病率明显增高，它们常以躯体症状出现或混杂于各种急慢性躯体疾病之中，相互影响，形成恶性循环，如果仅仅单治躯体症状，其结果只能以失败而告终。但如果及时给予抗抑郁治疗，不仅可以消除躯体症状，缓解抑郁，同时可以促进慢性疾病的康复。

抑郁症患者常以躯体症状出现，其中，睡眠障碍有98%，体重减轻有63%，疲乏有83%，头痛有42%，喉头及胸部缩窄感有75%，颈/背部疼痛有42%，胃纳失常有71%，胃肠症状有36%，便秘有67%，心血管症状有25%。这些躯体症状“吸引”了患者的注意，而忽略了自身的心理状态。同时，由于受传统文化的影响，即便医生意识到并指出了患者心理精神因素的影响，病人也不愿承认。拒绝心理精神疾病的诊断和治疗，最终使得治疗南辕北辙。因此，当你躯体症状久治不愈时，不要一味的检查，频繁的更换医院与科室，不妨到精神、神经专科或心理咨询门诊就诊，做焦虑抑郁量表检查，让专科医生为你评判是否患有焦虑抑郁症。作为久病患者的家人，一旦发现病人出现情绪低落或波动不稳，懒于言行，不愿与人交往，或自责自罪，觉得生活没意思，对不起家人，拖累家人，或拒绝治疗，或流露轻生念头，更应提高警惕，及时就诊，给予抗抑郁治疗，以免延误。

抑郁症一旦确诊，就要正规治疗，一般抗抑郁药物起效较慢，常需二到三周才能发挥疗效，因此，患者要有耐心，不要三、五天没有见到疗效就轻易放弃。同时，抑郁症一般治疗期是三个月，巩固也需三个月，有些病人需六个月。所以停药一定要在专科医生的指导下进行，否则容易反复。

西医治疗多选用黛力新、赛乐特、百优解等，以提高脑内5-羟色胺的浓度。但发挥作用较慢，且有一定的副作用，病人往往不能坚持服用。

中药治疗则以疏肝解郁，理气健脾、补虚宁心等法为主，结合患者所出现的不同的症状随症加减，配合西药能增进疗效，减轻副作用，提高患者治疗疾病的信心，取得较好的治疗效果。

夏季养生重脾胃

李保良

现在已是炎热的夏季，我们当中有些人会发现一到夏季，容易出现精神不振、身体困倦、食欲下降、头晕乏力、烦躁、容易腹泻、睡眠不好、皮肤干痒、口中粘腻、甚至眼睛、下肢水肿…夏季为什么容易出现这些不适呢？夏季是一年中气温最高的，而气温高会蒸腾地面江河湖海的水分，因此，夏季的气候特点是既热又湿。就是所谓的“暑湿气候”。夏季既热又湿的气候，会影响到人体正常的机能，表现为耗气伤津、伤脾伤胃。

那么夏季我们如何平安度夏、如何顾护脾胃呢？

一、夏季调养脾胃的饮食调理

“病从口入”，饮食结构与我们的身体健康息息相关。夏季的饮食宜清淡，指夏季宜以食用清淡芳香的食物为主。清淡容易消化，芳香可以醒脾化湿。宜多吃蔬菜、水果、豆类、鱼等营养丰富、易消化的食物，少吃肥腻厚味的食物，如红肉、煎炸品、辣酒等。夏季本身火旺，此时进食肥腻厚味，容易助湿生热，导致湿热内蕴，阻塞脉络，气血运行受阻，导致心脑血管疾病的发生。根据夏天常见的不适，我们归纳了几种类型，下面我将针对每种类型，介绍几款简单易行夏季食疗方。

1. 脾虚湿盛

主要表现：疲倦乏力、食欲不振、胸闷不舒、胃脘部胀满、汗出不畅、大便不爽、甚至呕吐、泄泻，舌质淡胖、或有齿痕，舌苔微腻等。

食疗方：薏米茯苓粥

功效：健脾化湿

做法：1. 生薏米 50 克，茯苓 15 克，洗净，冷水浸泡 2 小时，放入砂锅，加水 1 000 毫升，先用旺火烧沸，再用小火熬煮至粥熟烂为止。

讲解：薏米，性微凉，健脾化湿的佳品。茯苓，是一种真菌类植物，外形像甘薯，味微甜，也是健脾化湿的佳品。夏季常食此粥，可收到健脾化湿的效果。

2. 暑热内蕴

主要表现：身热汗出、口干欲饮冷、精神烦躁、食欲不振、睡眠欠安、大便干燥、小便短而黄，舌质红，舌苔薄黄。

食疗方：凉拌西瓜翠衣

作者简介：李保良，常州市中医医院脾胃病科主任、主任中医师。

功效:清解暑热

做法:西瓜皮去掉外面的绿色表皮和内部的红瓤,切成丝,用盐腌渍 20 分钟,挤掉水分,加入少量的醋、白糖、麻油,拌匀即可。

3. 脾胃气虚

主要表现:面色萎黄、精神疲倦、四肢乏力、食欲减退、脘腹胀闷、消化不良、大便溏薄、舌质淡红,苔薄白。

食疗方:山药大枣莲子粥

功效:益气健脾

做法:山药(鲜)50 克,大枣(干)30 g,莲子肉 30 g,粳米 30 g,以上四味,纳入锅中,加水 800 ml,先文火煮开,再转为小火熬煮 30 分钟,以粥粘稠为度。

4. 胃阴耗伤

此型多由于夏季食用过多辛辣肥腻的食物,助生内热,耗伤胃部的津液所致。

主要表现:咽干口燥、心烦少寐、烦渴思饮、胃痛隐隐、嘈杂似饥、饥不欲食、大便干结,舌红少苔或无苔、或有裂纹、或光剥苔。

食疗方:麦门冬粥

功效:补脾和胃,养阴除烦。

做法:麦门冬 30 克,粳米 100 克。先用麦门冬煎汤,去渣取汁备用。将粳米淘洗干净,加水适量煮粥,待粥快好时,加入麦门冬汁及适量冰糖,调匀稍煮即可。可作早晚餐食之,或可作点心食之。

二、夏季调养脾胃的穴位按摩

1. 足三里

定位:膝下三寸,胫骨前外开一指。

方法:用两中指揉按穴位,以有酸胀感为宜,每次约五分钟。每天早、中、晚各做一次。

功效:强健脾胃;止胃痛;止吐泻;疗便秘等。

2. 天枢穴

定位:肚脐水平旁开 2 寸,左右各一个。

方法:用中指指腹从内向外按揉天枢穴,每次约 10 分钟,左右同时进行,每日进行 2～3 次。

功效:理气消胀;止泻;通便等

3. 脾俞穴

定位:第 11 胸椎棘突下,旁开 1.5 寸。

方法:用第二掌指关节骨按揉脾俞穴 5～10 分钟,两侧同时进行,每日坚持 2～

3 次。

功效:健脾和胃利湿。用治腹胀、纳呆、呕吐、泄泻、痢疾、水肿等。

4. 健胃整肠区

定位:手掌内拇指下侧大鱼际处,其内侧 1/2 为健胃整肠区(外 1/2 为肺区)。

方法:用另一手拇指的螺纹面,先按揉此区 50 次,再来回推动此区域,推动 50 回合,两手各做一遍,每日至少操作一次。如果触及变硬、变痛的区域,我们必须通过不断按揉、推动直至这些异常变化消失。家里有幼儿,如果出现厌食,食物不消化,肚胀等情况,也可以通过按摩此区域来进行治疗。

古人发现,人体的 12 条经脉与时间是对应的,不同的时间,经脉的盛衰也在改变。胃经在上午的 7 点~9 点最旺,脾经在上午的 9 点~11 点最旺。因此在上午的这个时间段,本身脾胃经气血旺盛,此时进行穴位按摩效果更佳。

三、夏季调养脾胃的保健操

胃经操。本操有十二个动作,我们分为三节进行。

第一节:举鼻洗面

举鼻通鼻:两臂上举,中指悬空,指向迎香穴,沿鼻旁上行到鼻根。

洗面:由鼻根到目下,再由目下到鼻旁。

绕口唇:中指悬空,绕上唇,绕下唇。

第二节:落掌照身

落掌:落掌到小腹。

满月:两臂经体侧上抱,翻掌,状如满月。

落掌照身:落掌照面,舒颈,过胸,落胃脘。

第三节:翻江倒海

迈步翻江:左脚迈步,足尖点地。左腕外旋,掌心向上,向前、向上,如翻江。右手经体侧弧形下压。

倒海:左手向下,顺胃经、经胸前划弧如倒海,右手自然随之向上划弧。

运胸腹:两手臂放松,分别运动右侧胸部和左侧腹部的胃经。

翻江倒海,如此导引 7 遍。

同样的,这套操,我们也是选择在上午 7 点至 9 点,胃经气血最为旺盛之时做,即大家可以在早饭之后进行锻炼。

希望大家能从以上的讲解中得到一些收获,在炎炎夏季注意饮食、运动保健,也不忘要保持恬淡的精神、充足的睡眠,不要贪凉,保证环境的适宜。

中医养生话护肝

李保良

一、什么是养生?

养,即保养、调养、补养之意。

生,就是生命、生存、生长之意。

养生,就是指在日常生活中通过各种方法颐养生命、增强体质、预防疾病,从而达到延年益寿的一种医疗保健活动。

二、常见的养生误区有哪些?

养生就是今天吃这个,明天补那个;今天做这种运动,明天做那种运动,时兴什么做什么,是吗?

养生其实很简单:就是因势利导,顺势而为,顺其性,养其真。而肝脏与心脏一样,是支撑生命大厦的重要支柱之一,因为它拥有生命离不开的生理功能。肝脏是人体最重要的代谢和解毒器官,人体胃肠道所吸收的各种物质,包括营养物质和毒素等,经胃肠道的血管系统,由门脉进入肝脏内进行分解、合成及解毒。肝脏也是人体造血和用血的重要器官,身体内的营养成分也是要借助血液经由肠道经过静脉运送到肝脏的。

而中医所说的肝具有以下特性:

主疏泄,喜条达,恶抑郁。

肝为罢极之本:肝功能失调首先表现为疲劳。

三、中医肝病的主要范围

肝脏本身疾病:各种肝炎、肝硬化、肝癌、脂肪肝等

胃肠道疾病:胃炎、溃疡、肠炎、食管炎、胃肠功能紊乱等

神经系统疾病:中风、焦虑、抑郁、失眠等

心血管疾病:高血压、心律失常等

内分泌疾病:糖尿病、甲状腺功能亢进等

眼部疾病:视力模糊、眼胀、眼部干涩、巩膜发黄等

妇科疾病:月经不调、不孕、乳腺纤维瘤等

作者简介:李保良,常州市中医医院脾胃病科主任、主任中医师。

然而日常生活中，我们常不自觉的养成一些伤肝的不良生活方式：

用眼过度：长时间使用电脑、看电视，或者高考长时间看书，都是久视，会造成用眼过度，耗伤肝阴血。

七情郁结：人际关系紧张，经常郁闷压抑，心结难解、小心眼、生闷气、钻牛角尖、陷进去出不来，这些有碍肝气疏泄条达。

久坐不动：关节、肌腱、韧带属于肝所主，是肝脏赖以疏泄条达的结构基础、重要通道。

过度服药：五脏中肝脏新陈代谢最为旺盛，这使其具有强大的解毒功能。

过度饮酒：酒性大湿大热，经常少量饮酒有活血提神消除疲劳之功；而经常豪饮却会乱心性、乱肝性，湿热伤肝胆。

下面就给大家介绍一下日常生活中养肝护肝的对策。

四、养肝护肝的起居活动

起居：早睡早起，要早睡觉，最晚不超过 23 时。

活动：运动应该是以形体的舒展为主，伸拉、牵引脊柱、四肢，活动关节、韧带，尤其令颈椎、髋关节、肩关节、膝关节、肘关节柔韧、舒展、灵活。常用简单的动作：(1)躯干活动：蹬直双腿，尽力低头弯腰数次，然后头部及胸腰脊尽量向后仰数次，如此反复地牵引脊柱。(2)上肢活动：双腿站直，膝关节不要弯曲，双手十指相交扣，掌心向上，尽力伸直上举于头顶正中，向上拉直身体数次，然后分别向左右两侧抻拉侧体侧腰数次。(3)下肢活动：可以下蹲压腿，也可以正压腿、侧压腿：向前绷直、绷紧脚尖，绷直小腿肚子和腘窝。(4)摩擦胸胁：双手搓热，然后沿乳房下胸胁反复摩擦，直至胸胁里面发热，如灌进温水一般。

五、养肝护肝的饮食养生

养肝饮食需减酸增甘，多食点猪蹄、肌腱等。

肝气旺者：可以适当食用食醋、山楂、乌梅等酸性食品。

肝气郁者：可以适当食用花椒、大枣、姜、肉桂等热性调味品。

肝火上扰者：可以食用绿茶、菊花茶、莲子心茶、苦丁茶、茅根茶、芦根茶、蜂蜜、雪梨、冰糖、白萝卜等。

慢性肝病者：大枣、蜂蜜、胡萝卜、猴头菇、香菇等，促进排毒的春笋、黑木耳、生姜、辣椒、海带、绿豆、洋葱、花菜、西兰花、芹菜等。

六、养肝护肝的经络锻炼

肝经三大功能：主疏泄，抒发宣泄情志；主藏血；主宗经，男性生殖、女性月经等。

太冲、合谷:肝气生发太过,头目不清,可以点按。

百会、足三里:肝气升发无力,疲倦乏力难以缓解,可以灸。

七、养肝护肝的药物养生

肝气升发太过而上火:决明子、夏枯草、菊花、金银花、罗汉果泡茶喝,并适当配五味子、乌梅、天门冬、麦冬、白芍、桑葚子、当归、生地等。

肝气升发不及而特别乏力疲倦:服用逍遥丸配补中益气丸,也可以用党参、黄芪、白术、山药、大枣等制成药膳。

八、养肝二汤

1. 黄芪菊花汤:黄芪 20 克、枸杞子 10 克、菊花 10 克、红枣 3 枚水煎,放入冰糖少许。每于肝气升发无力、疲劳倦怠难以缓解时饮用。

2. 百合莲子银耳汤:莲子 6 粒、银耳 4 克、大枣 4 克、百合 4 克、糖 20 克、水 200 毫升。内热上火时饮用。

秋季掉发不要慌

徐　刚

最近有位网友在网上发了一个帖子,说是入秋以后一洗头就有一大把头发掉下来,立即引来了一群网友的共鸣,看来秋季掉发已成为共性问题。

那么,到底为什么秋季容易掉发呢?

从生理代谢角度来说,掉发是一种正常现象,尤其是在初秋,正值夏秋季节更替时期。因为夏季毛囊受紫外线照射及高温的影响,受到一定的伤害。而秋季气温有所下降,毛囊收缩加快,对营养不足或严重受伤害的毛囊会造成萎缩,长出细小头发或不长头发,造成头发越来越少,引起脱发。普通人每天都要掉发,一般在几十根左右。这是生理性脱发,属于正常的新陈代谢,不必过于担心。但是如果持续掉发,且每日在 100 根以上,或者局部掉发严重者,则很有可能是病理性脱发,就需要到医院就诊了。

在中医学理论中,燥为秋之主气。秋天天气爽朗,持续晴天而无雨,使得气候

作者简介:徐刚,常州市中医医院皮肤科主任、主任中医师,常州市医学会皮肤性病学分会副主任委员。

干燥，比较容易引发燥邪侵袭人体。肺气与秋气相应，肺主气，司呼吸，合皮毛；所以说秋季燥邪最易伤肺。肺的阴津不足，不能滋润皮毛，引起皮肤及毛囊的干燥，头发发生脱落。其实，头发的生长期一般是2～4年，最长的6年，停止生长几个星期内就会脱落。人的身体每时每刻都在进行着新陈代谢，所以一般每天所掉头发在100根以内是属于正常现象。因此大家不要过度恐慌。

对于严重脱发者，就有找准原因深究根源的必要了。一般来说有以下几种原因：

一是疾病影响。某些疾病或先天性疾病所致，皮脂腺分泌过多或皮脂腺分泌性质改变都可引起脱发。二是发型影响。扎得过紧的马尾辫、羊角辫和麻花辫以及将头发束得紧紧的卷曲带，长久都会损害发根造成脱发。三是精神因素。现代社会生活节奏的加快和竞争的激烈，易使人背负日益沉重的压力。据研究，压力与脱发有密切关系，还会加速人的衰老，使皱纹增加。对此，惟一的对策便是及时卸下重负，让自己彻底放松起来。四是盲目减肥节食。节食使头发缺乏充足的营养补给，头发如缺少铁的摄入，便会枯黄无泽，最后必然导致大量脱发。因此，要均衡营养，不要盲目节食减肥。五是服用避孕药。长期服用避孕药的女性也会出现脱发现象，一旦停服，脱发症状可消失。六是烫发、染发过频。频繁地烫发和漂染，会对头发造成损害以至脱落。因此，不可烫发过频或滥用染发剂。

脱发，的确令人烦恼。每个人都希望有一头乌黑的亮发，那我们应该怎么做呢？

首先，秋天减少洗头次数。秋季有人一感觉脱发多，就频繁洗头，结果适得其反。秋季洗头，一般每周洗2～3次就足够了。选择正规品牌的洗发护发产品。油性发质要选择具有去油去屑、干性发质则要选用具有滋养头发功效的产品。洗头水不宜太热或太冷，洗发的同时，可边搓边按摩。尽量避免烫发染发。平时多按摩头皮。每日睡觉前和次日起床后，将双手十指插入发内，从前额经头顶到后脑揉搓头皮，每次2～4分钟。经常按摩头皮，可改善头皮营养，调节皮脂分泌，促进头皮血液循环，增进局部的新陈代谢。梳头用黄杨木梳或猪鬃头刷，既能去头屑，增加头发光泽，又能起按摩头皮的作用。

其次，要合理饮食。头发的生长、代谢与饮食营养有很大关系。铁、硫、维生素A、维生素E和优质蛋白质，是头发生长所必需的营养物质，因而饮食要多样化。多食蛋白质、维生素丰富的食物，如奶类、蛋类、瘦肉、鱼、豆制品类、海产类、新鲜的蔬菜、水果。油性分泌多者，多食些粗纤维食品与杂粮。平素常食山楂、草莓之类，对控制头发的油腻感有益。应限制脂肪饮食的摄入，如肥肉、猪油、动物内脏等，少吃糖类食物，勿进浓茶，不吃辣椒、生大蒜等刺激性食物。常食用丰富的维生素A食物，如胡萝卜、菠菜、小油菜、韭菜、芹菜、苋菜、杏等，对脂溢性脱发起一定效果。

常食用维生素B6食物，如马铃薯、蚕豆、青鱼、橘子、黑芝麻等，对毛发再生有一定作用。含碘丰富的海藻类，对头发十分有益，吃时应加点油，可帮助碘的吸收。

最后，保持心情舒畅、保证充足睡眠利于防脱发。精神压力是造成脱发的重要原因，压力太大、焦虑不安会导致脱发，程度越深，脱发的速度越快。因此，经常进行深呼吸、散步、做体操等，可消除疲劳。保证充足睡眠也很重要。

（周姝整理）

女人，谁动了你的荷尔蒙

葛　明

曹雪芹在《红楼梦》中通过贾宝玉对女人作了一番论述，认为“女人是水做的”。的确，女人的柔情、女人的温情，尤其是女人光滑的肌肤、凹凸有致的曲线、柔美动人的风姿……令无数男人竞折腰。然而，女人如此美丽动人的一面与女性体内的荷尔蒙是密不可分的。可以说女人的一生与荷尔蒙息息相关。荷尔蒙是所有激素的总称，对女性影响最大的是雌激素及黄体素（尤其是黄体素），荷尔蒙是女人青春的源泉。

荷尔蒙又称激素，是人体分泌系统调节身体平衡的激素总称。它不但主导了女性月经周期，而且是女性健康的基础。如果女性荷尔蒙分泌失调，不但可能导致月经不调和生殖障碍，还会使女人情绪不稳定，体重突然暴升或暴跌等。此外，乳腺癌的罪魁祸首就是女性荷尔蒙的不正常分泌。

近年来女性乳腺癌发病呈现明显上升趋势，发病率由10年前的19.2/10万上升为现在的25.48/10万，增长了39%，仅次于肺癌，成为女性第二位高发癌瘤。此外，女性乳腺癌还出现年轻化倾向，发病年龄提前10岁，以40至60岁女性高发。

男性的情况同样不容乐观。在发达地区，男人的精液质量正在迅速下降。以北欧国家为例，1950年，每毫升精液中的精子数量不少于1.5亿，而现在每毫升精液中只有6 000万个精子，在德国一些最近刚调查过的地区甚至只有4 000万个。一旦逼近每毫升2 000万个这一危险的门槛，就必须借助人工授精的方法才能成功受孕。在北欧，精液质量下降最为严重的丹麦，7%的新生儿源自人工授精……同时，近20年来，我国睾丸癌的平均发病率翻了一倍。此外，男性生殖器官的畸形发病率也在持续上升。

作者简介：葛明，常州市中医医院胸外科主任、主任医师，常州市医学会胸心血管外科学分会委员。

是什么原因导致的呢？这是一只怎样的"看不见的手"在影响我们呢？

人类在与自然灾害搏斗的同时，一些隐形的杀手正悄然地破坏人类的生殖系统，我们的祖父时代，如果要养一只鸡的话，起码要3个月的时间，今天工业养鸡仅需要21天，因为我们在饲料里加了很多荷尔蒙和抗生素，这就是让女性癌症高发的主要原因之一。

那么，这隐形的杀手其实就是我们不健康的生活方式和生存环境。法国国家健康与医学研究院的研究人员发现，这个隐形杀手就是化学污染。化学污染可能干扰了我们的荷尔蒙分泌。

荷尔蒙系统是怎样被破坏的呢？这是因为人工化合物的分子结构与荷尔蒙的分子结构非常相似。为了方便理解，我们可以把荷尔蒙比作钥匙，它的作用是解开我们细胞中的"锁"。"锁"一旦被打开，细胞就开始行动：生长、死亡、收缩、分泌、休眠……然而，这些"锁"——他们的真名叫感受器——似乎不止对应一把"钥匙"。20多年来，研究人员发现，一些并非原配的"钥匙"，在特定情况下也能开启或是锁住感受器。于是，我们体内原本平衡的荷尔蒙系统开始紊乱，各种疾病也开始找上门来。

荷尔蒙，如同一双无形的手，操控着我们的容颜、情绪甚至健康。荷尔蒙几乎存在于我们身体的每个部位，大脑、肠胃、肾脏、肝脏以及生殖器官等。荷尔蒙，青春背后的那只手，操控着女人的一生，操控着女人的身体从繁荣走向衰老。

那么，是否有办法捍卫女性的荷尔蒙体系不被干扰呢？办法是有的，目前有关研究发现，雌激素水平高易使乳腺癌危险增加，而锻炼恰恰可以降低雌激素水平。一般情况下，妇女脑组织内促性腺激素释放因子的冲动发放频率在90至120分钟左右一次；而经常参加体育锻炼的女运动员，这种激素分泌的冲动、释放频率和强度都会降低，尤其是在体育锻炼之后，降低的程度更为明显。有数据表明：早年经常参加体育运动的妇女，罹患乳腺癌及其他生殖系统肿瘤的比例要比一般妇女低50%以上。医生提醒女性朋友，不管平时工作多忙，都要尽量抽出时间进行锻炼，这样才能更好地调节内分泌，预防乳腺癌等疾病的发生。

小儿呼吸疾病的夏季调养

王乐平

夏季儿童发生呼吸道感染的根本原因，与儿童免疫功能调节紊乱、营养失调、

作者简介：王乐平，常州市中医医院儿科主任、主任中医师，常州市医学会儿科学分会副主任委员。

维生素缺乏、微量元素失衡、非母乳喂养有关。一般来说，容易发生呼吸道感染的儿童大多伴有食欲不振、自汗盗汗、大便干结或者溏薄，中医认为与脾肺气虚、营卫不和、气阴两虚有关。

一、夏季高温对小儿的影响

夏季特有的气候特点给人体及周围的环境施加了不同的影响，因此又赋予了与其他季节不同的特点。

夏季高温对人体影响——内因

1. 出汗增多；2. 天气闷热常影响休息和睡眠，导致睡眠不足；3. 气候炎热常导致消化液的分泌减少，食欲减退。

这些因素都可以造成人体自我保护能力降低，免疫力下降。

夏季高温对人体影响——外因

1. 天气闷热，气压低，湿度大，空气中的有害物质污染加重；2. 夏季高温使空气中病毒等病原微生物浓度增加。

小儿不良的生活习惯——诱因

贪图凉爽，嗜食冷饮，汗出当风，环境失衡，忽冷忽热，适应性差常成为诱因，导致机体抵抗力进一步下降。

内因、外因、诱因三者共同作用，导致病毒、细菌等病原体极易通过口鼻直接进入呼吸道引发感染。内经云“形寒饮冷则伤肺”。因此，夏季儿童呼吸道疾病大多与冷饮、空调有关。

二、小儿夏季呼吸疾病的调理

夏季养生的基本原则：春夏养阳，切忌贪凉。

夏天是自然界阳气最强盛的季节，也是人体新陈代谢最旺盛的时候，同时也是机体阳气最容易受伤的时候，所以中医养生学强调夏季“养阳”，就是告诫人们夏季不能过于贪凉，否则可能导致很多疾病。

1. 饮食调养

夏季饮食以“清补”为主，健脾养胃，醒脾化湿，绿豆粥、莲子百合粥、荷叶粥、红枣粥等都是适合夏季饮用的家庭餐点，有防暑降温的功效。清淡的饮食能清热、防暑、敛汗、补液，还能增进食欲。

饮食有节，避免暴饮暴食，夏季吃得过饱，难以消化，容易使脾胃受损，导致胃肠疾病，正如谚语所说“要想小儿安，三分饥和寒”。

饮食应多样化，注意营养均衡，要多吃清淡、质软、易于消化的食物，适当补充蛋白质如鲜鱼、鲜肉、鲜蛋、豆制品等食物，少吃油腻食品。对食欲不振患儿要注意脾胃调理，多吃粗粮、蔬菜，不吃零食，保证每天大便畅通。

适合夏季的食用的食物：

（1）虾米冬瓜汤

原料：冬瓜500克，虾米15克，料酒、盐、淀粉、葱、姜、植物油适量。

特点：冬瓜清热解毒、利水，连皮煮汤利尿解热的效果更好。虾米蛋白质丰富，含钙量高，两者做成菜肴有清补的作用。

（2）红枣乌梅汤：

特点：补气、酸敛开胃，最适于体弱的宝宝。

（3）丝瓜豆腐汤

特点：适于脾胃虚弱又感暑热者，除发热、少汗、口渴、多尿外，又疲乏无力、食欲不振、大便稀薄、面色萎黄的病儿。

2. 生活起居调养

（1）勤洗手，养成良好的卫生习惯。

（2）坚持每天早晨用冷水洗脸，按摩鼻旁穴位迎香，四白等，锻炼小儿的耐寒能力。

（3）晨起和入睡前用盐开水漱口，水温与室温相等，以冲洗口腔内残留的细菌。

（4）保持室内空气流通，每天至少通风半小时以上，合理使用空气加湿器。

（5）注意保暖防寒，尤其要注意腹部跟足部的保暖，适时增减衣服，而在白天活动时不要穿戴太多，以防出汗多反而受凉。

（6）平时要加强体质锻炼，多进行户外活动，呼吸新鲜空气，晒晒太阳，可选择登山或慢跑活动。

（7）注意休息，保证足够的睡眠时间。

（8）避免带孩子到人多、拥挤的公共场所，远离患有呼吸道疾病的人群。

（9）正确使用空调，预防空调病。

中医养生强调人要与大自然相适应，夏季适当地出些汗可以使身体内的湿热随汗而排，对身体是有益处的。所以夏季不要总是躲在空调房里，要亲近大自然，增强身体抗暑热的能力。增强机体对自然界气候变化的适应能力。

如果使用空调，房间温度最好控制在24～26摄氏度左右，开启空调的时间不要过长，经常开窗换气，以确保室内外空气交换，保持室内空气的清洁度。

空调要勤清洗，尤其要经常清洗过滤器，以防止病原微生物的繁殖生长，使用中央空调的更要注意管道的清洁，以防止呼吸道疾病的发生。

宝宝中医调养平安方

王乐平

中医调养温和、刺激小，对于宝宝也合适，尤其是一些西医很难解决的喂养难题，中医更有独门秘笈。妈妈们如何练就一身本领，用中医方法调理宝宝身体呢？

睡得早　中医睡眠机制是：阴气盛则寐（入眠），阳气盛则寤（醒来）。所以夜晚应该在子时（21～23点）以前上床，在子时进入最佳睡眠状态。宝宝的睡眠比成人要多，那就顺应宝宝的生物钟，保证睡眠时间和质量，不轻易打破宝宝的睡眠规律。

背要暖　宝宝衣着要适宜，既要保暖又不宜穿着过多，不使其忽冷忽热，从而护卫阳气，少生疾病。

足不凉　宝宝穿衣不需要太多，只需要掌握一个原则，那就是一定要保证宝宝的双脚暖和，因为宝宝脚部受凉就会生病。双足为阳明胃经之所在，所以寒从脚下起。一旦受寒就会出现尿频、尿床、腹泻、恶心、呕吐等症状。

三分饥　在宝宝的饮食方面，既要供应充足的营养，满足机体生长发育的需要，又要适度适量。如摄食过量，则不仅可能导致营养过剩，还有可能伤及脾胃，导致消化、吸收的障碍。

忌寒凉　宝宝的脾胃消化功能较弱，消化食物的能力较成人差。如果任由宝宝的意愿，吃大量的冷饮或寒凉的食物，娇嫩的小胃就会受到伤害，出现腹痛、腹泻、呕吐、不想吃饭等现象。

一、宝宝中医饮食调养知道

食宜暖　胃喜暖而恶湿寒，要保护好脾胃，就要在食物上注意保暖，少吃冰冻的食品和凉的饭菜。

食宜细缓，不可粗速　就餐速度和消化、吸收有密切的关系，因此，吃饭要养成细嚼慢咽的好习惯，以使食物在口中停留的时间长一些，食物能被切磨得碎烂一些，唾液发挥的作用也更充分些。宝宝吃饭时若狼吞虎咽，易造成胃肠功能紊乱、消化不良，甚至发展成慢性营养障碍性疾病。

食前忌动，食后忌静　饭前最好不要做剧烈活动，以免胃肠部位因血液缺乏而影响消化。但在吃完饭后，如果呆坐不动，胃肠也会被迫减缓活动量而造成食物停滞在胃肠形成积滞。饭后适当走一走，可以帮助胃肠消化吸收。

作者简介：王乐平，常州市中医医院儿科主任、主任中医师，常州市医学会儿科学分会副主任委员。

胃好恬愉　情绪会影响饮食消化。所以在饭前、饭后，父母不要批评甚至打骂宝宝，否则会使宝宝的脾胃受到损伤。

食贵有时　一日三餐要定时定量。如此一来，宝宝在一定的时间会产生饥饿感，胃肠内会产生大量的消化液。宝宝如果经常零食不断，或饭前吃零食、喝饮料，或吃饭不定时，随时刺激着肠胃，造成胃肠功能紊乱，宝宝容易发生积食。因此1岁以上的宝宝要一日三餐定时。

二、宝宝中药调养注意事项

1. 慎用药。用药不当会伤及宝宝的元气。宝宝生病要在医生的指导下用药，不要随意用药。

2. 能用天然药物就不用化学药物；能用某种物理治疗方法就可以达到治疗目的的，就不用药物治疗；更不要一味求疗效，给宝宝吃各种各样的药。

3. 中药也有副作用，因此不要一味中药调养，不知停药，把中药当补药。

4. 中药说明书中，一般对饮食禁忌有严格的要求，妈妈们一定要看仔细，否则可能使病情迁延不愈。

5. 中药对不同月龄的宝宝，用药量上也有明显不同，妈妈们要根据宝宝月龄使用药量，如果遇到“小儿酌减”几个字时，分辨不清用多少时，请咨询中医医生。

春季养生有“三要”

雷　超

冬去春来，气温、日照、降雨，开始趋于上升、增多。而春季的养生有“三要”，即防病、助阳、调肝。

一、防病

古语：“百草回芽，旧病萌发。”可见入春后是疾病多发的时节。春天的多发病有肺炎、肝炎、流脑、麻疹、腮腺炎、过敏性哮喘、心肌梗死、精神疾病等。因此对于有肝炎、过敏性哮喘、心肌梗死等病史的患者要特别注意调养预防。

要如何防病呢？首先要注意适时增减衣服，尤其是由冬季转入初春，乍暖还寒，气温变化又大，过早减掉冬衣，一旦气温下降，就难以适应，会使身体抵抗力下降，加之阳气日渐生发，容易引发各种呼吸系统疾病、冬春季传染病及宿疾。所以

作者简介：雷超，常州市中医医院医务科副科长、中医师。

俗语有“春不减衣”之说。春日里气温还未转暖，慎减冬衣，保持身体产热散热的调节与初春的环境温度处于相对平衡的状态。

而在春季里，防病要特别注意防风，除了穿衣之外，系围巾、戴帽子也是防风的有效措施。《黄帝内经》记载，“风为阳邪，易袭阳位”，意思是风邪伤人，容易侵犯到头颈、后背等部位。这些部位有风池、风府、风门等和“风”相关的重要穴位，如果能够系围巾和戴帽子，就能够保护这些部位和穴位，从而预防风邪侵袭。“风邪上受，首先犯肺”，注意口鼻保健，多风、多雾的天气下戴口罩对于预防疾病也很有必要。

平常抵抗力低下，容易感冒、犯哮喘、过敏性鼻炎的患者，可以在风池、风府、风门、命门等穴位进行艾灸，有一定的预防疾病的作用。另外，中医古方“玉屏风散”也有提高呼吸系统抵抗力的效果。坚持服用一段时间可以提高免疫力。

二、助阳

冬春轮转，人们要顺应大自然的生发之气。在起居方面，要早睡早起，适当增加室外活动，使身体的冬藏状态开始适应春天的到来，使自己的精神情志与大自然相适应，力求身心和谐，精力充沛。如果阳气生发不足，常出现困乏神疲、气短或懒言、腹胀纳呆。

很多人崇尚冬季进补，但是入春后进补要适度，否则补过了易困厄阳气。入春后，不论是食补还是药补，进补量都要逐渐减少，以便逐渐适应即将到来的春季舒畅、升发、条达的季节特点。

春季的食物要适当多吃点辛温发散的葱、香菜、花生、韭菜、菠菜、豆芽菜、香椿、虾仁等，以帮助阳气生发。少食辛辣之物，以免生发太过。阳气生发显著不足的，还可以用中药黄芪、桂枝、炒麦芽、当归适量，煮开后当茶饮。

三、调肝

按中医的五行学说，春属木，与肝相应。所以入春后调肝很重要。而中医所说的肝，与西医不尽相同，它具有以下特性：

肝主疏泄，喜条达，恶抑郁。

肝为罢极之本：肝功能失调首先表现为疲劳

在日常生活中，要早睡早起，避免用眼过度：如长时间使用电脑、看电视等而耗伤肝阴血；保持情绪稳定乐观，适当增加活动量，避免久坐不动，忌饮酒过度等，有利于于肝气疏泄条达。

小儿就医的艺术

雷 超

挂号、就诊、抽血、开药、取药……家在天宁区的小朋友琪琪，最近一直咳嗽不见好转，几乎全家总动员，三天两头跑医院，然而就医过程更让家长头痛不已。

医生诊治疾病是门艺术，家长带孩子看病也是一门艺术。患儿家长总盼着能尽早就诊，还希望医生能多听自己讲点孩子的事情。但是由于就诊时间有限，如何做好就医前的准备“功课”？如何在短时间内向医生传达有效的内容？下面我们就专门介绍，小儿就医“三大攻略”。

一、看病前　先和宝宝“谈好”

有些孩子一听说要去医院，或者到医院后看见医生、护士就会大哭大闹，甚至极力拒绝看病。因为，孩子患病本来就很不舒服，突然来到一个陌生的环境，见到一大堆陌生人，还有“可怕”的白大褂，自然格外焦虑。故而就诊前，先和孩子进行沟通，做好思想工作，别看两三岁的孩子还很小，只要家长平时在家庭中与孩子是“平等关系”，父母认真的说话，患儿是能够听得懂的，不要二话不说抱起就到医院。

二、看病时　带上之前就诊资料

带孩子二次就诊，家长要将前次就诊的检查单、化验单和处方带上，以便医生查看。如果孩子住过院，就诊时应把疾病诊断书、检查单、化验单、出院小结带上。特别是下级医院到上级医院转诊的孩子，这样可以帮助医生尽快做出诊断，还可避免重复检查。

还要告诉医生孩子发病时的主要症状和伴随症状。如孩子发烧了，要说清楚何时发病，发病几小时、多少天，吃过什么药，服用多久后退烧或无法退烧。有的疾病则要精确到分钟，例如高热惊厥，持续时间不同，惊厥的诊治也不尽相同。

另外孩子如果有一些慢性病史，例如患有肾脏疾病、先天性心脏病、支气管哮喘等疾病要告诉医生。例如有慢性肾脏病的孩子感冒了，医生开药时会给他们用对肾脏没什么毒性或毒性较小的药。同时，孩子如果有某些药物过敏，一定要告诉医生。另外，家长最好能给医生提供孩子的体重，这对医生制定药物剂量有帮助。

作者简介：雷超，常州市中医医院医务科副科长、中医师。

三、看病后"一锤子买卖"不行

儿科被称之为哑科，因为医生面对的是大多数不能准确描述自己病情的孩子。孩子往往病情变化很快，如半小时前测体温才 37.6 ℃，可能很快就升高到 40 ℃；中午孩子发烧精神还好好好的，下午就精神不好抽筋了等等。当孩子第一次就诊时，医生会根据孩子的病情及化验结果，给出诊断及治疗意见。但医生看病不是"一锤子买卖"，当孩子病情加重时，需要再次就诊。

另外，家长在每次看病后一定要保管好孩子的病历卡，卡里记载着孩子的病史和化验信息，这对下次就诊非常重要。

生活因素导致的不育

卞廷松

欧洲一项研究发现，男性生育能力正以每年 1%的速度下降。因此，世界卫生组织在不孕不育诊断指南中，不得不对男性正常精子密度的标准逐步调低，上世纪四十年代是每毫升精液中的精子数量要大于或等于 7 000 万个，上世纪八十年代降为 4 000 万个，到 1999 年又调低到 2 000 万个。即使调低了标准，因精子质量问题前来求医的不育病人每年仍以相当高的比率增长，与 5 年前相比增加了十几倍。引起男性不育的重要因素之一居然是衣食住行。

衣：衣服合体，温度适宜，有利于精子生成。否则，对睾丸生精有影响。如男子经常穿太紧的衣裤，可将睾丸与阴囊紧贴于身体，增加睾丸局部的温度，同时也影响阴囊散热，从而有碍精子生长发育。另外紧身裤会限制和阻碍阴囊部位血液循环，尤其是妨碍静脉血液回流，对精子的生成很不利，久之也会影响阴茎勃起的硬度及持久性。

食：有良好的营养状况，机体才能够生产出足够数量、充满活力、正常健壮的精子来。若营养不良，产生的精子就可能数量少、活力差、畸形率高。如果营养很差，还可导致不育症。长期大量饮酒又是导致不育的重要因素之一。研究指出，酗酒不仅导致生殖腺功能降低、抑制精子形成，还可使 7%的精子发育不良或失去活力，使精子中的染色体异常，从而导致胎儿畸形或发育不良。此外，有报道称，长期食用粗制毛棉籽油也可导致男性不育。服用某些抗癌、抗癫痫、抗高血压及镇静药

作者简介：卞廷松，常州市中医医院男科主任、副主任中医师，常州市医学会男科学分会副主任委员。

物,对精子的生长、发育及性功能也均有间接或直接影响。

酒精——科学研究证明,酒的主要成分是乙醇,乙醇能使身体里的儿茶酚胺浓度增高,血管痉挛,睾丸发育不全,甚至使睾丸萎缩,生精功能就会发生结构改变,睾丸酮等雄性激素分泌不足,会出现声音变细,乳房增大等女性化表现。这种人易发生男性不育,即使生育,下一代发生畸形的可能性也较大。在现代社会交往中,饮酒作为沟通的一种方式,在身体许可的情况下,适量饮酒无可非议,但大量饮酒的确可造成不育。

大蒜——多食大蒜克伐人的正气,还有明显的杀灭精子的作用,育龄青年如食用过多,对生育有着不利的影响,故不宜多食。

毛棉籽油——长期食用毛棉籽油,可使人患日晒病,表现症状为晒后发作,全身无力或少汗皮肤灼热、潮红,心慌气短,头昏眼花,四肢麻木,食欲减退。更严重的影响是对生殖系统的损害。实验研究表明,大鼠食用含毛棉籽油的饲料 4 个月左右,睾丸明显缩小,精细胞显著减少甚至消失,肾实质细胞有轻度浮肿。成年男子服用毛棉籽油的提取物棉酚 40 天,每天 60～70 毫克,短期内精子全部被杀死,并逐渐从精液中消失。故育龄青年不宜长期食用。

住:许多不育男子是由环境因素引起的,如高温作业的工作、长期接触放射线或某些有害物质等,可使睾丸的生精功能受到影响,而使精子生成障碍,从而引起男子不育。

行:适度的跑步不仅能提高生活情绪,而且还对泌尿系统的器官起强壮的作用。但不要过度,否则也能降低性欲。据加拿大的阿尔伯塔大学的研究认为,男子经常长距离的步行,会使性欲急剧减退,每周步行 65 公里的男子,会使体内的激素减少,从而产生疲劳,促使性欲降低。又如长途骑车等也有碍精子的生成,降低精子的活力。但体力恢复后,性欲会恢复,故从事长时间步行、长途骑车运动的男子可不必为此背上思想包袱。只要生育阶段不要过度活动,生育能力是不会受到影响的。

特别指出,高温、化工污染、各种辐射是伤害精子的罪魁祸首。生活中,手机的普及危害最大。有研究表明,高频微波除对人的神经、血液、免疫系统及眼部造成损害外,还对人体的生殖和胚胎发育有影响。手机通话是通过高频电磁波将电讯号发射出去的,发射天线周围存在微波辐射(300 MHz～300 GHz),由高到低依次为天线部、听筒部、键盘部和话筒部,如果所使用手机的微波超过国家规定的微波卫生标准,对人体就产生危害。对男性的生殖功能的影响是使精子数量明显减少,精子活力不足。

因此,必须注意减少或避免手机辐射微波对生育的影响,主要应注意以下方面:

第一，手机最好不要别在裤袋，以减少或防止微波对人体内脏的损害（如睾丸等器官）。

第二，选用质量可靠的手机产品，同时最好配有合格手机电磁波防护套，进行非闭合屏蔽，一般防微波有效率为80%左右。

第三，减少手机的使用率，在身边有普通电话时尽量不使用手机。

第四，手机使用者应在饮食上多食含有丰富B族维生素、优质蛋白质、磷脂等的食品。

同时，由于现代工作和生活的压力太大，生态环境的破坏，造成了人们很多不良的生活习惯，而人们往往不以为然。其实，这其中也隐藏着发生不育的巨大危险因素。

没有规律的生活，巨大的工作压力，是现代都市年轻人的生活现状。这样的生活方式也就很难保证身体和心理的健康。只有规律地生活，才能确保精力、确保健康。人类的生命活动是有规律进行的，是一个极其复杂的精神和生理复合体。再者，由于生活没有规律，夫妻间情感交流与沟通受到影响，更有甚者还缺少夫妻性生活，当然也就直接减少了受孕的机会。

吸烟对身体健康有害是尽人皆知的道理，可导致不育症，有生育要求的男性要禁烟。一旦发现不孕不育症，建议夫妻双方同时到医院专科就诊，夫妻同治。经中医补肾调精治疗，约70%～80%的弱精症、40%～50%的少精症、10%～20%的无精症，可以治好。

肥胖女孩的烦恼

周云庆

女孩露露，自小就胖，家人都叫她胖胖，她也从不生气，习以为常了。长到16岁时，身高有155 cm，体重达80公斤，烦恼的事情也来了。月经自从13岁初潮后就一直没正常过，常常延期，或2～3个月来1次，经量也越来越少，最近已半年没来月经，而且体重还在增加，常常感到气短心慌，乏力嗜睡，注意力不集中，记忆力减退，易饥多食，脸上不断长出痘痘，害得露露心情郁郁寡欢，不愿见人。露露妈妈这下急了，赶紧带她到医院找大夫，大夫检查后说都是肥胖惹的祸。还说是妈妈平时给露露吃得太好太多了，加上不注意锻炼身体而造成的。事实的确如此，露露家

作者简介：周云庆，常州市中医医院科教科科长、主任中医师，常州市医学会内分泌学分会副主任委员。

庭生活条件优越，爷爷奶奶又很呵护这个宝贝孙女，家里吃的喝的样样不断，一家人还经常出去吃大餐。露露胃口好，喜欢吃肉，还特别喜欢喝甜的饮料，天天不断。家人认为能吃就是健康的，从不以为胖有什么不妥，根本未意识到过度肥胖是有害的。幸运的是大夫说从检测指标来看，露露还只是单纯性的肥胖，可以通过改变饮食结构与生活方式、加强运动锻炼等方法来减肥。

那么肥胖是怎么造成的，到底有多危害，又怎样来减肥呢？露露妈妈一连串的疑问要问大夫，大夫一一作了如下回答。

一、导致青少年肥胖的原因

(1) 家境宽裕——营养过剩、不爱运动；富家子弟，上楼有电梯不用爬，上下学有车接送；衣来伸手，饭来张口；课余时间玩电脑游戏、看电视，不进行运动锻炼。据统计，60%的青少年儿童肥胖和每天长时间看电视有关。

(2) 缺乏保健知识——没有培养孩子养成健康的生活方式，经常不吃早饭、吃快餐、吃零食，偏食、挑食，进食垃圾食品和高糖软饮料等。

(3) 遗传——父母有一方肥胖的，孩子有40%发生肥胖的几率，如果父母双方都肥胖，则孩子80%有发生肥胖的可能。

二、肥胖对青少年身心健康的影响

(1) 易导致冠心病等心脑血管疾病　肥胖青少年血脂明显高于正常青少年，而血脂紊乱是动脉粥样硬化的高危因素，是导致冠心病等心脑血管疾病的重要因素。

(2) 易患呼吸道疾病　肥胖者胸壁脂肪堆积，压迫胸廓使扩张受限，顺应性降低，横膈运动受限，影响肺通气功能，导致呼吸道抵抗力降低而易患呼吸道疾病。

(3) 诱发脂肪肝　肥胖是诱发脂肪肝的重要危险因素，重度肥胖的青少年脂肪肝发病率高达80%。

(4) 易患消化系统疾病　肥胖青少年消化系统疾病的患病率达15%，明显高于正常儿童。

(5) 易患感染性疾病　肥胖可导致青少年免疫功能低下，尤其是引起淋巴细胞的活性明显降低，因而易患感染性疾病。

(6) 引起糖尿病　肥胖青少年普遍存在着高胰岛素血症，为维持糖代谢需要，长期被迫分泌大量胰岛素，导致胰岛分泌功能衰竭而引起糖尿病。

(7) 引起内分泌功能紊乱　肥胖男性青少年体内游离睾酮降低，雌激素水平升高，可出现性功能不良和乳房发育等女性化表现；肥胖女性青少年则体内游离睾酮水平升高，出现多毛等男性化表现，并且有月经紊乱甚至闭经，皮肤变粗变黑、长痘痘等。

(8) 其它　肥胖青少年总智商和操作商低于健康青少年，其活动、学习、交际能力低，久而久之会出现抑郁、自卑，使儿童对人际关系敏感、性格内向、社会适应能力低，进而影响心理健康。

三、肥胖青少年如何减肥

(1) 父母与长辈的意见要统一

肥胖青少年减肥要得到所有家庭成员的支持，减肥意见要统一，尤其是要“搞定”爷爷奶奶或外公外婆。父母在督促孩子减肥，祖辈一心软，在背后仍给孩子吃许多营养食品，甚至直接对父母的做法予以否定，那么，减肥之路必定阻力重重。

(2) 多喝果汁和水，少喝甜饮料

肥胖孩子大多酷爱喝可乐、雪碧等碳酸饮料，这些饮料含糖多、热量高，喝多了孩子不发胖才怪。因此，控制喝碳酸饮料是帮助青少年减肥的重要途径。

(3) 均衡饮食，吃肉也要吃蔬菜

肥胖孩子大多都喜好肉食，而不喜欢吃蔬菜，将使某些营养物质严重缺乏。因此，父母应逐渐培养孩子什么都吃的好习惯。孩子的饮食习惯很少是天生的，多半取决于后天父母的榜样。如果你告诉孩子某样食物既营养又美味，而自己每次都躲得远远的，反而会让孩子对它更加反感，从而引起偏食。因此，父母要设法让孩子多吃蔬菜，首先自己要起到榜样的作用。

(4) 不要暴饮暴食，要少食多餐

父母要注意，不要看到孩子喜欢吃什么就无限量地让孩子吃，以免把孩子的胃撑大了，这样会使孩子吃得更多。一般可以在两顿饭的间隔时间吃些水果，免得到了吃饭时孩子由于饥饿吃得过多。

(5) 少看电视，多运动

电视里有许多卡通片，内容很吸引孩子，有的父母为了让孩子安静、顺利地吃饭，让孩子边看电视边喂饭，这样做并不好，很容易导致喂饭过多。因此，爱看电视、少运动的孩子大多比较胖。要阻止肥胖继续发展，全家人都要调动孩子的积极性，陪他在小区里散步或做其它运动。要克服孩子的惰性，应该是鼓励而不是强迫孩子进行体育锻炼。如果孩子不喜欢跑步，那么就教他打球或做游戏。如果孩子不喜欢 1 次做 40 分钟的运动，那么 1 天 4～5 次，每次 10 分钟，也能达到健身的效果。

四、青少年减肥的注意事项

(1) 不宜学成人节食

青少年时期是生长发育最快也是最关键的时期，每天必须补充足够的糖、蛋白质、维生素、钙、铁等营养物质，以满足生长发育的需要。因此，帮助孩子减肥绝对不能过分限制孩子的饮食。另外，成人可以采用的手术去脂、药物减肥等方法孩子都不宜采用，因为这些方法有可能影响生长发育。

（2）不宜快速减肥

孩子从正常体重长成肥胖一般要经过数月或数年时间，在此过程中，身体的各个器官，譬如心、肺、肾脏等都逐渐适应了体重比较高的状况。如果短期快速减肥，减去的只是身体的水分，同时却会产生两方面的不良后果。①快速减肥使身体水分快速丢失，使心、肺、肾脏等器官一时难以适应，容易出现循环系统的问题以及肾功能损害，甚至会增加成年后患心血管疾病的危险因素。②快速减肥难以持久，一旦稍有松懈，体重会迅速反弹，不但对健康不利，还会使孩子丧失信心。因此，父母要做好打“减肥持久战”的心理准备。另外，孩子的身高在不断增长，只要能保持体重不增或缓慢增加便达到了减肥的效果。

（3）减肥时不要忽视孩子的情感

孩子情感方面的问题会影响体重。来自学业的压力、家庭关系紧张、觉得被父母忽视感到孤独、与同学关系不融洽等都会使孩子倾向于贪食。父母需千万注意，不要因为吃饭的问题对孩子嚷嚷或吓唬孩子，不要用食物来奖励或惩罚孩子，不要取笑孩子长得胖，更不要拿其他孩子来做比较，因为这会使孩子出现严重的挫折感和自卑心理。父母要做的事情是更加关心孩子的内心感受，经常赞扬孩子的优点，给予孩子关心以及不计回报的疼爱。

节日养生役——保“胃”战

许泽君

中国肠胃病患者有1.2亿，是当之无愧的“胃病大国”，但却有将近一半的人在胃不舒服时选择忍着，或者仍然恣意放纵，海吃海喝。随着各种节日的来临，各种聚会如期而至，许多人开始一顿接一顿地大吃起来。然而，美食虽多，人的胃却只有一个。此时，饮食不注意，便容易“保胃”不利。

一、节日护胃六注意

1. 勿暴饮暴食　酒是胃粘膜的不良刺激物，过量饮酒可致胃出血穿孔。此外，食量超出正常胃容量后，可致胃运动减慢，产气增加，易引起急性胃炎与胃扩

作者简介：许泽君，常州市中医医院脾胃病科主任中医师。

张。因此，新春饮食要注意给胃留有余地，不可暴饮，亦不可暴食。

2. 莫过食油腻　食物过于油腻，会影响胃中消化酶的正常分泌，从而导致消化功能减退，引起胃部堵闷、打嗝、恶心、呕吐、厌食等消化不良症状。同时，过食可能诱发胆囊炎，中年肥胖者尤须注意。

3. 饮食少辛辣　冬季寒冷，兼之不少人有食辣的习惯，因此新春菜肴中的“麻辣风味”常常倍于往日。但过食辛辣，可直接或间接造成胃粘膜损伤，有胃炎者，还可能加重病情，故宜少食为佳。

4. 食温要适中　食物过冷或过热，均会影响胃血管的舒缩功能，对胃带来不利影响。新春气温仍低，进食易走极端，要么过热，要么偏凉，都不太合适，应以温和适中为佳。

5. 饮食应定时　人的进食规律一般是一日三餐，胃中消化液分泌也与之相应。但是，这一“生物钟”极易被节日或娱乐活动等扰乱，从而造成饥饱无常。年关养生，应尽量合理安排饮食，不扰乱日常作息。

6. 食宜讲卫生　新春食事诸多，地点不一，无论何处，均须注意饮食卫生，以免发生食物中毒，损伤肠胃。

二、保“胃”自疗有方法

1. 穴位按摩

足三里（膝下三寸，胫骨前外开一指）：用两中指揉按穴位，以有酸胀感为宜，每次约五分钟。每天早、中、晚各做一次。能强健脾胃；止胃痛；止吐泻；疗便秘等。

天枢穴（肚脐水平旁开 2 寸，左右各一个）：用中指指腹从内向外按揉天枢穴，每次约 10 分钟，左右同时进行，每日进行 2～3 次。能理气消胀；止泻；通便等。脾俞穴（第 11 胸椎棘突下，旁开 1.5 寸）：用第二掌指关节骨按揉脾俞穴 5～10 分钟，两侧同时进行，每日坚持 2～3 次。能健脾和胃利湿。用治腹胀、纳呆、呕吐、泄泻、痢疾、水肿等。

2. 理疗方：

艾灸足三里：饮食过饱，出现精神疲乏、腹胀绵绵时，可以用干艾叶点燃温灸足三里穴（间隔 1～2 厘米），也可用隔姜灸。每次约 5 分钟，每日 1～2 次，连熏 3～5 天。

艾灸神阙穴：一般艾条灸或隔姜灸、隔盐灸。功效：温阳固脱、健运脾胃。能脾胃虚寒导致的腹痛、腹胀、腹泻、脱肛、便秘等肠腑病证。

3. 食疗方：

鸡肫皮煎酒曲：腹中胀气、胃中堵塞、不思饮食的人，可用鸡肫皮 30 克、生酒曲 15 克，共煎饮服。每日早晚各 1 次，连饮数天，可使胀气消除、食欲增加。

橘皮茶:用新鲜橘皮 50 克,将其撕碎,加少许白糖,开水冲泡,当茶饮,对较轻微的胀气颇有疗效。若无新鲜橘皮,可去药店买 6 克陈皮泡茶饮服,也有一定作用。

山楂麦芽汤:生山楂、炒麦芽各 15 克,水煎 2 次,1 日分 2 次饮服,连饮数日。食积不化、胀气持续者服用,能较快消除症状。

小米粥:如果腹中胀气,胃里觉得灼热,可以频频而少量地进食米粥、大麦粥或稀的粳米粥、小米粥。

喝点稀醋:若是消化不良引起的胀气,可以每天饮两三次稀醋。将一汤匙米醋加入一杯冷开水中,调匀服下。每天清晨喝一杯柠檬水,也有一定作用。

三、调节情绪多运动

重视心理卫生,解除心理障碍,调整脏器功能。

注意饮食卫生,吃饭时一定要细嚼慢咽,使食物在口腔内得到充分的咀嚼,并与唾液混合,减轻胃的负担,使食物更易于消化,尽量少吃刺激性食品,更不能酗酒和吸烟。

适当参加体育锻炼,参与娱乐活动,学会幽默可以减少心理上的挫折感,求得内心的安宁,增加愉快生活的体验。

生活起居应有规律,少熬夜,不过分消耗体力、精力,主动适应社会及周围环境,注意季节气候变化及人际关系等因素对机体的不良影响,避免胃肠道功能紊乱的发生或发展。

节日护"胃",刻不容缓。

美丽五月防哮喘

李学明

五月,阳光明媚,到郊外去享受百花盛开,是大家喜爱的休闲放松活动。然而漫天的柳絮、飘洒的花粉,却给哮喘患者带来了无尽的烦恼。也许正因如此,世界卫生组织将每年 5 月的第一个周二定为世界哮喘日,其目的是让人们加强对哮喘病现状的了解,增强患者及公众对该疾病的防治和管理。那么如何才能避免哮喘困扰,享受美丽季节呢?让我们从中西医两方面来了解一下哮喘的本质和防治。

作者简介:李学明,常州市中医医院呼吸科副主任、主任中医师,常州市医学会呼吸病学分会副主任委员。

一、认识哮喘

现代医学认为哮喘是一组由多种炎性细胞和细胞组分参与的慢性气道炎症，有反复发作的喘息、气促、胸闷和(或)咳嗽等症状，多在夜间和(或)凌晨发生，此类症状常伴有广泛而多变的气流阻塞，可以自行或通过治疗而逆转。对于不典型哮喘，如以长期慢性咳嗽为主要表现的咳嗽变异性哮喘，大家也应提高警惕，及早进行肺功能检查，特别是支气管舒张试验或激发试验，及早确诊并干预，避免病情的进展。规律吸入性激素是首选的长期抗炎治疗方案。在急性发作时，吸入 β_2 激动剂如沙丁胺醇是首选药物。

中医学认为哮病病理因素以痰为主，痰伏于肺，遇感引发，发作时以邪实为主，如反复发作，肺脾肾渐虚，则在平时表现正虚的证候；当大发作时，可见正虚邪实的错杂现象。在治疗上，中医讲究宣肺，热痰当清化肃肺为主，如定喘汤；寒痰则主以温肺散寒，化痰平喘，如射干麻黄汤等。表证明显者兼以解表治其标以缓解症状；平时治本当分阴阳，阳气虚者应予温补，阴虚者则予滋养，分别采用补肺、健脾、益肾等法，如玉屏风散、六君子汤、金匮肾气丸或七味都气丸等。治其本以减轻、减少或控制哮病发作。

二、哮喘的预防

在哮喘的预防方面，冬病夏治是我国传统中医药疗法中的特色疗法，它是从《黄帝内经》中发展而来的中医养生治病指导思想。冬病夏治是指对于一些在冬季容易发生或加重的疾病如哮喘等，在夏季给予针对性的治疗，提高机体的抗病能力，从而使冬季易发生或加重的病症减轻或消失，是中医学“未病先防”的疾病预防理念的具体运用。常用的治疗方法包括穴位贴敷、针刺，哮喘病人选穴一般取背部双侧肺俞、定喘、肾俞、膈俞等。通过在夏季自然界阳气最旺盛的时间对人体进行药物或非药物疗法，益气温阳、散寒通络，从而达到防治冬季易发疾病的目的。

膏方是一种具有营养滋补和治疗预防综合作用的成药。它是在复方汤剂的基础上，根据人的不同体质、不同临床表现而确立不同处方，经浓煎后掺入某些辅料而制成的一种稠厚状半流质或冻状剂型。所以膏方的侧重点在补，对于素体虚弱的患者能够培补正气，扶正以祛邪。正所谓“正气内存，邪不可干”。对于一些肺、脾、肾气虚或者阴阳两亏型的哮喘患者，膏方调理是个不错的选择。

中医学认为祛除宿疾伏痰，当为预防哮喘病发作之首务。

注意清除口腔痰浊，痰多者应尽量将痰液排出；

注意口腔清洁、勤漱口，皮肤勤洗，保持干净，每于饭后、睡前漱口；

在生活调摄上保持良好的情绪，定时开窗通风，保持室内空气新鲜，或室内定期作空气消毒，如醋熏蒸等；

避免接触刺激性气体及易导致过敏的灰尘、花粉、食物、药物和其他可疑异物；

平时饮食宜清淡而富有营养，避免寒凉刺激之品，忌生冷、肥甘、厚味、辛辣等；

宜戒除烟酒；

可食用止咳平喘食物，如白果、枇杷、山药、栗子、百合等；

鼓励患者根据个人身体状况，选择太极拳、内养功、八段锦、散步或慢跑、呼吸体操等方法长期锻炼，增强体质，预防感冒。

三、哮喘养生食谱

1. 紫苏粥

紫苏 15 克，粳米 100 克，先将粳米煮稀粥，粥煮成后加入紫苏，稍煮后即食。

2. 胆汁蜂蜜饮

鲜羊胆汁、蜂蜜各 120 克，2 味混合后蒸 2 小时，装瓶备用。每次 15～20 克，早、晚各 1 次。

3. 豆腐萝卜汤

豆腐 500 克、麦芽糖 100 克、生萝卜汁 1 杯，混合煮开，为 1 日量，分早晚 2 次。此食疗方对肺热型的哮喘病十分有效。

4. 杏麻豆腐汤

杏仁 5 克、麻黄 2 克、豆腐 100 克，混合加水煮 1 小时，去渣，吃豆腐喝汤。每天或隔天 1 服。

5. 姜杏汤

苦杏仁 500 克、姜 10 克、甘草 10 克、盐 10 克，将苦杏仁用温水浸泡，去皮、尖，捣烂，将甘草炒黄，研成细末，将生姜去皮洗净，切碎，与食盐一起捣烂将以上四味混合均匀后加水适量煮开后饮用。

平安度夏宜养肺

陆炜青

“夏三月，此谓藩秀。天地气交，万物华实。夜卧早起，无厌于日。使志无怒，使华英成秀，使气得泄，若所爱在外。此夏气之应，养长之道也。”

夏天是万物繁荣茂盛、阳长阴消的季节，此时自然界的阳气最旺、阴气最弱，人

作者简介：陆炜青，常州市中医医院肺病科副主任中医师。

体阳气旺盛外浮趋于体表肌肤，伏阴在内潜而不出，而外界气候炎热，湿热交蒸，往往使人喜欢寒凉的环境和饮食。

夏季养生当与自然界阳气相应，顺其性“动而向外”，使阳气得到充分的宣泄和舒展，同时采取各种方法避暑降温、清热利湿。根据夏季特点，在养肺护肺方面宜从以下六方面入手。

一、宁心养肺

夏时五行属火，肺属金，火盛克金，肺气在夏季更易虚损。心属火，所以宁心才可养肺。喜乐得度，节怒少思，抑制心火，扶助肺金。效法夏季自然界向外给予的助长精神，以真挚的热情和浓厚的兴趣对待外界的人与事物，学会宽恕，做到心平气和，胸怀宽阔，从而心神得养，肺气得护。

二、防暑保肺

夏天作息应规律，可适当晚睡一些，早起一些。中医养生理论重视根据时令来调摄身心，在夏三月应当“夜卧早起，无厌于日”，适当延长户外活动时间。穿着应以宽松柔软、透气吸湿性好的为宜，勤洗漱以保障皮肤的清洁与腠理的畅通。酷暑炎热，人体腠理开泄而汗多，使肺所主之皮肤失固、肺所凭之津液失摄，则肺脏愈弱，此时应采用各种方法来防暑降温。

此外，夏暑使腠理疏松，暑易夹湿犯人，故不宜卧阴冷潮湿之处，更不宜汗出当风，或恣食生冷瓜果。

三、动以强肺

夏日多阳光，不要惧怕日长天热，仍要坚持适当的体育锻炼，以适应夏日养长之气。游泳是夏季最为适宜的体育锻炼项目，既能增进体质、祛暑降温，又能有效的锻炼人体肺功能；散步、慢跑和健身操也是人们喜爱的健身项目。因人而异地选择适合自己强度的锻炼，通过呼吸的配合，能显著的增强心肺功能。部分人还可尝试参加赛龙舟竞赛、泼水节等类似的集体节日活动。日光浴、打球、登山、易筋经、太极拳、旅行等运动也可参加。

四、饮食护肺

夏季因气候炎热，人体的消化功能虚弱，尽量避免肥甘厚腻之物，宜吃清淡易消化的食物。夏季因细菌生长繁殖较快，食物极易腐烂，要注意饮食卫生，生吃瓜果蔬菜一定要洗干净。夏季冷饮不可过食。因为冷饮不但伤胃也会伤肺。

夏季炎热，汗出较多，饮食当以甘凉为主，如小米、薏米、豆类、瘦肉、新鲜蔬菜、水果等。因苦味食品能泄热燥湿，适当的增加苦味食物的摄入，如苦瓜、苦菜、绿茶等，有清心除烦、祛暑消渴的功效。但也不能毫不节制的滥服甘凉、苦味食品。因夏应心火，夏天人体心火旺而肺气弱，心火伐克肺金，苦寒过度则损阳，而肺气本虚之人更不耐受，为了防止肺气受伤，宜少食辛味以养肺气，故《千金要方》谓之“省苦增辛，以养肺气”，宜食姜、葱、蒜、韭等，但忌食大热之品，灼伤阴津。

五、药灸调肺

夏季的中药调养，以清心解毒消暑、补气养阴生津为主，兼顾补养肺肾。对于需要“冬病夏治”的肺疾之人和夏季养肺之士，当不可错过这个天赐的时节。夏季中有一段时期气温为全年最高，阳气也是最盛，称之为“三伏天”。根据中医学“春夏养阳”的原则，一些冬季常发的慢性肺病及一些阳虚阴寒内盛的疾患，如慢性阻塞性肺病、支气管哮喘、肺气肿、肺心病等，如能掌握好时机，适时地通过伏天的调养治疗，可使病情好转甚至痊愈，待冬季天寒之时就不易再发作。具体中药，可服用枸杞子、地黄、黄精、五味子、麦冬等，其中包括收敛肺气的酸味药，以防出汗太过，耗伤津液，甚至也不排除使用附子、肉桂之类的温性补益药物。

此外，中药穴位贴敷法，以辛温通络的药物捣泥贴敷在相应的腧穴上（如大椎、定喘、风门、肺俞等），有补肺化痰、增强体质的作用，尤其对支气管哮喘、过敏性鼻炎、慢支肺气肿者效果明显。

六、药膳养肺

夏季阳气在外，阴气内伏，中焦脾胃功能低下，而人体能量需求量大，药膳调理上首选粥羹和汤肴。菊花粥、薄荷粥、绿豆粥、百合绿豆汤都有祛暑清肺生津的功效，淮山薏苡仁粥、猪肺萝卜杏仁汤、百合猪肺汤、虫草炖肉汤等也有益气养肺的作用。

五脏养生之养心

张斌霞

养生一词，首见于《吕氏春秋·节丧》，“知生也者，不以害生，养生之谓也”。中医的养生：是指在有关理论认识及指导下，有意识地通过多种手段和方法，护养人

作者简介：张斌霞，常州市中医医院心内科主任、主任中医师，常州市医学会老年医学分会副主任委员。

体生命，促进心身健康的主客观行为。那么养生的重要性在哪里呢？世界卫生组织（WHO）的数据表明，个人健康长寿10%取决于社会因素，8%取决于医疗条件，7%取决于气候因素，60%则取决于自己。从以上数字大家可以明白养生的重要性了吧！

一、中医养生首先应知道

第一健康的标准是什么？

健康，我们中医称之为“人之常平”，包括“血和、卫气和”是指血气运行和畅，“志意和”是指精神（心理）健康，“寒温和”是指适应自然界的寒温，保持人与自然的和谐。

第二，中医五脏与四（五）季关系，五脏是指肝、心、脾、肺、肾。平常讲有四季，但中医多一个长夏，故为五季，是指春、夏、长夏、秋、冬，有着春生、夏长、秋收、冬藏的规律。

第三，五脏与五味关系，中医把食物或药物按属性分酸苦甘辛咸五种基本味道，并认为五味与五脏有特殊关系，即酸入肝；苦入心；甘入脾；辛入肺；咸入肾。而饮食中的酸苦甘辛咸五味则拥有一些不同的作用。如酸味有敛汗、止汗、止泻、涩精、收缩小便等作用，如乌梅、山楂、山萸肉、石榴等。苦味有清热、泻火、燥湿、降气、解毒等作用，如橘皮、苦杏仁、苦瓜、苦荞麦、百合等。甘味即甜味，有补益、和缓、解痉挛等作用，如红糖、桂圆肉、蜂蜜、米面食品等。辛味有发散、行气、活血等作用，如姜、葱、蒜、辣椒、胡椒等。咸味有泻下、软坚、散结和补益阴血等作用，如盐、海带、紫菜、海蜇等。

尤其需要强调的是中医“心肝脾肺肾”五脏概念和功能与现代医学的“心肝脾肺肾”不是完全相同的。心也不例外，理解时此“心”非彼“心”。中医所说的“心”是位居胸中，有主血脉（血肉之心），主藏神，主神志（神明之心）的功能，其华在面，开窍于舌，在志为喜，在液为汗（汗为心之液），且心与小肠相表里。而西医“心”是进行人体血液循环的器官，包括心脏的心肌、瓣膜、血管、神经、传导系统等心血管系统的生理情况及病理改变。功能有所重叠但不完全一样。

二、养心循何法？

《黄帝内经》上讲“恬惔虚无”，即保持平淡宁静、乐观豁达、凝神自娱的心境对养生是很有裨益的。“养心”就是保持和拥有心理平衡的重要方法。人的情志变化是机体对外界刺激的客观反应，与脏腑功能密切相关。情志变化是人主体活动的外在表现，在正常情况下并不致病。但异常的情志变化，暴发性情志障碍可引发疾病。人不能没有七情六欲，但要调控在适当生理范围之内。养心是有方法的，今天给大家介绍以下具体的方法。

1. 情志养心法

中医讲心主神志，心是五脏六腑之主，它主管人的精神活动，所谓主明则下安，心动则五脏六腑皆摇。所以养心神，保持身心健康具有十分重要的意义。中医有“怒伤肝，喜伤心，思伤脾，悲伤肺，恐伤肾”的理论，又有“怒则气上，喜则气缓，悲则气消，恐则气下，寒则气收，热则气泄，惊则气乱，劳则气耗，思则气结。”之说，所以情志不可过激，过度则生疾病。

2. 食疗养心法

前面讲到五脏与五味的关系，具体讲五味中苦味是入心经的，因此可适当多吃些苦味的蔬菜。下面两个食疗方在夏季可选用。

苦瓜粥：材料：苦瓜 100 g，冰糖 20 g，精盐 2g，粳米 100 g；

百合莲子粥：材料：莲子 50 g，百合 50 g，冰糖 20 g，粳米 100 g。熬粥。当然，也可以炒着吃苦瓜，百合，莴苣等，也可以喝苦荞茶。

从五色与五脏的关系来讲，红色食物是养心的。包括胡萝卜、番茄、红薯、草莓等。红色食物进入人体后可入心、入血，具有益气补血作用。现代医学研究表明具有促进血液、淋巴液生成的作用，红色食物可增强体力，缓解因工作生活压力造成的疲劳，尤其是其富含番茄红素对心血管系统具有保护作用，有抗氧化，降低胆固醇，保护体内细胞作用。

夏季汗出较多，津伤气耗，可选择喝药茶的方法弥补：

对于体质虚弱，热伤气津而神疲乏力、头晕、口渴、汗多者，可选用西洋参 6 片、麦冬 10 粒，每日开水浸泡代茶饮，有益气养阴、生津之功效。

对于口干口渴，疲乏者，可用黄精石斛饮，材料：石斛 6～9 g，黄精 10 g。沸水冲服，用作茶喝，一天 3 到 5 次，一日一剂。

对于(高血压)肝火偏盛而烦躁、眼花、目红、头痛、头昏、口苦口干者，可用菊花 10 朵、决明子 6 g，开水浸泡代茶饮，有清肝明目之功效。

对于(口腔溃疡)心火上炎而出现心烦、口渴、睡眠不实的人，可用莲子心 3 g、栀子 6 g、酸枣仁 6 g，开水浸泡代茶饮，有清心除烦安神的功效。

三、经络养心法

(1) 耳穴养心法，选择神门、心、交感、皮质下等穴位进行耳穴埋豆，具有养心安神，减轻胸闷心悸失眠等作用。

(2) 穴位按压法，第一个是极泉穴(腋窝正中，腋动脉搏动处)。极泉穴对于冠心病和肺心病都有一定的疗效，也可用于上肢不遂、心绞痛等的辅助治疗。具体方法：向外展开手臂，另一手食指触摸极泉穴，并在穴位附近找到条索状，此时，固定食指并使指尖轻轻上扣，来回弹拨条索状物，弹拨时会有全手电麻感。注意，弹拨极泉时，最好在食指和穴位之间隔一层布，一方面可减少患者的刺痒，另一方面也会增加食指与穴位处皮肤的摩擦，便于操作。另外弹拨时，可作深呼吸。

第二个神门穴（腕横纹尺侧端凹陷中，小拇指一侧）：神门穴对于心慌心烦，健忘失眠等有很好的疗效。神门穴是我们随身携带的安神枕，特别对于经常失眠的朋友，此穴非常有用。平常，可用大拇指指肚缓慢而轻柔的按摩此穴。

第三个内关穴（腕横纹上两寸正中间），有益心安神、和胃降逆、宽胸理气、镇定止痛之功，位于手臂内侧，腕横纹上两寸。可帮助入眠，可调节自主神经，疏解压力，解除疲劳，改善胸痛、心悸、盗汗，头晕目眩。

第四个膻中穴，（两乳之间，心包的募穴）有宁心神，开胸除闷等作用，按摩时用指腹稍用力揉压穴位，每次揉压约五秒，休息三秒。生气时可以往下捋一百下左右，可以达到顺气的作用。

养生一事，贵在坚持，生活起居都应注意，避风寒，不要直接对着空调吹，春夏养阳，秋冬养阴，冰冷少进，按时睡眠宜早起，睡“子午觉”，迈开腿，管住嘴，做有氧运动，运动时间每次半小时，最好每天坚持，或最少每周 5 次，运动方式以中等量为宜，不要剧烈运动，达到目标心率（目标心率简易算法：170－年龄）最好等等。最后，要强调的是，各种养生的办法都是强调阴阳平衡，五脏平衡，不能偏颇，才是养生的最高境界，希望大家健康长寿！

中医对孕产妇的好处

李淑萍

孕妇是一个比较特殊的群体，所有做过妈妈的人都知道，十月怀胎是多么的辛苦与不易。但是在妈妈肚子里的孩子是没有这个觉悟的，不仅会让妈妈们产生不适，还会因为母亲的“小失误”，而滑胎、流产等等。因此即将做母亲的孕妇们在孕产期可以采用一些中医药措施安胎保胎、促进产后恢复。

一、中医药安胎保胎

流产有先兆流产、难免流产、完全流产、不全流产、稽留流产、习惯性流产、感染性流产等 7 种。保胎主要适于先兆流产和习惯性流产两种，因为其它流产已不能继续保胎。对前两种流产，中医要辨证使用中药。

作者简介：李淑萍，常州市中医医院女子保健科主任、主任中医师。

如怀孕早期，阴道少量出血，伴腰部疼痛，小腹坠痛，两腿酸软，小便频繁，夜尿多甚至失禁者，多因肾虚所致，可服“寿胎丸”以固肾安胎；若出现阴道少量出血，伴有腰腹胀痛或坠痛，精神萎靡不振，面色白光白浮肿，心悸气短者，多因气血虚弱所致，可以补气养血，固肾安胎；若出现阴道出血，胎动下坠，腰腹坠痛，伴有心烦不安，手足心热，口干咽燥，或有潮热，小便短赤，大便干燥，舌有黄苔者，多因血热所致，可以滋阴清热，养血安胎；如果因外伤所致，可以补气和血，固摄安胎。

在使用保胎药的同时，孕妇应卧床休息，减少妇科检查，禁止性生活，以便提高中药治疗流产的效果。

二、中医药产后恢复

在宝宝顺利降生之后，对于产妇而言，做好产后的恢复便自然提上了日程。新妈妈们可以采用中医药调理各种产后不适。临产过程中由于宫缩痛，导致过多的空气进入胃肠引起肠胀气；术后由于腹部切口疼痛，影响早期活动，所以很容易造成腹胀，肠蠕动较慢。加之术后产妇出汗较多，以及术中、术后一定量的出血，会导致阴津、阴血不足。此时，产妇可用中医药调理。

产后病多以“亡血伤津、瘀血内阻、多虚多瘀”为特点，广泛流传于民间的“生化汤”和“下乳涌泉散”对治疗产后疾病也颇为有效。生化汤可起到活血化瘀、祛瘀生新的作用，促进子宫复原，排出体内瘀血，补血养血，促进产后身体早日康复；下乳涌泉散对促进产后乳汁分泌，有明显疗效。

对剖宫产术后的产妇可辨证运用中药，促进肠蠕动，补益气血，使其早日下床活动；还可运用中药外敷伤口，清热解毒、消肿散结，这对腹部伤口的愈合以及切口美观都可起到较好的作用。同时，结合其他中医药治疗，如针灸、按摩、中药足疗等方法，疏通经络、调和气血、调理脏腑、活血祛瘀可使产妇尽快消除疲劳，恢复体力，也有助于产后妇女恢复体质和身材。

三、合理科学坐月子

产妇生产后身子较虚弱，在月子里补养身体很重要。中医认为，产妇在坐月子期间应根据环境的变化和自身体质特征，合理膳食。坐月子有三个阶段，要注意“一排、二调、三补”，具体是将产后一个月按周划分，每周根据需要吃不同的食品。

第一周，主要是要把多余的水分和毒素以及恶露排出体外，可喝生化汤，吃麻油炒猪肝等。生化汤是一付很好的中药方剂，主要功能是使子宫尽快排出恶露，帮助它恢复正常的位置和形状。第二周，主要是增强体质和恢复脏腑的功能，恢复骨盆位置，可吃炒腰子和杜仲粉，有助于缓解尾椎骨等骨疼。产后不易猛补，因为产妇刚生产完身体比较虚弱，吃多了吸收不了，只会加重身体的负担。到了产后第三周，该排的已经排完，此时可以开始进补身体了。

建议正在坐月子的新妈妈们要适当吃蔬菜。冬季盛产的菠菜是不错的选择，菠菜含有丰富的叶酸和锌。月子期间，每天如能保证吃上一大盘蔬菜沙拉，不但能促进食欲，更可以满足哺乳期母亲一天所需的大部分维生素、矿物质等营养素，有助于产妇温和补身，身体尽快康复。

生产后，新妈妈体内钙的流失量较大，适量补钙可防止骨质疏松。对此，产妇们一定不要忽视。冬季天气寒冷，产妇无法开窗晒太阳，这样不利于钙的合成和利用。如果妈妈体内缺钙严重，容易导致骨密度降低，出现骨质疏松的症状，常见的有下肢浮肿，腰背酸痛，牙齿松动等，重者会导致身材变矮、骨盆变形，严重影响人的体形。但是，也不能大量服用钙片。孕妇补钙要适当，尤其要注意微量元素之间的平衡，否则极易造成顾此失彼。

女人，请善待自己

常　惠

一周前，临下班的时候，我的诊室急匆匆走进一位病人。

“平时太忙了，今天还是抽了个空档才来的，一定耽误您下班了，实在不好意思。”病人为自己在下班时来就诊表示歉意。“没关系”我顺着她的话回了句。

病人今年三十六岁，是我市某外企的销售经理。最近的她频频出现烦躁、失眠、月经紊乱等症状，工作中对下属还经常大发“无名火”，事后又为自己的失控而后悔。繁忙的工作使她忽视了自己身体出现的一系列不正常信号，直到有一天她的一位闺密提醒她：“你是不是更年期到了……”这才引起了林女士的警觉。

在与她的交流中，我更多地了解了她身体的信息：早在两年前，34 岁的林女士月经有些不正常了，不仅月经量骤减，还延迟时间。后来，不仅月经乱了，还开始潮汗、烦躁。

经过询问，她近期没有吃药、减肥或突然压力增大等导致月经异常情况。于是，我建议她最好做个性激素水平的测定。

昨日，林女士拿着化验报告单再次找到我，我看了一下报告单，与我的猜测很吻合，其雌激素的数值已经出现更年期的特征性改变——结果出来了，雌激素水平低下，黄体生成素、促卵泡激素水平升高。显示其更年期提前、卵巢早衰。

近年来，在我院的妇科门诊中，类似于林女士这样早衰的病人为数不少，此类

作者简介：常惠，常州市中医医院妇科主任、主任中医师，常州市医学会妇产科学分会委员。

病人，多被称作“白骨精(白领、骨干、精英的简称)”。现代社会造就了白骨精，但也残酷地影响着她们的身心健康，早衰在“白骨精”身上如影随形，摆也摆不掉。

卵巢功能减退在10多年前是很少的现象，如今月经量少甚至闭经的病人真是越来越多，尤其是年轻的白领。有关资料显示，在30岁至40岁的白领女性中，27%的人存在不同程度的卵巢早衰症状，如腰酸、心烦易怒、月经量或质的改变。40岁至55岁的女性中，近50%的女性提前出现更年期症状。

国外的医学心理学研究发现，人类所患疾病中65%至90%与心理上的压抑密切相关。30至40岁的白领女性许多工作都小有成就，但精神却天天处于高度紧张状态。巨大的工作及心理压力使她们体内大脑皮层、垂体、性腺轴功能失调，激素分泌水平降低或突然消失，导致出现更年期提前状况。就我所接待的病人中，还有相当一部分女性对卵巢功能早衰不在意，甚至认为不来月经倒轻松，根本不到医院治疗。等到闭经了、月经不正常了，才紧张就医。

在我们的周围，生存着这样一群女性，她们在生活中扮演着太多的角色，而她们对自己的要求又很高，在家庭里，既是妻子、又是媳妇和母亲，于是她们力争做一个贤惠的妻子、孝顺的媳妇、慈爱的母亲；在单位里，更是骨干，于是她们又努力去做一个优秀的员工、出色的领导。于是她们每天忙碌着，在忙碌中常常忘却了自己。于是，许多疾病却开始惦记起她们来。

在此，我要提醒广大女性朋友，尤其是那些整天忙于工作的白领女性们，不要做拼命三郎，要善待自己。善待自己首先是善待自己的身体，有了好的身体，才能爱生活，爱家庭，爱事业；要学会缓解压力，不要给自己定过高的目标，人的精力是有限的，人要是过于追求完美，就不是正常的心理了，所以设定的目标一定要切合实际；处理好家庭工作之间的关系，只有张开家庭和工作的两个隐形的翅膀，才是完美的女人；要学会调节自己的生活，除了工作要有自己的兴趣爱好，有自己的小天地。必须学会和提高自我调节及控制的能力，保持精神愉快。多和家人共处，尽可能把职场中的压力和家人倾诉，宣泄和排解也能减少隐形更年期的发生几率。

一旦出现更年期提前的症状，要及时调整饮食起居，注意睡眠，适量运动，多吃豆类制品以及新鲜的蔬菜水果，提高机体免疫力。也可以多吃一些快乐食品，包括苹果、牛奶、小米，香蕉等。

解决失眠困扰的三个心理策略

方红丽

夜深了,你是否还在数星星,等待睡意来袭?

东方微白,你是否还在辗转反侧,一夜未眠,让你感到特别疲惫?

其实,很多情况下,失眠的始发与维持往往与心理因素有关。

心理因素包括精神紧张、睡前过度兴奋、急性或慢性忧郁、恐惧、急性或慢性焦虑、烦闷等。典型情况是:生活事件带来心理冲突,心理冲突引起情绪压力,情绪压力导致生理警醒水平升高,从而发生失眠。如果刺激因素持久存在,或者当事人不能从心理上有效地作出适应,则失眠会迁延下去;而且,随着时间的迁延,环境中很多无关因素可以变成失眠的条件刺激,如工作和学习压力过重、睡觉的环境改变、噪音、光、空气污染;另外晚餐过饱、睡前饮茶和咖啡这些不良生活习惯和昼夜生活节奏的紊乱、药物和酒的影响等都可能会引起失眠。

失眠的人大都有以下共同的特点:

性格敏感、多疑、自信心不足、固执、犹豫不决、完美主义、爱担心焦虑。对偶尔的几次失眠造成的头疼、注意力涣散、记忆力下降等症状,总是感到忧心忡忡,耿耿于怀。他们每天工作都是无精打采,抱怨说:“唉!昨天晚上又没有睡好觉!今天简直没法工作!”到了晚上,他们总是想方设法地让自己“今天什么也别想,一定要睡个好觉!”但是,事与愿违,越想睡好觉,越睡不着,形成恶性循环。他们有的已经试过许多方法,吃药、练气功、听音乐、或者拼命克制自己的胡思乱想,结果都不奏效。

如何让失眠者心理不再受此干扰,以下几点可供参考:

首先,别把睡眠看得非常重要。

睡眠是让大脑和身体休息的最好方式,但体力劳动和锻炼也是让身心放松的另一最好方式。如果前一晚上没睡好,可以在早晨洗个热水澡,外出锻炼一下身体,精力一样充沛。而失眠患者往往认为睡眠是人生第一重要的事,整天想的就是怎样才能睡好觉,他不理解睡觉是为了保证健康,健康是为了工作,而工作并不是为了睡觉,也就是说:睡觉并不是人生的目标。另外,人每天只需要深度睡眠2～4个小时,其他是有梦睡眠,如果人真的一夜不睡,3天就可以让人的精神崩溃,但有的人说好多年都没怎么睡觉,可是他思维仍很正常,所以他的失眠问题并不是想象

作者简介:方红丽,常州市肿瘤医院科教科副科长、主治医师。

得那么严重，人应该相信自己的生命力。

其次，失眠时采取顺其自然的态度。

睡眠是人身体的自然反应，不要人为地去控制它，当你不控制情绪和思维时，20 分钟后自然而然地就会入睡了。有的人特别怕睡不着觉，有的总怕半夜醒来难以入睡，越怕就越清醒，又对自己的害怕感到紧张，结果形成恶性循环。正常人也会由于各种原因半夜醒来，不同的是，正常人并没有害怕和排斥的想法，不反省和讨厌自己，完全接受自己的自然状态，这样才能放松。

第三，不要刻意的补觉。

许多失眠者总觉得自己晚上没有睡好，白天一有时间就要补觉，白天睡得越多，晚上就越睡不着。不如多参加户外的体力活动，放松心情，尤其是睡觉前不要让大脑处于兴奋地思考状态，多做一些散步、爬楼梯、跳绳、洗衣服、拖地等简单枯燥乏味的体力活动，感到累了，困了再上床睡觉，然后以顺其自然的放松状态，进入睡眠。

经常失眠的人们，不妨尝试调整自己的一些生活方式和习惯，也许慢慢就拥有了健康的睡眠，一觉睡到天亮，也不再是奢望！

炎炎夏日，心脑血管病人如何安度？

徐正平

虽然已过立秋，强台风“苏迪罗”暂时刮走了中伏的暑气，然而偶尔从云间露出笑脸的太阳依然豪情万丈，闷热的感觉依然存在。医院里除了发热、胃肠炎的病人增多外，心脑血管疾病的病人也有增多趋势，有冠心病发作导致心绞痛乃至心梗、猝死的患者，也有高血压因血压突然升高并发脑出血的患者，还有一觉醒来一侧肢体麻木不能动的，夏季俨然成了心脑血管疾病高发的季节。

“不是说，天气热，血管扩张，血压下降，不用服用降压药了吗？”

三伏天，每次坐专家门诊的时候，总是会问上一句“夏天到了，是不是可以不吃降压药了！”

每次面对这个问题，我都要苦口婆心地劝说就诊者，其实在医院神经内科、神经外科住着好几例患有高血压而不注意监测血压变化，不规则服用降压药或者凭自我感觉服用降压药，直到出现言语含糊、饮水呛咳甚至肢体麻木、偏瘫后才到医

作者简介：徐正平，常州市肿瘤医院心内科主任、副主任医师，常州市医学会心血管病学分会委员。

院来就诊，发现血压高达200 mmHg以上。家住新北的44岁朱师傅，发现有高血压多年，一直凭感觉服用降压药，入夏以后，更是信奉夏季血管扩张，血压会自然下降而没有服用降压药，8月上旬的一天，朱师傅起床的时候自感右侧肢体乏力，随即昏倒在地，送到医院检查发现其“左基地节区脑出血”。

夏季随着气温升高，血管会有所扩张，部分高血压患者可能会出现不服用降压药物血压依然正常的情况，但是高血压患者绝对不能自行调整用药或者停服降压药，一定要在医师的指导下调整用药剂量，并定期监测血压的变化。

目前很多患者服用的是长效降压药，除了降压作用外还具有抗动脉粥样硬化的作用，高血压患者不能简单的凭血压高低来衡量自己是否要服用降压药。

“夏天胃口不好，一般不吃油腻的食物，是不是可以不吃降脂药了?”

很多市民存在着这样的误解，认为不吃高脂食物，就可以不服用降脂药，其实降脂药除了降低血脂以外，还有抗动脉粥样硬化和稳定斑块的作用。

高血压只是心血管疾病的一个窗口，在我国的高血压患者有一个突出的特点就是，一旦确诊往往已经伴有多种心血管疾病的危险因素了，如动脉粥样硬化，而动脉粥样硬化与血脂有莫大的关系，高血压患者往往伴有高血脂，短时间内的清淡饮食并不能降低血脂，故而在夏季饮食即便清淡，也要坚持服用降脂药。

另外，夏季，有些人消化功能减退，食欲下降，可以多吃一些新鲜蔬菜、水果，饮食宜清淡易消化，适当增加富含钾、镁的食物，如芹菜、黄瓜、大蒜、绿豆及香蕉等，钾和镁既可保护心血管，又可促进钠的排泄，有利于保持血压稳定。饮食上要“红黄绿白黑”搭配好：“红”指每日饮用葡萄酒50～100毫升，切勿贪杯；“黄”指西红柿、胡萝卜等；“绿”指绿叶蔬菜，每日适量；“白”指燕麦粉、脱脂奶粉等；“黑”指黑木耳、黑芝麻等。将膳食中的盐包括所有食物中的钠折合成盐，减少到每日平均4～6克。

“夏季出汗多，要多喝水！记得要多喝水！多喝水！”重要的事情说三遍！

炎炎夏日，人体主要靠蒸发汗液来散热，体内水分通过汗液大量蒸发导致血液黏稠度升高，加上气温升高后，人体皮下血管扩张，皮肤血流量比平时增加3～5倍左右，回心血流量减少，直接影响心肌供血，双重因素会引发心肌梗死或者脑血栓发生。

市民李先生，刚过不惑之年，体型微胖，5年前发现有血压高，也没有当回事，平时不爱喝水。2年前因为不爱喝水，而患上了肾结石，进行了手术治疗。可即便是这样，他还是没有养成喝水的习惯。前几天一觉醒来，发现自己左侧肢体麻木，走路也有点拖沓，连忙到医院新北院区神经内科检查，居然脑梗了！

夏季一定要及时喝水，不渴也要喝水！清晨醒来，是全天血液最浓缩的时候，喝一杯温开水，可降低血液黏稠度，增加循环血容量，促进血液循环，排除体内毒素。一般每天有 1 500 ml 尿量，尿液清澈透明，就表示体内水分充足。特别提醒，有些老人甚至年轻人害怕夜尿增多影响睡眠而不及时饮水，我的习惯是入睡前 1 小时内避免大量饮水，但我会稍微抿上两口。

夏季也可以常喝如绿豆汤、莲子汤、百合汤、菊花茶、荷叶茶等，既可补充水分，又能清热解暑，但是不能喝含咖啡因的饮料。

46 岁的安盛集团董事长冒着酷暑跑步中暑死亡，心脑血管病人夏季如何锻炼？

46 岁的安盛集团董事长酷暑跑步中暑身亡，让更多人有借口窝在家里不锻炼，其实心脑血管病人仍然要注意适当的锻炼身体，但应避免在高温、高湿和通风不良的环境下进行，切忌在烈日下锻炼。傍晚时分，心血管功能是最稳定的时间段，而且天气也较为凉爽，是适合锻炼的时候，活动时一定要适度，以不感到疲劳为度，切勿盲目加大运动量，时间不宜超过 1 小时，以防能量消耗过大，影响血压和体温调节中枢，诱发血压骤增，加重心脏负担，甚至危及生命。

此外，心脑血管病人要早睡早起，尽量保持每天有 7 个小时的睡眠时间，中午适当午睡以弥补夜间睡眠时间的不足。有专家调查，夏季午睡能降低脑卒中的冠心病的发病率。

再举一例，92 岁老太舍不得开空调，热成脑溢血死亡。

天气炎热，容易使人感觉烦躁、夜间入睡困难等，容易诱发心绞痛、脑溢血等，有心脑血管等慢性疾病的市民，适当开启空调，但温度不宜过低，不能低于 26 ℃，室内外温差控制在 6 ℃～8 ℃，每天定时开窗通风，保持空气新鲜。

另外，夏季不要喝大量冰镇饮品，尤其是心脑血管病人，因为食道在心脏的后侧，胃在心脏底下，冰镇食品经食道到胃，心脏遇冷收缩，容易发生心绞痛、心肌梗死，且冷食容易升高血压。

另外，出汗多不宜洗冷水澡。盛夏季节，人的体表毛细血管扩张，汗腺全部开放，突然遇冷，体表血管和汗腺会收缩关闭，使体内存在的大量余热散发不出来而导致中暑，此外，血管的收缩会导致血压升高，诱导心脑血管疾病的发生。据测定，盛夏洗温水澡其排汗量约为正常排汗量的 25 倍，能使汗腺更加通畅，更好地发挥散热功能，皮肤也能洗得更干净。

夏季是心脑血管疾病高发的季节，但只要坚持服药、科学降压、科学饮食、科学锻炼，一定能安度盛夏。（潘亚芬整理）

过节，牙齿表示很累很受伤！

秦　涛

再过几天，就是中国的传统节日春节了。

春节期间大家走亲访友，外出游玩，一般都会安排得丰富多彩，图的是吃好，玩好。然而每每春节过后，医院口腔科门诊都会特别繁忙，出现某些疾病明显高发的现象。

春节期间易发的口腔病症有口腔溃疡、智齿冠周炎和颞下颌关节病。

这里讲的口腔溃疡是指复发性口腔溃疡，此类病人一般都有反复口腔溃疡发作的病史，春节期间由于大量进食荤腥肉食，而纤维素、维生素类等往往摄入相对要少，胃肠消化食物的压力大增，功能容易失调；过节经常吃的瓜子、花生等煎炒零食食性干燥，中医认为易致“上火”。这些都易诱发口腔溃疡。春节期间许多人棋牌等娱乐内容丰富，没有节制的话，连续熬夜，休息不好，身体免疫力下降等也是导致身体健康出现问题的重要原因。

智齿冠周炎就是第三磨牙周边的牙龈等软组织感染发炎，严重的会导致发热、张口困难，局部肿痛、化脓等，之所以春节期间高发，除了前面讲的与口腔溃疡发病相同的因素以外，中国人过年过节几乎就是各种各样的“吃”，吃得多，吃得频繁，再加坚果肉类口香糖等硬、韧的食物吃得多，难免会损伤智齿的冠周组织，非常容易诱发智齿冠周炎。

同样被“吃”所累的还有颞下颌关节，春节期间它们的负担明显加重，很容易引起关节及周围软硬组织的损伤，产生无菌性炎症和一系列的功能紊乱。最常见的是双耳屏前关节区域疼痛，张闭口时关节弹响，张口受限，咀嚼无力或疼痛。除了因吃加重负担，环境温度低，关节周围韧带弹性差易受伤也是原因之一。

另外，春节期间口腔科门诊还会遇到牙齿意外伤害——牙齿折裂，主要与吃过硬的食物有关，特别是牙髓治疗过的牙，质地脆、强度差，容易崩裂。原有口腔黏膜病的患者春节期间由于局部刺激、全身免疫状况改变等也往往会趁机作乱。春节燃放烟花爆竹、出行发生车祸等也首先容易伤及口腔颌面部，是口腔科急诊的主要内容之一。

所以，仅以口腔科“节日疾病”而言，还是要重在预防，重点管好“吃”这一关，就可以有效防止节日口腔问题的发生。节日期间还应注意休息，饮食有度，合理安排

作者简介：秦涛，常州市肿瘤医院口腔科副主任医师。

节日行程,做到身体健康、精神娱乐两不误,过一个安乐祥和的春节。

吃大蒜预防胃癌? 我来告诉你更多真相!

卢绪菁

吃大蒜预防胃癌?!

“山东人吃大蒜,所以胃癌少!”相信很多人都看到过这则微信,其实不然,在山东有两个地方胃癌的发病率正好呈一个反比现象。对于山东的胃癌发病情况,我来自山东日照,我有话要说。

在山东临朐和苍山,这两个相隔仅 200 公里乡镇,临朐的胃癌死亡率是苍山的 10 倍,而且临朐是全国胃癌四大高发区之一。北京大学胃癌防治专家马峻岭曾经到两地实地探访过,发现在临朐家家户户门口都有一两缸咸菜,咸菜水从来不换新的,水少了就加,村民们就爱那陈咸菜的味,平时煮菜也喜欢用粗盐,而且味道比较重。在苍山,专家们也遇到了重口味,不过苍山人是喜欢吃大蒜,人均每年要吃掉 6 公斤大蒜,苍山,整个空气都弥漫着大蒜味。这个现象也证实了大蒜可以降低胃癌的发病率,而腌制食物是胃癌发病诱因之一。这种现象在我们江苏省也有,譬如大蒜洋葱之乡邳州,属于胃癌发病率低的地区之一。而我们的邻居扬中市,因其市民有食用烟熏盐渍食物的传统,胃癌发病率相对较高。

前几年,国内就研究发现,葱蒜中富含有机硫化合物,而有机硫化合物能够抑制胃肠道细菌把亚硝酸盐转为亚硝胺,从而抑制胃癌的发生。世界卫生组织将幽门螺杆菌列为胃癌的首要致癌因子,当有机硫化合物浓度达到 40 μg/ML 时,能有效抑制幽门螺杆菌感染,清除胃内幽门螺杆菌感染,可使胃癌发病风险降低 40%。

其实大蒜的抗菌作用是天然植物中最强的一种,对多种球菌、杆菌、真菌、病毒多有抑制或者杀灭的作用,有个传统经验方:用大蒜、葱白、生姜煮汤喝,能预防感冒。近年来,大蒜的更多功效被发现,排毒清肠、降低血糖、防治心血管疾病、保护肝脏等。

要想把大蒜的功能发挥出来,那一定要生吃大蒜,因为大蒜遇热就会失去功效,生吃大蒜的方法如下:大蒜碾碎,然后放置 10～15 分钟,让大蒜素与空气充分作用后,再食用,那样效果更好。但是,大蒜不能空腹吃,否则为造成胃部不适,另外,也不能多吃,尤其是有眼疾的市民。吃完大蒜后,嚼几粒花生米、喝几口牛奶,

---

作者简介:卢绪菁,常州市肿瘤医院放疗科副主任、主任医师,常州市医学会放射肿瘤治疗学分会委员。

就能去掉嘴里的大蒜味。

防胃癌，从少吃盐，多吃新鲜食物，多吃大蒜开始。

可是，胃癌的预防，不仅要管住嘴，还要注重健康体检。

中日韩是世界三个胃癌大国，超过4成的胃癌病例发生在我国，这与我国人口多有关，但更多的与我们的饮食习惯、预防疾病的理念有关。在日本，年过40岁的市民就会有意识地进行胃癌早期筛查，每年进行胃镜检查。而在国内，市民总感觉没有症状就没有必要检查，甚至还拒绝胃镜检查。

今年1月份，家住新北的丁先生在市肿瘤医院新北院区治疗反复发作的鼻炎时，无意中发现早期胃癌而切除了1/2的胃。“如果当时医生没有问我的病史，如果我隐瞒了我的胃病史，我肯定不会去做胃镜检查的，那么我就发现不了早期胃癌！”丁先生在接受电视台采访的时候说。原来，丁先生年轻的时候，因为饮食不规律，经常出现反酸、嗳气、胃部隐痛等症状，但他一直没有勇气去做胃镜检查，这次去医院因为鼻炎的发作实在难受才走进医院，当时医生听说他有胃病史的时候，就一直劝他做胃镜检查。丁先生也犹豫了半天才接受的胃镜检查，最终发现其胃部有两处病变，一处确诊为癌，另一处为不典型增生，属于癌前病变。

癌症的预防，除了注意饮食卫生，养成健康的生活习惯以外，定期进行胃镜检查等早期筛查，才是有效的手段。所以，市民如果平时有胃部不适、反酸、嗳气等症状时，一定要到正规医院进行检查，尤其是年过40岁、有家族史的市民。早期胃癌治疗后5年生存率可达到90％以上。

“做胃镜太难受了，那么长的管子从嘴里，一直要伸到胃里，想想也害怕的！”很多市民不敢走进医院进行胃镜检查的原因就在此，然而，医学在发展，胃镜技术也越来越成熟，从硬式内镜到半屈式直至今天的纤维胃镜，镜身越来越柔软，可充分弯曲，给患者带来更多的舒适度，同时现在可以开展无痛胃镜，让病人在睡眠中完成胃镜的检查。目前，肿瘤医院常规开展无痛胃镜、胶囊胃镜等检查项目，从而增加了市民胃镜检查的依从性。（潘亚芬整理）

慢性胃炎：“养”大于“治”

李　飞

肚子胀，不想吃饭，是日常生活中大家都难免常会有的感觉，我们大都认为是吃撑着了，饿几天就会好点。可是，到医院一检查才知道自己是得了慢性胃炎。

作者简介：李飞，常州市肿瘤医院内科主治医师。

慢性胃炎为临床最常见的消化系统疾病，多以中年以上人群好发，且随年龄增长发病率有增加的趋势。通常症状主要为上腹痛、消化不良、呕血、黑便。而且反复发作，无规律性腹痛、疼痛经常出现于进食过程中或餐后及多数位于上腹部和脐周。轻者间歇性隐痛或钝疼，严重者表现为剧烈疼痛。慢性胃炎的六大诱因：①精神因素：过度的精神刺激、忧郁以及其它精神因素反复作用于大脑皮质，造成大脑皮质功能失调，导致胃壁血管的痉挛性收缩，胃粘膜发生炎症或溃疡。②细菌及其毒素的作用：由于鼻、口腔、咽喉等部位感染病灶的细菌或毒素不断地被吞入胃内；或胃内缺乏胃酸，细菌易在胃内繁殖，长期作用而引起慢性胃炎。③刺激物：长期服用对胃有刺激的药物、食物及进食粗糙食物或吸烟等，这些因素反复作用于胃粘膜，使其充血水肿。④胃黏膜长期淤血缺氧：如充血性心力衰竭或门脉高压症的病人，胃粘膜长期处于淤血、缺氧，引起营养障碍导致胃炎。⑤急性胃炎治疗不当：急性胃炎如果治疗不当，迁延不愈可转变为慢性胃炎。⑥胃酸缺乏：当胃酸缺乏时，细菌容易在胃内繁殖，也可造成慢性胃炎。此外，营养缺乏、内分泌功能障碍、免疫功能异常、消化道弯曲杆菌感染等都可引起慢性胃炎。

慢性病大多是“三分治、七分养”，对于慢性胃炎而言，也不例外。有资料表明：所有痊愈的慢性胃炎患者，他们都十分注重日常的保健。而慢性胃炎病情加重的患者，往往是疏忽保养，饮食无规律的人们。因此，每一位慢性胃炎患者必须要高度重视日常的胃部自我保护：

首先，态度要乐观。胃肠道是知冷知热而且十分脆弱的。我们平常的喜、怒、哀、乐，都会影响到我们的肠胃功能。这是因为人的消化腺分泌及胃肠的蠕动，都会受到神经系统的支配与调节，如果我们心情好，精神愉悦，肠胃的蠕动就会明显加快，消化液分泌就会增多，食欲自然也就会大增，消化也就加快，吸收功能加强。反之，闷闷不乐、精神抑郁等负性情绪常会影响消化，不利于慢性胃炎的康复。

其次，生活要规律。慢性胃炎患者中，不少人就是因为日常生活没有规律，晚睡晚起、不定时进食、暴饮暴食、过度烟酒、透支体力等因素所引起。因此，该类患者平时要注意保持规律的生活方式，每天保证充足的睡眠时间，适当地进行体育锻炼，提高自身体质；要杜绝烟酒，尽量少喝浓茶及咖啡；并避免过度劳累，保持充足的体力。

再者，要注意科学的饮食，戒烟戒酒，并注意合理用药，不能无规律使用，必须严格按照医生的医嘱进行调理：1. 宜软宜缓：宜软指饭食、蔬菜、鱼肉之品宜软烂，不宜食油煎、油炸、半熟之品及坚硬食物，既难于消化，而且有刺伤胃络之弊端。宜缓指细嚼慢咽，充分地咀嚼，唾液大量分泌，又有防癌和抗衰老的效果。2. 宜温宜洁：宜温指胃病患者不可过食冷瓜果，也不能因畏凉食而吃热烫饮食，这对食道和胃的损伤也很大。宜洁是指有胃病的人胃抵抗力差，应防止食物被污染，并注意食用器具的卫生。3.宜少宜精：宜少指不可过饥再吃东西，且吃东西一次不可过饱，不宜极渴时饮水，饮水一次不宜过多。晚饭宜少。宜精指少吃粗糙和粗纤维多的食物，尤其对于有消化不良的病人，要求食物要精工细作，富含营养。4.宜鲜宜淡：宜鲜是指吃适量新鲜蔬菜和水果，新鲜蔬菜水果可防癌，同时也指吃新鲜的食物，不食腐烂变质的食物。宜淡指宜吃清淡的素食。中医讲淡味是养胃的，清淡素食既易于消化吸收，又利于胃病的恢复，而且可使人长寿。新鲜蔬菜五谷都为健胃佳品，但食用不可过量。

脑健康日说脑健康

陈　姝

今天是脑健康日，你听说过数码痴呆吗？也许你有所耳闻！不就是少玩电脑手机吗？可是，你知道吗？心脑血管疾病越来越年轻化！

这绝对不是危言耸听！

我院神经外科收治过最年轻的脑溢血患者是23岁，一个连夜玩电脑游戏而晕倒在电脑前的小伙子。随着工作压力的增大，人们饮食不规律，嗜烟嗜酒，缺乏运动等，很多年轻人出现记忆力下降、脑出血、脑梗死等这些大脑疾病，而很多年轻人自恃年轻，不把一些症状当回事而延误治疗。

导致脑病低龄化的最重要因素，就是年轻人不合理的生活习惯。现在我们的饮食习惯是晚餐进食高脂食物，如吃肉、火锅、鸡等比较油腻的食物。而在夏天，部分年轻人喜欢到街边的烤肉摊吃烤肉、喝啤酒。而吃夜宵的习惯极易导致一些代谢性疾病，如高血压、高血脂、糖尿病、动脉硬化、血管狭窄等。如果没有及时干预治疗，下一步可能就会发展成脑出血。另外现在年轻人工作压力的增大，从早上起床到晚上入睡，有很多不良生活习惯损害身体也损害着大脑，如吸烟、饮酒、情绪紧张、睡眠障碍、不爱运动、饮食结构不合理等。

提醒：大脑亚健康应引起重视

脑健康受损主要分为两种：一是大脑出现症状，如脑卒中、脑炎等；一种是大脑“亚健康”，这些人一般在医院检查后，大脑无任何明显疾病，但是就会出现疲劳、反应能力降低、记忆力下降、不容易集中精神等症状。

大脑“亚健康”是由于精神压力长时间积蓄，大脑超负荷运转，妨碍了大脑细胞

作者简介：陈姝，常州市肿瘤医院神经外科主管护师。

对氧和营养的及时补充，使内分泌功能紊乱，从而导致脑疲劳，引起“亚健康”症状甚至患病。

如果有上述症状，另外有以下情况的市民，要注意做脑健康检查。

1. 年龄40岁以上者；

2. 感觉处于亚健康状态者；

3. 有脑血管病危险因素者：包括高血压、糖尿病、冠心病、高血脂、动脉粥样硬化、短暂性脑缺血发作（小中风）、代谢综合症、长期吸烟、长期饮酒者；

4. 有肢体无力或麻木者（即使是短暂无力或麻木也包括）；

5. 头痛、头晕、耳鸣者；

6. 情绪不佳、睡眠不好者；记忆力下降者；

7. 有颈椎病者。给大脑做体检时，主要注重；

8. 量体重、测血压、查肝功、查血糖血脂、查眼底、神经系统体格检查、神经心理评估、磁共振成像检查等。

预防脑部疾病，做到以下几点：

1. 少吃、多动！

2. 玩电脑要节制！

3. 劳逸要结合，保证有足够的休息时间！

肿瘤患者的饮食均衡

张 华

肿瘤患者在治疗期间，吃什么能抗癌，需要忌口什么，这是病人及家属都关心的话题。专家认为，一般来说，肿瘤病人的饮食应该以富含营养（高蛋白、高热量）、清淡、易消化为原则，对病情有影响的食物（也就是民间说的“发物”）应该尽量避免，而补品也没有特别神奇的效果，总之，肿瘤患者营养均衡是关键。

一直以来，在坊间都认为肿瘤病人应忌口，尤其是“发物”。“发物”主要是指能使疾病加重、诱导旧病复发的食物。虽然肿瘤患者应有所忌口，不过，专家认为，那种过分忌口，甚至连鸡蛋、鱼都不吃的做法也是要不得的。实际上，肿瘤病人的食谱不宜太窄，在脾胃消化吸收功能允许的情况下，通过饮食调理，能提高机体对手术、化疗和放疗的耐受力，改善全身状况，起到“扶正祛邪”作用，从而获得较好的远期疗效。

作者简介：张华，常州市肿瘤医院营养科科长。

有的患者经抗肿瘤治疗后，体质虚弱，于是大量进补。人参、虫草、灵芝、甲鱼等短期内大量食用，这也是不对的。中医学中有“虚不受补”之说。肿瘤患者经手术、放化疗后，食欲差，胃肠功能明显削弱。此时大量进补，机体不能有效吸收。一旦有碍“脾胃运化”功能，会使患者食欲更差，胃肠功能不易恢复，形成恶性循环，反而不利于患者恢复。建议肿瘤患者初期饮食宜清淡可口，由于肿瘤治疗是个长期的过程，进补不应急于一时，要循序渐进。

“饮食均衡是第一位，补品是次要的”。专家说，在饮食上懂得调理，可以最大程度上帮助病人康复，比如为防止或减轻骨髓抑制引起的白细胞、红细胞、血小板等的下降，病人可以多食益气补血、补肾填髓的食物，如阿胶、红枣、花生、核桃、桂圆、菠菜、牛奶、大豆、瘦肉、蛋黄、香菇等食物。在食欲不振的时候，可选择山楂、陈皮、佛手等泡茶喝，多吃些开胃小食以刺激食欲，如山楂糕、扁豆、山药以及柠檬蜜、西瓜汁、梨汁、马蹄汁等。

通过饮食均衡，摄取人体所需各种营养素，有助于肿瘤的康复，食疗也越来越得到人们的重视，肿瘤患者可以在专业营养师指导下，均衡膳食，提高机体免疫力。

产后 42 天，和新妈妈的“约会”

胡慧文

现在女性对产前检查十分重视，可生完宝宝后，面对崭新的小生命，新妈妈们却往往把绝大多数的注意力都放在了宝贝们的身上。加之各种新问题接踵而来，让新妈妈们手忙脚乱，而往往忽视了自己的身体健康。不少新妈妈会牢记出院时医生交代的新生儿满月体检，但对医生关照自己的产后 42 天体检却不以为然：“孩子顺利生下来就万事大吉啦，只要月子做好，恶露也干净了，什么产后检查根本没必要，忙孩子还来不及呢……”其实这种观念是不正确的，产后 42 天检查对新妈妈们十分重要。

为什么医生都建议产后 42 天去医院进行体检呢？其实，坐月子的意义，就是为了让新妈妈们在怀孕时体内所产生的生理、内分泌的变化，在分娩后经过“月子”里的休养，都逐渐恢复到怀孕前的状态。而科学研究表明，这个过程大概需要经过 42 天的时间。所以医生都建议在产后 42 天来院进行全面的健康体检，了解这些怀孕时的变化恢复的情况，看看你全身和生殖系统是否存在异常情况。产后检查能及时发现你隐藏的多种疾病，还能避免患病的妈妈对宝宝健康造成的影响，尤其

作者简介：胡慧文，常州市妇幼保健院妇保科医师。

对怀孕期间有过严重并发症的新妈妈更为重要。所以，请千万不要忘记医生的叮嘱，在产后 42 天时去医院做一次细致的检查。当然，也不是要求必须在产后的第 42 天当天来院体检，一般来说，在产后的 42～56 天内来院体检都是合适的。那么产后的首次来院体检又要检查些什么呢？

产后检查包括很多项目，除了检验血常规、尿常规和全身体检外，还要进行全面的妇科检查。大致分为以下几类：

1. 妇科检查：主要是检查盆腔器官，看子宫是否恢复正常、阴道内环境是否恢复正常，子宫颈有无炎症。如果新妈妈们产后出现恶露一直滴滴答答不干净的现象或者感觉恶露带异味、下腹隐痛等，那就需要进一步做个 B 超或其他辅助检查，看看子宫恢复的情况和子宫内膜情况以及是否存在盆腔炎症等。新妈妈们要放松心情，配合医生，千万不可以因为害羞或者紧张而拒绝妇科检查哦。

2. 伤口愈合情况：不管剖宫产还是顺产侧切，新妈妈们在生孩子时都会“挨上一刀”。尤其是剖宫产的新妈妈，伤口会对消化系统和泌尿生殖系统带来挤压，很多产妇因为怕疼，会减少或延迟手术后初期下床活动的时间，妨碍产后的恢复。所以产后要密切观察会阴和阴道的裂伤或缝合口愈合情况，防止伤口愈合不好出现感染。

3. 乳房检查：对于新妈妈来说，产后充满乳汁的乳房是非常娇嫩的。可是新妈妈们大部分却只知道如何喂奶，不懂如何护理好自己的乳房。经常因为涨乳、乳房疼痛而烦恼，有不少新妈妈更是反复乳腺炎发作甚至高热。不仅影响了乳汁的分泌，影响了产后自身的恢复，也会影响宝宝健康。

4. 盆底检查：盆底检查是什么东西？我们先来普及下什么是盆底肌肉。盆底肌肉平时就像一个吊床一样，支持着女性整个盆腔内的脏器，保持它们不因为地心引力、腹压等原因“脱岗”，同时参与着女性性快感和排尿排便功能。而妊娠和分娩会对盆底肌肉、神经带来一定程度上的损伤。就像一个橡皮筋，你一直不停的拉扯它，时间长了，皮筋原本的弹性会随之降低。同样道理，产后若不能及时进行盆底肌肉恢复训练，就容易影响自身的生活质量。会造成夫妻生活不和谐，严重的会发生打喷嚏咳嗽漏小便等尿失禁症状。所以新妈妈们在产后 42 天检查时要通过盆底检查了解自己的盆底情况，根据医生的建议进行针对性的训练治疗，更快更好的恢复盆底肌肉。

5. 其他检查：如果有产后合并症，如患有肝病、心脏病、肾炎等，还应该到内科检查；怀孕期间已有妊娠高血压综合症的妈妈们，还需要复查检查血常规和尿常规，观察是否异常、血压是否仍在继续升高、防止转为慢性高血压。对于产后无奶或奶少的，可以请教医生进行饮食指导和食物、药物治疗。

儿童健康体检，不能忽略的检查项目

孙　燕

小康是一个怀孕八个月就出生的早产儿，父母花了好几万块钱才把他抢救存活，妈妈的尽心带养使小康不到六个月就长得和足月儿一般结实，可是细心的妈妈也发现，儿子似乎没有其他宝宝那样灵活，喊他也经常没反应，于是才带着孩子去体检，经检查发现小康存在听力障碍、视力障碍、运动发育迟缓等问题，需进一步进行专科检查和治疗。此时的父母后悔莫及，本以为孩子长得好就可以了，没想到还存在那么多问题，而有些问题因为发现得晚，已错过了最佳治疗时间。其实，不只是早产儿，在健康的足月儿当中也有视力、听力、智力、运动、情绪、学习能力障碍的发生。儿童是父母的希望，是祖国的未来，关注儿童身心健康尤为重要，因此儿童健康体检不容忽视。虽然一些家庭经常给孩子做体检，但只重视身高、体重、贫血等生长发育方面的指标，有些该重视的体检项目往往被忽略，特别是高危儿童，那么儿童做体检时哪些项目不应被忽略呢？常州市妇幼保健院儿保科专家提醒您，以下七项检查不能忽略：

1. 儿童视力检测。据调查，每 100 个学龄前儿童中就会有两个孩子患有弱视，治疗弱视时年龄越小其治疗的效果就越好。因此儿童体检时不要忽略视力检查，以防延误孩子的最佳治疗时间。建议家长在 6 个月开始进行检测，每半年随访一次。常用的检测方法有选择性观看、伟伦视力检查等。

2. 早产儿视网膜病变筛查。随着围产医学及新生儿科的发展，越来越多的早产儿被抢救存活，早产儿视网膜病变被逐渐重视。通过间接眼底镜为早产儿进行 ROP(早产儿视网膜病变)筛查，及时治疗，可以避免失明。筛查对象：孕周小于 34 周的早产儿或出生体重＜2 000 g 的低出生体重儿。筛查时间：生后 4～6 周或矫正胎龄 32 周。由眼科医师进行首次眼底病变筛查。

3. 高危新生儿脑干诱发电位(AABR)检查。新生儿重症监护病房(NICU)患儿致聋率是正常婴幼儿的 10 倍。国家卫生部明确要求高危儿须用自动听性脑干诱发电位(AABR)进行筛查，一般在孩子生后 72 小时进行首次筛查，未通过者于满月至 42 天内进行复筛。

4. 婴幼儿髋关节脱位检查。髋关节脱位是小儿比较常见的先天性畸形之一，会导致腿部残疾，走路瘸腿，由于婴幼儿早期症状不明显，往往随着月龄的增长、或者走路时才被发现，易错过非手术矫正期。因此儿童在健康体检时，应该常规进行

作者简介：孙燕，常州市妇幼保健院儿保科主治医师。

手法分髋检查，有条件可在出生6个月内采用髋关节B超筛查。

5. 儿童口腔检查。儿童口腔检查应根据儿童的年龄阶段，从牙齿发育、饮食、口腔卫生指导等方面予以指导教育。宝宝的乳牙较恒牙容易发生龋齿，而龋齿的形成不仅影响美观，还影响恒牙的萌出和序列整齐，因此在第一颗乳牙萌出后6个月内，家长应赴口腔科检查牙齿，请医生帮助判断孩子牙齿萌出情况，并评估其患龋病的风险。此后每半年检查一次牙齿。

6. 儿童心理行为筛查。儿童保健工作随着社会的发展而不断扩充着内涵，运动迟缓、智力落后、情绪障碍、自闭、注意力缺陷等心理行为问题被日益认知和关注。所以建议家长宝宝出生后每半年都要做一次发育评估，常用的方法有：DDST、NBNA、盖泽儿等，采用评估—治疗—再评估的模式，及时纠正偏离及异常，使宝宝回归正常的生长发育轨迹。

7. 儿童学习障碍筛查。“学习障碍”“注意力缺陷”“多动症”是近年来常州地区教育系统的新兴词。注意涣散、冲动任性和活动过，做事情往往有始无终、上课常常不听讲、很难集中思想做功课，这是小儿注意力缺陷的典型症状。大脑电生物反馈仪，可以进行注意力评估和治疗，学习能力可明显提升。这种无创的训练，并通过心理疏导，得到家长与老师的一致认可和推崇。

儿童定期健康检查的重要性

曹杰杰

儿童是祖国未来的花朵，儿童的身体健康对于家庭以及社会都有着重要的意义。然而，许多年轻的家长对于儿童定期健康检查却没有予以足够高的重视。医生要是通知您该给孩子吃“糖丸”、打预防针了，您肯定特别重视。但要告诉您该给孩子体检了，您可能就不大上心了，“孩子好好的，做什么体检呀！有时间就去，没时间就算了”又或者这次去体检了，下次体检又不知道是什么时候了。

生长发育是小儿不同于成人的基本特点。儿童时期是机体处于不断生长发育阶段，在形态和功能上都是随着年龄的增长而不断变化着。通过儿童定期健康检查，可以帮助家长及时发现儿童在生长发育过程中出现的这样或那样的问题，及时采取合理、有效的干预措施，促进儿童生长发育，保证儿童健康成长。为了孩子的身体健康，家长应该对儿童进行定期健康检查，然而，在现实生活中，年轻的父母们总是凭经验、凭肉眼观察判断孩子是否健康，认为孩子欢蹦乱跳就没毛病，其实这

作者简介：曹杰杰，常州市妇幼保健院保健部医师。

是错误的。因为有一些疾病肉眼不能看到，凭经验很难判定。比如有的家长凭经验认为自己的孩子营养充足，可健康检查时按世界卫生组织(WHO)制定的“年龄别身高”“年龄别体重”“身高别体重”3项标准衡量，这个孩子有可能是营养不良。

生命最初的1 000天，即从怀孕到2岁期间的母婴营养影响人一生的健康。这一时期营养不良给儿童带来的近期和远期危害是不可逆转的，也是不可弥补的。近期危害表现为体格和智力发育迟缓，患病率和死亡率增加；远期危害表现为智力发育滞后，学习和工作能力下降，患心血管疾病、糖尿病、高血压等慢性病的风险增加。定期健康检查可定期、连续地对儿童进行生长发育监测和评估，特别是生长发育曲线的描绘，能够根据描绘出的曲线判断该儿童在此段时间的生长速度是正常、增长不良或过速，纵向观察儿童生长速度可掌握个体儿童自身的生长轨迹，早期发现儿童生长发育偏离或异常情况，及时进行干预，同时，在检查过程中医生会针对儿童营养、喂养、心理行为发育、疾病和伤害预防提供科学育儿知识和相关技能指导，促进儿童生长发育。

儿童定期健康检查如此重要，家长们应知道点什么呢?

一、儿童健康检查时间

婴幼儿至少4次，建议分别在3、6、8和12月龄；3岁及以下儿童每年至少2次，每次间隔6个月，时间在1岁半、2岁、2岁半和3岁；3岁以上儿童每年至少1次。可根据儿童个体情况，结合预防接种时间或实际情况适当调整检查时间、增加检查次数。

二、儿童健康检查内容

1. 健康情况的询问。包括喂养及饮食史、生长发育史、生活习惯、过敏史及患病情况。

2. 儿童体格测量。包括体重、身长(身高)和头围测量。

3. 体格检查。指儿童全身各系统的体格检查包括一般情况、皮肤、淋巴结、头颈部、眼、耳、鼻、口腔、胸部、腹部、外生殖器、脊柱四肢、神经系统。

4. 实验室及其他辅助检查。

(1) 血红蛋白或血常规检查：6～9月龄儿童检查1次，1～6岁儿童每年检查1次。

(2) 听力筛查：对有听力损失高危因素的儿童，采用便携式听觉评估仪及筛查型耳声发射仪，在儿童6、12、24和36月龄各进行1次听力筛查。

(3) 视力筛查：健康儿童应当在健康检查的同时进行阶段性眼病筛查和视力检查，4岁开始每年采用国际标准视力表或标准对数视力表灯箱进行一次视力检查。

三、儿童体格生长评价内容

1. 生长水平：指个体儿童在同年龄同性别人群中所处的位置，为该儿童生长的现况水平。

2. 匀称度：包括体型匀称和身材匀称，通过体重/身长（身高）可反映儿童的体型和人体各部分的比例关系。

3. 生长速度：将个体儿童不同年龄时点的测量值在生长曲线图上描记并连接成一条曲线，与生长曲线图中的参照曲线比较，即可判断该儿童在此段时间的生长速度是正常、增长不良或过速，纵向观察儿童生长速度可掌握个体儿童自身的生长轨迹。

儿科医生的育儿经验分享

曾昭烨

秋冬季节流感病毒活跃，早晚温差大，抵抗力弱的孩子极易患病。近期，身边感冒发热、咳嗽的孩子特别多。碰到孩子生病，爸爸妈妈们常常是焦头烂额，恨不能代替孩子承受病痛。对孩子的担心，还有不知道应该怎么应对突发的状况，让年轻的爸爸妈妈手足无措。近期就和大家分享个人一些比较实用的育儿经验，今后还会更新，爸爸妈妈们要耐心看完哦。希望对各位家长有所帮助。

分享1：有时候家长会说，刚才还玩得好好的呀，怎么突然就烧起来了？

很多人觉得孩子年龄小，不会自己表达病情，这其实还是需要家长细心的观察，自家的孩子家长一般都比较了解。孩子身体状况好的时候，基本上都是能吃能睡，精神状态也很好。孩子和大人不一样，他们只要精神不是很差，永远都是在活动着的，他们的天性就是好动。那么，我们应该怎么去判断呢？如果发现孩子胃口变差不想吃东西或者平时不是特别粘人的孩子突然一直说要抱，基本上孩子是有不舒服了。家长可以摸摸孩子的额头是不是有发热，手脚是不是发凉（要排除衣服穿少了的情况）。很多孩子在发热之前，会有手脚发凉的表现，其实也就是末梢循环不良。家长们要学会判断。

还有，如果平时吃饭还可以的孩子突然说不想吃，家长不能一味地认为孩子是不听话，要学会相信孩子，或是零食吃得太多或是大便不通畅肚子胀，或是他就是不舒服了。大人不舒服的时候也会有胃口不佳的时候，所以请相信，孩子也有这样

作者简介：曾昭烨，常州市儿童医院儿科医师。

的时候。很多家长害怕孩子吃得太少，哪怕只是偶尔的一顿，也是急得不得了，似乎少吃这一顿就影响了孩子的生长发育。其实这种观念也是错误的，很多时候，一顿饭少吃一点没什么，如果在孩子不舒服的时候硬逼着孩子吃饭，有时会造成孩子哭闹、呕吐、消化不良，反而会影响孩子的健康，甚至加重他原本的疾病。

分享 2：家长疑问：怎么医生看都没看就要求验血啊？

关于病毒感染和细菌感染。

一般我们到医院，医生会让我们先去验血。其实医生建议验小血是为了判断孩子是不是有细菌感染。大多数的感冒初期都是病毒感染，只需要使用一些抗病毒的药物，多喝白开水，加上孩子自己的抵抗力，并不需要使用抗生素。但是，有句俗语叫做“病毒打开门，细菌跑进门”，被病毒入侵后，孩子的抵抗力低，很多孩子会病毒感染合并细菌感染，这时候就要看感染的严重性。一般小血报告上，看得比较多的是白细胞、中性粒细胞、嗜酸性粒细胞、嗜碱性粒细胞和 CRP（感染性标志物），根据感染程度的不同，医生会建议，口服药物，或是静脉输液，或者严重感染需住院观察。

病毒性感冒是自限性疾病，一般一周左右痊愈，婴幼儿常有发烧情况，需在医生的指导下早期使用抗病毒药物，并合理使用退烧药。但是对于家长来说，心理承受能力也很重要。假如连着发烧三天，多数家长都是熬不住的，看着孩子受罪心疼不已。

寒战是医学名词，通俗点说就是感觉孩子发热的过程中冷得发抖，打颤。基本上可以判断孩子伴有细菌感染，建议在医生的指导下使用药物。

分享 3：年龄小的婴幼儿警惕高热惊厥（俗称“抽筋”）

三岁以下小孩高热时更容易发生高热惊厥，俗话就叫“抽筋”，家长一定不要认为“抽筋”停止了，体温降下来了，小孩能吃喝了就没有事了，其实抽搐对脑细胞的损伤很大。最重要的是，碰到孩子热度烧得很高，记得在家先给孩子服用退热药再带到医院看。如果在家时遇到孩子“抽筋”，需立刻松解孩子的衣领，将孩子头偏向一侧，可以用干净松软的毛巾垫在上下牙之间，防止“抽筋”时咬伤舌头，并及时掐人中穴止惊，边送医院边观察孩子的情况，如“抽筋”时的表现、持续的时间等，方便医生更好地判断病情。

分享 4：使用退烧药的几点小贴士

1. 退烧药只在儿童体温（腋温）大于 38.5 度以上时才建议使用，低于 38.5 度不需要使用。说明书上说的“每 4～6 小时服药一次”是指退热药使用需要间隔 4～6 小时，打个比方说孩子 9 点钟测出来体温 39 ℃，服用了一次美林，如果到下午 2 点又烧到 39 度，可以再次服用；假如刚刚服用退热药 2～3 个小时又再次高热，家长可以给孩子洗一次温水浴降温。条件不适合温水浴的，可以给孩子用热水泡泡手脚，也能起到降温的效果，还能改善孩子的末梢循环。

2. 使用退烧药的同时一定要保证儿童有足量的液体摄入。有的家长说，为什么孩子服用退热药效果不佳？其中有一部分原因就是液体补充不到位。服用退热药以后，要多给孩子喝温开水，这本身对感冒的恢复也是有利的。

3. 退烧药按儿童体重给药，不要按年龄给药，因为相同年龄的儿童体重差别很大。

4. 吃退烧药的同时不要合并使用含退烧成分的感冒咳嗽药，因为这类药里面常常含有相同的退热成分，会在无意中导致儿童服用退烧药过量中毒。

5. 不要用汤勺等餐具估计需要服用的药量，应该用量药器或者带刻度的针筒精确量取药物。

6. 一定要把退烧药放在儿童拿不到的地方。草莓或者香橙味等口味的退烧药对生病中的儿童也还是有吸引力的，临床上经常能看到儿童自己把药当饮料喝而中毒的例子。

分享5：预防疾病要点：从公共场所回家第一件事——洗手

洗手能够阻挡大部分经手口传播的细菌。很多家长忽视这一点，这里说的洗手不仅仅指孩子，还有家长。家长可能觉得孩子东摸摸西摸摸的比较脏，自己的手还好啊，其实家长也要洗手，这一点很重要。比如手足口病在大人身上并没有什么表现，但是大人也能携带这种病毒，然后通过日常接触传染给孩子。

小记：

任何疾病都有一个过程，孩子的很多疾病一般都是起病急、重，有一个发病的高峰，撑过发病的高峰，家长就会看见孩子一天天好转。说起来很容易，可是当做家长的碰到这种情况，多数都觉得心里不能承受。

碰上孩子发烧，有的家长说，就不能用一支药马上把烧退下去吗？有。像我们小时候使用的传统的退烧针，退烧效果非常快，但是，家长们可以想想，既然它被淘汰了，必然是有原因的。退烧针副作用大，对孩子的肝脏损害不说，肌肉注射本身对孩子就有伤害，此外，再说了，同样是治标不治本。

有的病人说，现在的医生动不动就给孩子挂盐水。我打个比方，假如一个孩子的感染程度只需要口服药，但是口服药见效肯定是比挂盐水慢。有的家长就急啦，刚吃了一顿，什么医生啊，用的什么药啊，吃完药还是发热。而如果直接给孩子挂盐水，可能挂了一次，家长就能明显感觉到，孩子精神、气色好了很多。

很多时候，有一种无奈就叫做，“爸爸舍不得，妈妈很心疼，医生伤不起”。希望更多的家长都能理性对待孩子生病，重视但是也要保持一种理性的心态，疾病的康复急不来，孩子也需要慢慢建立属于自己的抵抗力。不要轻易去相信百度搜索到的相关知识，每一种疾病、每一个孩子都存在个体差异，没有医学基础知识作支撑去分辨，家长们很容易产生错误的判断，而耽误孩子的病情。

孩子便秘怎么办?

曾昭烨

最近在门诊上碰到好几个便秘的孩子,其中有一个3岁的小男孩好几天才有一次大便,呈颗粒状,大便的时候孩子憋得脸通红还是拉不出来,家长是又心疼又着急,最后只得用了开塞露。家长也知道这开塞露不能经常使用,只得带孩子来医院请求帮助。今天就和大家聊一聊,孩子便秘应该怎么对待?

一、怎么判断孩子为便秘?

婴儿便秘一般是指宝宝大便次数比平日减少,2～3天或更长时间未解大便的现象。我们认为,在判断宝宝是否为便秘时,粪便的性状比排便次数更加重要。正常的粪便应该是黄软便,食用奶粉的小婴儿大便颜色有时会呈黄绿色或者绿色,这是因为奶粉中的铁没有被很好地吸收,随大便排泄了出来。有一种情况,虽然孩子的大便次数并没有减少,但如果孩子排除的粪便干硬、呈颗粒状、不易排出,这也属于便秘。而且,与2～3天一次大便但性状正常相比,这种情况更需要得到重视。在临床上碰到一部分孩子,因为有过疼痛的排便经历,更加不愿意排便,形成一个恶性循环,造成长期便秘的坏习惯,孩子难受注意力难以集中,还会影响正常的生长发育,此外,还可能因为用力排便出现肛裂的情况。

对于孩子来说,大多数便秘是由于饮食中缺乏碳水化合物、脂肪或水分摄入不足,或蔬菜、水果等粗纤维进食太少而引起的,多见于吃配方奶的小婴儿。

二、怎样才能解除便秘的情况?

1. 最好的对策就是调整饮食,健康、安全、方便。

对于小婴儿来说,可以试着用一部分米汤代替白开水来冲调奶粉,以增加碳水化合物的摄入。此外,两次喂奶之间可喂白开水、果汁或蔬菜汁,一日可增喂2～3次,不肯喝白开水的孩子,家长也不要轻易妥协,可以在孩子晨起时、便后、沐浴后等比较容易缺水的情况下先喂白开水,少量多次尝试。

尤其提醒家长,配方奶一定要按照冲泡说明来配。有的家长为了增加婴儿的饱腹感,会故意冲调得浓一些,这是不可取的。如果小婴儿的大便干臭,家长还应该适当配得淡一点。当然,奶粉冲调太淡也是不可取的,尤其是对于尚未添加辅食

作者简介:曾昭烨,常州市儿童医院儿科医师。

的小婴儿来说,长期如此会影响孩子正常的生长发育。对于大月龄宝宝可以适当增加蔬菜泥和水果泥的量。

还有一部分小婴儿便秘,可能就是他的肠道不适应他所摄入的奶粉。换一种奶粉,也可能就不便秘了。

大一些的孩子,要保证水果、蔬菜的摄入,还要多喝白开水。都说父母是孩子最好的老师,遇到挑食的孩子,家长要做好言传身教,和孩子一起吃,用行动影响他。当然,不能让孩子在饭前食用零食,会影响孩子正常的进餐。还有些家长,自身就比较挑食,那在陪伴孩子的过程中,不要依着自己的口味给孩子准备食物,什么都陪他尝试一下,也有助于养成不偏食、不挑食的好习惯。对于不爱喝白开水的孩子来说,家长要注意提醒,少量多次摄入,保证每天的正常摄入量。

可以食用酸奶的孩子,家长可以每天给孩子喝一杯,对于缓解便秘有意想不到的效果。

温馨提醒:中医认为,儿童便秘的原因在于其体质燥热。除了上面说的那些,还可以给孩子服用清热的食物如金银花露之类,也可以缓解便秘现象,但当大便有改善时要马上停下来,不能长期使用,以免影响孩子的食欲。

2. 适量运动也非常重要,帮助增加肠蠕动。

平时,家长应鼓励孩子多参加体育运动。因为运动可增加肠蠕动,促进排便。也可在孩子临睡前,以其肚脐为中心按顺时针方向轻轻按摩其腹部,这样不仅可以促进孩子的肠蠕动,还有助于其入眠。当然,这需要孩子愿意很好地配合,小婴儿实现起来可能有点困难。

另外,家长可以在孩子进食后一小时轻按以下两处穴位,也可增加肠蠕动从而促进其排便。一是足三里穴:位于髌骨下缘 3 寸,胫骨外侧 1 寸处;二是支沟穴:位于手腕背部横纹上 3 寸处,尺骨与桡骨之间。可连续按压 1～2 分钟。

3. 帮助孩子建立良好的排便习惯,终身受益。

没有每天定时排便的习惯也是发生便秘的原因之一,那么,如何建立良好的排便习惯呢?

小婴儿 5～6 个月后,家长发现孩子有要大便的表示时,即可加以训练,可抱起训练排便,嘴里要发出嗯嗯的声音,使孩子逐渐建立条件反射,以养成每日定时排便的习惯。已发生便秘的宝宝,要及时进行每日定时排便训练,定时督促孩子排便。可以选一个固定的比较宽裕的时间,即使当时孩子告诉你他不想大便,坚持让孩子试着在马桶上坐一会儿,如果 10 分钟后孩子还是没有排便反射,那么也不要强求,第二天再继续试。还有一些便秘的孩子,因为有过疼痛的排便经历,对排便的行为十分反感。他会尽可能地憋住,即使有了便意也不愿去排便。每个家长最了解自己的孩子,如果发现孩子有便意,要及时督促孩子去排便。有条件的情况下，每次便后用温热的湿纸巾擦拭，可以缓解便秘孩子用力排便产生的不适，从而消除对排便的厌恶感。

4. 这些方法都不管用的话，可以在专业医生的指导下，配合一些药物调理。

5. 临床上有少数小婴儿便秘是因为患有先天性巨结肠、肛裂、肛门闭锁等疾病，应及时带到医院诊治。

给新生儿爸妈的一封信

屠文娟

亲爱的新生儿爸妈：您好！随着小生命的降临，初为人父母的年轻的爸爸妈妈们沉浸幸福的喜悦中，然而新生命十分娇嫩、非常脆弱，在养育的过程中会遇到各种各样的问题和困惑。

首先是八不要。

一、不要奶粉代替母乳

新生儿出生后要尽早且尽可能多地吸吮妈妈乳房，吸吮越早、次数越多，越利于妈妈乳汁分泌。应坚持纯母乳喂养，因为母乳是专门为宝宝准备的最天然的食品，其好处说也说不尽，例如补充免疫球蛋白、调节肠道菌群、益智、预防儿童肥胖等。如果母乳不足必须添加奶粉，每次应先喂母乳后再添加奶粉。初生婴儿的母亲需放松心情、建立母乳喂养的信心、多给宝宝吸吮、多喝汤水、注意侧卧等将利于母亲乳汁分泌。喂养婴儿应按需(饥饿时)喂养。过早奶粉喂养还会导致婴儿牛奶过敏，日后鼻炎、哮喘的机会可能会增多。一般主张纯母乳喂养最好坚持 4～6 个月，不需要添加任何辅食，之后逐步添加奶粉和辅食。

二、不要挤掉黄色的初乳

母乳刚下来时的几天，颜色是黄色甚至是金黄色的，这叫初乳。初乳中含有最丰富的营养，它的球蛋白，微量元素和免疫物质在生后的 7 天内是最高的，孩子吃了它，身体里有了妈妈给他的抗体，以后得病的机率就小一些，所以千万别挤掉黄色的初乳。

作者简介：屠文娟，常州市儿童医院副院长、新生儿科主任、主任医师，常州市医学会新生儿科学分会主任委员。

三、不要恐惧小女婴的"假月经"

一些小女婴生后5～7天,阴道里会分泌一些灰白色黏液分泌物,有些还会是血性的,这种现象俗称"假月经",遇见这种现象,家长不必担心,这是一种正常的生理现象,是由于分娩后,母体雌激素对婴儿忽然中断供应造成的,持续几天就好了,最长不超过2周。

四、不要轻视新生儿黄疸

新生儿黄疸是一大类疾病的总称,许多原因会引起黄疸,比如母乳性黄疸,溶血性黄疸,新生儿肝炎,先天性胆道闭锁,先天性酶的缺乏等等。有的黄疸是正常现象,但黄疸重了可影响智力听力。所以宝宝出现黄疸要让专科医生看一看,是正常还是异常、是否需要治疗。千万不要认为黄疸没事。

五、不要把小婴儿的稀便当腹泻

吃母乳的月月娃,大便经常是金黄色的稀糊状,甚至里面还夹有不消化奶瓣,每天排便次数多少不等,大多1到4次,也有7到8次甚至更多一点,只要孩子精神好,吃得好,体重涨,大便和平时比较没有太大的区别,就不可把这种稀便当成腹泻处理。当然,如果不放心可到医院化验一下大便。

六、不要挑孩子的"马牙"和"螳螂嘴"

新生儿上腭中线和齿龈切缘上常可以看到一些黄白色的小斑点,俗称"马牙"或"板牙",我们医学上称之为"上皮珠",是上皮细胞堆积或黏液腺分泌物积留所致,生后数周至几个月就自然消失了。"螳螂嘴"其实是新生儿两侧颊部隆起的脂肪垫,有利于孩子吸吮,都属于正常情况。有些家长以为它们不正常,还有些人竟然用针挑刀割,这样反而对宝宝伤害极大,容易导致感染甚至败血症。

七、不要挤孩子的奶头

新生儿的乳头可能凹陷,有的有白点,有的家长喜欢用手去挤,这是不正确的。新生儿抵抗力很弱,当挤奶头时,会使细菌从挤破处侵入体内,导致化脓性乳腺炎、感染性黄疸,严重时还会引起败血症。

八、不要把小婴儿绑起来

新生儿至一周岁的小婴儿平躺在床上睡觉时,呈现着像青蛙一样的姿势,两个胳膊弯曲向上呈"W"状,两条腿弯曲向下呈"M"状,这是孩子自然的休息姿势。孩子用这种姿势睡觉很舒服。一些家长不懂得这一点，总想把孩子的胳膊腿拉直，害怕将来长成“罗圈腿”，于是给孩子包包被时，把腿、胳膊都拉直，包得很紧，外面再绑一个带子，这就是所谓的“蜡烛包”。其实这样是很错误的。这样包孩子，孩子一直处于僵直状态，就会浑身紧张疲劳，休息不好，反而影响生长发育。更严重的后果是有的会引起先天性髋关节脱位，行走时变成瘸腿。

其次，小婴儿喂养和护理过程中需要了解一些常识。

【脐带护理】

生后脐带脱落的时间不等，让其自行脱落。护理方法：洗澡后要将脐带周围的水吸干，可用75%的酒精消毒脐带部位；不要将尿布盖在脐部，勤换尿布，防止尿液污染脐带。如果脐带脱落后伤口不愈合有渗血或脓性分泌物等应到医院就诊。

【饱、饿】

只要每次喂养能自然间隔到2小时左右，就说明孩子能吃饱。婴儿饥饿的早期表现是动作增多、逐渐不安，然后才是哭闹，奶嘴放到嘴边觅食感强。若突然哭闹，可能与肠胀气、排尿便等有关。

【拍嗝】

给新生儿拍嗝，对绝大多数新手父母是件难事。如果家长对抱孩子还没有经验，给大家一个小推荐：大人躺在躺椅上，身体与地面大约呈45度角。孩子吃奶后趴在大人身上，头部高出肩部，以免窒息，大人可以轻拍或抚摸婴儿背部，即使不去抚摸，几分钟内孩子就会打嗝。这种方法应该是简便、安全的。

【溢奶】

婴儿吃过奶后有少量奶汁吐出叫溢奶，溢奶是小婴儿的正常现象，因其胃上口较松弛，躺下时就会吐出少量奶汁。多不需特别治疗，几个月后就长好了，严重者可采取头高斜卧位。

【洗澡】

是否应给小婴儿，特别是新生儿天天洗澡？与家长的经验、室内温度等因素有关，至少不要受凉感冒。但有一点需提醒家长，婴儿皮肤娇嫩，洗澡时不要频繁用浴液。不要听信这样的说法：每天洗澡用浴液，澡后再涂婴儿油。婴儿皮肤本身的油脂对其皮肤最好。用温水洗澡，1～2周使用一次浴液！

【补钙、补维生素D】

维生素D在促进骨骼生长方面有重要意义。正常婴儿每天需400～500国际单位。母乳中维生素D含量少，所以推荐每天补充400国际单位。奶粉喂养儿因奶粉中添加的维生素D比母乳多，可酌情减量。怀疑佝偻病儿，可检测血液维生素D水平后再决定补充多少。乳汁中钙含量较多，所以哺乳期婴儿补钙是酌情的。

总之新生儿刚从妈妈肚子里出来，各器官均不成熟，正在适应环境，有其自己的特点，所以父母亲在喂哺和护理新生儿时要了解上述新生儿特点。

你眩晕过吗？

苏润萍

王先生开公司数十年，是周边闻名的成功人士，虽然有钱有地位，但他一直保持着“凡事亲力亲为，精打细算”的好习惯。最近他买了一套大房子给儿子结婚用，他不放心装修公司，亲自设计，亲自跑建材市场选购装修材料，忙前忙后，晚上总是睡不好。今天，天气晴朗，王先生突然想起该擦洗自己的爱车了，他有一部轿车和一部跑车，虽然车子不是很脏，但他喜欢看到它们保持闪闪发亮的样子，他不怕烈日当头，一弄就是一个多小时。就在他将要擦洗完毕时，突然感觉身体不稳、天旋地转，周围的物体像放电影一样在眼前快速地晃动，他慌忙用力抱住身边的一棵大树，紧紧地闭上双眼，身体好像失重了一样，双腿站立不稳，胃里面一股莫名的气体涌到嗓子口，恶心、反胃、想吐、胸闷，他凭意志力强忍着，豆大的汗珠爬满了额头。他有些害怕了，“我这是怎么了？”他的脑中快速地想起了因心梗而死的父亲，想起了前几个月医生和他探讨他的头颅磁共振中存在小血管病变的问题。他断然做了一个决定，抱着树慢慢地蹲下来，拿出手机拨打了120。

十几分钟后他便住进了常州第七人民医院的神经内科病房，医生很快给他做了头颅CT、心电图、血生化等检查，初步评估后告诉他，他得的是“眩晕症”，医生嘱咐他安静卧床休息，并给予相应治疗。两天后，王先生已经完全恢复正常，但他心中一直疑惑不解，“我为什么会得眩晕症？这是一种什么样的病？”，于是他找到他的主管医生，张医生耐心地给他解释说“眩晕症是各大医院门诊常见疾病，中老年人最易罹患，近年来随着人们生活方式的变化，一些年轻人都常有发生，发病率越来越高，眩晕发作时患者可感觉自身或周围物体在转动，常伴有恶心、呕吐、心慌、出汗、面色苍白、腹泻、血压升高或下降等自主神经症状，患者非常恐惧”。“为什么会得这种病呢？”王先生急切地问道。“眩晕病因复杂多样，许多人发病前有劳累失眠、情绪不稳、烟酒过度等诱发因素，您可能就是最近太过劳累、睡眠差导致前庭功能紊乱有关，眩晕原因主要分为前庭性和非前庭性因素”，“什么是前庭？”王先生禁不住问道，张医生微笑着说：“前庭是主管我们人类平衡的一种器官，位于内耳中，如果眩晕发作时伴耳鸣、耳闷、耳聋等耳部症状需考虑前庭性眩晕，常见于内耳功能紊乱、炎症、耳石等原因”。张医生看了看一脸默然的王先生，稍稍停顿了一会儿

作者简介：苏润萍，常州市第七人民医院特需病区副主任（主持工作），神经内科副主任医师。

后，继续说道："如果眩晕发作伴颈项部或肩背疼痛，上肢麻木或活动受限需考虑颈性眩晕，常见于颈椎关节不稳或颈椎骨质增生压迫椎动脉患者；如眩晕发作伴有头痛、感觉运动障碍、言语障碍、面部麻木、吞咽困难等需考虑中枢性眩晕，如脑部后循环缺血、肿瘤等；另外一些贫血、心功能不全、严重感染、糖尿病患者也容易发生眩晕。""哦，眩晕原来这么复杂"，王先生似懂非懂，"那平常应该注意些什么呢？"，张医生会心一笑，"对于反复发作眩晕的人，要注意劳逸结合，避免过度劳累，避免熬夜，尤其是暑热季节或季节交换之际，保持良好心态，正确认识眩晕症，一旦眩晕发作，在避免跌倒摔伤的同时，解除思想顾虑，安静休息，有经验者可自服一些抗晕车药物，对于中年老患者需早期就医，警惕中枢性眩晕，对于反复眩晕发作或眩晕持续不缓解患者注意调节情绪和前庭康复锻炼……"，不知不觉，半小时就过去了，王先生听后满心欢喜，感觉此次住院收获了很多，他紧紧握着张医生的手，不停地道谢，张医生也非常欣慰地说："您是一位对自己很负责任人的患者，愿意为您服务"。

胃癌究竟离我们有多远

秦立红

我是一名肿瘤科医生，同学兼好友是一名急诊科医生，今年刚过完年，他告诉我，他爸爸查出胃癌晚期……我眼睁睁地望着痛苦不堪的好友，竟一句话也说不出来……脑海里浮现的却是伯父乐呵呵的脸。去年烈日炎炎的一个中午，他父母从乡下来看他，我应邀陪他们一家在单位附近的小餐馆吃饭，全程体会着二老对孩子无尽的宠爱，看着心情极好、侃侃而谈的伯父一杯接一杯的啤酒下肚，出于职业习惯，我脱口而出："伯父，平时少喝点酒啊！"同学接过话茬："我说都不听的，你说有啥用？每天 4 瓶呐（中午晚上各两瓶）！还要抽一包烟！"伯父也乐呵呵的一笑而过。

身为医务工作者，我痛恨自己发现伯父有不良习惯时没有坚持去阻止，更不用说同学的心情了。胃癌究竟离我们有多远？从切身感受和经历，我有责任和义务向大众提个醒。

• 第一，为什么胃癌早期发现难？

首先，早期胃癌多无症状。其次，诊断胃癌必须靠胃镜，而老百姓大多谈到胃镜就"色变"，更不用说定期体检查胃镜了。在此，我想吼一句，技术在发展，已经有

作者简介：秦立红，常州市第七人民医院血液肿瘤科主任、主任医师，常州市医学会血液学分会委员。

无痛胃镜了！小小的一瓶麻药喝下去再做胃镜，就没难受的感觉了。第三，也是比较痛心的一点，基于国情，看病贵看病难，许多民众尤其是农村老百姓，讳疾忌医，也没有主动体检筛查的意识。

• 第二，哪些因素容易引起胃癌？

1. 环境和饮食因素

某些环境因素，如火山岩地带、高泥碳土壤、水土含硝酸盐过多、微量元素比例失调或化学污染可直接或间接经饮食途径参与胃癌的发生。经常食用霉变食品、咸菜、腌制烟熏食品，以及过多摄入食盐，可增加胃癌的发生。

2. 幽门螺杆菌感染

它是目前所知能够在人胃中生存的唯一微生物种类。

3. 遗传因素

胃癌有明显的家族聚集倾向。拿破仑、他的父亲和祖父都死于胃癌。

4. 癌前疾病

包括 4 种良性胃病，一旦发现，应积极防治。(1)慢性萎缩性胃炎。(2)胃息肉。(3)胃溃疡。(4)残胃炎。所谓残胃，是指因为某种疾病切除了部分胃体。

• 第三，如何预防胃癌？

1. 多吃新鲜蔬菜和水果，少吃腌制食品！这是有流行病学调查依据的！

2. 不吸烟！少饮酒！

3. 冰箱保鲜，不吃隔夜蔬菜。

4. 低盐饮食，适当增加面食，多吃奶制品。

5. 主动体检(查胃镜)：①40 岁以上有慢性胃炎病史，近期出现消化不良者；②有胃癌家族史者；③长期酗酒、吸烟、喜高盐饮食、腌制食品及少吃新鲜蔬菜者；④有前面提及的 4 种良性病变者；⑤长期抑郁者。

• 最后，请恕我直言，如果查出胃癌，可以允许您有一段悲伤、痛苦、愤恨的时间，但过了这个艰难的阶段，请您务必重拾信心，入正规医院接受正规治疗(包括手术、化疗、放疗等，治疗方案因人而异)，现在是什么都在快速发展的时代，包括医疗技术，积极治疗能延长患者生命，改善生活质量。

胃癌离我们真的不远，我迫切希望大家有防范意识，做到早诊断、早治疗。

远 离“肥 胖”

刘 蓉

26岁的小李不喜欢运动，下了班回家就是坐在电脑前玩游戏，边玩边喝可乐，吃吃薯片，晚上玩得晚了还要另外加餐。这不，大学毕业工作才两年，身高175 cm的他体重增至了92 kg。家人替小李安排了几次相亲，都因女孩子嫌小李太胖而告吹。小李近来也感觉自己体力明显下降，经常觉得口干、头昏，家人也感觉小李晚上睡觉打鼾越来越响，有时还出现憋气。而到了白天，小李也萎靡不振，经常打瞌睡，为此小李都被领导批评了好几回。终于，这天，小李因乏力、头昏，差点晕倒在工作岗位上，被送到医院，检查下来，吓了一跳，年纪轻轻居然成了“三高”人群，而且患有“呼吸睡眠障碍综合征”，而这一切的罪魁祸首就是“肥胖”。

随着社会经济发展，生活水平的提高，体力活动减少以及饮食结构的改变，不经意间人们发现周围的“胖胖”多了。近年来全世界肥胖患者正以每5年增加1倍的趋势日益增多，我国肥胖症患病率近年来也呈显著上升趋势，目前我国肥胖、超重人数分别已达9 000万和2亿；预计到2015年，肥胖人数将超过2亿。

体重指数(BMI)是检测肥胖的常用简易指标，BMI＝体重(kg)/身高^2(m^2)，中国成人18.5 kg/m^2≤BMI＜24 kg/m^2为正常，25 kg/m^2≤BMI＜28 kg/m^2为超重，BMI≥28 kg/m^2为肥胖。依据脂肪积聚部位肥胖还可以分为两类：一类为苹果形肥胖或内脏型肥胖，脂肪主要积聚于腹腔内，内脏脂肪增加，腰部变粗，四肢相对细瘦，外观似苹果，此型肥胖更易患糖尿病等代谢性疾病，男性多见；另一类为梨形肥胖或皮下脂肪型肥胖，脂肪主要积聚于股部、臀部等处，下半身变粗，外观上像梨，女性多见。针对亚太地区，同时提出腰围男性＞90 cm、女性＞80 cm作为肥胖切点。

遗传因素和环境因素共同作用于肥胖的发生，尤其是环境因素。“民以食为天”，“鸟为食亡”，这些俗语生动地道出了食欲是人类生存的强大动力。但随着经济的发展和食物供应的丰富，人们摄入动物性脂肪和蛋白质增多，谷类食物减少，工作节奏的加快，富含高脂肪、高能量的快餐食品成了上班族的家常便饭，这些都使能量的总摄入往往超过能量消耗。此外，经常暴饮暴食、进食过快，像小李这样夜间加餐、喜欢吃零食等不良进食行为均是导致肥胖的重要原因。随着交通工具

作者简介：刘蓉，常州市第七人民医院内分泌科主任、副主任医师，常州市医学会内分泌学分会委员。

的日益完善，很多家庭以车代步，加上职业性体力劳动和家务劳动量减少，现代社会“宅男宅女”数量的增加，人们处于静态生活的时间增多，也是肥胖发生的主要原因。

心宽体胖、富态十足、福相真的好吗？肥胖不仅会引起身心障碍，增加骨关节负重负担，同时可伴发呼吸、消化系统等疾病，并且是冠心病、高血压、2型糖尿病、血脂紊乱等许多代谢性疾病的共同危险因子。医学界把肥胖、高血压、糖尿病、血脂紊乱成为“死亡四重奏”，而且肥胖可能是这组疾病的源头。研究发现，肥胖者的癌症患病率远远高于体重正常者的癌症患病率。被誉为“肥姐”的香港知名艺人，沈殿霞，因身材肥胖长期患有糖尿病和高血压，2005年肥姐被查出因肥胖而罹患胰腺癌。世界著名男高音、71岁、140公斤重的帕瓦罗蒂因胰腺癌去世。重度肥胖还有可能导致性腺功能紊乱，影响家庭“性”福。

如何远离“肥胖”？体重减少5%～10%就可以显著降低肥胖相关疾病的发病危险，这是肥胖治疗的重要目标。在确诊肥胖、确定减重目标后，首先应进行饮食、运动治疗，目前所有的减肥药物尚缺乏长期安全性的资料。轻度肥胖患者可通过限制脂肪和含糖食品，每月体重下降0.5～1.0 kg，逐渐接近理想体重。中度肥胖患者应限制总热量在每日5 020.8 kJ以下，每月体重减轻1～2 kg。蛋白质含量不低于1 g/kg·d，或占总热量20%，适当增加蔬菜量以满足饱食感，减少甜食、煎炸食物、巧克力等食品。饮食中应含有足够维生素和其他营养素。重度肥胖可在医生监控下采用极低热量膳食，每日总热量限制于3 347 kJ以下，每周有效减重1.5～2.5 kg，但此法不能超过12周，有可能引起衰弱、抑郁、心律失常，需定期行血、尿常规、生化、心电图检查。运动治疗应同时进行，长期坚持，循序渐进。建议进行有氧运动，如走路、游泳、骑自行车等。简单易行的可从步行10分钟、每周3天，逐渐增加至步行45分钟、每周5天。可根据心率调节运动强度及运动量。此外肥胖患者还要改变自己的饮食行为习惯，在医生指导下建立新的健康饮食模式，包括避免边看电视边吃零食，自己明确什么时间，什么地点进食多少，细嚼慢咽等。

另一位肥胖患者，小王，她经过饮食、运动、药物综合治疗，短期内减重取得了良好的效果，可没想到最近因为工作忙，才停止治疗了几天，体重又很快出现了反弹。可见，肥胖的治疗效果非常容易反复，这种反复可能比肥胖本身更易加重代谢紊乱。因此在目前的医疗技术水平下，如果想得到持久的减肥效果，就必须在饮食习惯和运动等方面做出持久的努力。而且在肥胖同时引发身体疾病时，切勿盲目节食减肥，应该及时寻求医生，在医生的指导下进行有针对性的减肥行为。

近年来，对于BMI≥40 kg/m^{2}或BMI≥35 kg/m^{2}合并肥胖相关并发症者，如本人有积极的减重意向，且行为治疗联合或不联合药物治疗无效，为达到理想减重目标，可行外科减重手术：可调节胃束带减容术，腹腔镜下胃旁路术，开放胃旁路术，胆胰转流术联合或不联合十二指肠转位，袖状胃减容术等。

暴雨后要提防肠道传染病

张惠力

前几日的一场暴雨，让我们部分常州市民足不出户，就领略了一番威尼斯水城的“风情”。在大雨中，武警和消防官兵们冲在第一线为我们“筑坝修堤”，为减少我们的生命财产损失而奋勇向前。在疾病预防和控制的另一条战线上，卫生防疫和医疗工作者发药品物资，提供医疗保障服务，为市民健康筑起“安全防线”。大家都只有一个目的，就是保障受灾市民的健康和安全。市疾控中心专业人员提醒市民，要提防霍乱、菌痢、伤寒等肠道传染病的“叨扰”。大家可不要小看他们的危害，在历史上，洪涝、地震、旱灾等自然灾害发生后，往往出现霍乱、伤寒、菌痢等肠道传染病的暴发流行，发病和死亡人数远远超过灾害本身造成的人员伤亡。

那么问题来了，怎样做好自我防范呢？在这里，给大家做一个预防知识小贴士。

1. 饮用水的卫生最重要。一场暴雨及大量积水，把我们装水的缸、桶、锅、盆等都弄脏了，因而，在使用前必须倒空并清洗干净。喝水上更要注意了，要只喝开水或符合卫生标准的瓶装水、桶装水，生水可千万不能喝。如果有临时的饮用井水、河水、湖水、塘水，则要进行消毒。如果是混浊度大、污染严重的水，必须先加明矾澄清。

2. 食品的卫生也重要。那些被污水浸泡过的食物会带有大量的细菌及污物，是坚决不能吃的。此外，我们也不要吃那些腐败变质、淹死、病死的禽畜和水产品。在做饭的时候，我们要生熟分开，碗筷要清洁消毒。

3. 环境的卫生很重要。大水后，我们要认真清理住所外的污泥，垫上砂石或新土，清除井水污泥并投漂白粉消毒。如果屋里进水了，最好把家具清洗一遍再搬入居室。乡下的市民要整修厕所，修补禽畜圈。如果厕所不能使用，也不要随地大小便，粪便、排泄物和垃圾要排放在指定区域。

4. 加强家畜的管理很必要。猪要圈养，搞好猪舍的卫生，不让其尿液直接流入水中，而猪粪要等发酵后再施用。还要管好猫、狗等动物。家畜家禽圈棚要经常洒灭蚊药，而栏内的禽畜粪便也要及时清理并倒入集中粪池。

5. 做好防蝇灭蝇，防鼠灭鼠，防螨灭螨。如果家中有粪缸或粪坑，则要加药杀蛆。室内用苍蝇拍灭蝇，食物用防蝇罩遮罩。动物尸体要深埋，土层要夯实。人群

作者简介：张惠力，常州市疾病预防控制中心主管医师。

较集中的地方，也是鼠类密度较高的地方，所以需要防鼠灭鼠。当发现老鼠异常增多的情况时，需要及时向当地有关部门报告，还是要保持住屋和附近地面整洁干燥，不要在草堆上坐卧、休息。

6. 如果感觉身体不适时，要及时找医生诊治。如果你出现发热、腹泻、呕吐等症状，要尽快寻求医生帮助。我们要遵听医嘱，配合传染病隔离，注意相关药物使用方法。同时，注意心理健康，保持积极的心理状态，保持良好的生活规律。

放松你的手，孩子会更好

史春娇　宋梓祥

有许多成功人士这么解读他们成功的动力："小时候爷爷就说我聪明，将来一定能读大学，我就真的读了大学。""有一次上课，老师夸我作文写得好，将来一定能成作家，我就这样成了作家。"这些现象其中暗藏一个心理学法则，那就是"罗森塔尔效应"——期待产生奇迹。

一个才能卓越的人如果得不到足够的注意和期待，就可能会被埋没，平庸一生，而一个才能平庸的人如果被周围的人寄予厚望并频频鼓励，那么他有可能就会脱胎换骨，从而超越自己，创造奇迹。

适当的期望和关注，对孩子而言，无疑是人生路上披荆斩棘的无穷力量，但是过高的期待和关注，对孩子那就是乌云压顶，会成为前进的阻力，甚至毁掉孩子的一生，产生许多的问题。

现代生活的快节奏高竞争，让我们这一代的父母子女教育的焦虑水平普遍较高，我们担心我们孩子的生长发育、担心孩子的身体健康、担心孩子的安全，还有一个平时嘴上不说，但是心底较劲的担心就是孩子的未来，纷纭杂乱的担心就会让我们产生与孩子当前状况不符的期待。此外，从心理学角度来说，父母对孩子的期待多少有自己自我认同的理想部分的投射，说白了，就是把自己一些愿望在不知不觉中架在孩子的肩头。让我们来看看对孩子生命不能承受之重的期待有哪些。

一、期望过高摧毁孩子的自信

几乎所有的父母都期望自己的孩子能够出人头地，有所成就，为此，父母常常想尽各种方法来培养孩子，为孩子创造更好的条件，替孩子选择好的学校，好的班

作者简介：史春娇，解放军第 102 医院青少年儿童行为医学科心理咨询师；宋梓祥，解放军第 102 医院青少年儿童行为医学科主任、副主任医师，常州市医学会精神医学分会委员兼秘书。

级。然而并不是每一个孩子都能够适应这种家长选择的好学校好班级，他们在这种超出自己能力范围的竞争环境里常常失败。一开始他们也会选择努力奋斗，只是他们与对手的实力相差悬殊，失败在所难免。经历一次次失败，体验不到任何成功的愉悦，使他们陷入习得性无助的境地。这种习得性无助感会摧毁孩子的自信，让他们认为自己怎么努力也做不好。孩子会变得孤独、无助、沮丧、自卑、消沉，从此选择逃避，一蹶不振，最后连尝试的勇气都消失殆尽，甘愿自暴自弃。这就是厌学、逃学的根源。而往往期望值太高的父母都是不容孩子失败，不满孩子的作为，通常是用批评、打骂、唠叨、施压等行为来回应孩子的失败，从而使孩子变得更加无助、悲伤、抑郁，体验着长久的消极情绪，难以自拔，产生心理障碍。

二、期望过高引发孩子的焦虑情绪

有焦虑情绪的孩子常常担心自己不能超越他人或被别人超越，因而情绪经常处于紧张不安、不愉快的状态。这样的孩子通常通过超越别人获取成就感，只有这样他们才会感到安全和快乐。然而世上没有常胜将军，一旦没达到内设的对比标准，对成绩的自我良好感觉就差，对自我的评价也就低，就不满意自己，无法原谅自己，从而引发焦虑情绪：患得患失，焦虑不安，烦躁易怒，甚至引起生理上的疲劳、失眠、做噩梦等。而家长加给孩子的过高期望，对引发孩子的焦虑情绪就起到了推波助澜的作用。同时，由于这类孩子总把自己放在与同学竞争的状态，对立的环境，如果没有超越过别人，就会对别人产生嫉妒，甚至会产生不希望别人好的仇视心理。

三、无法满足父母的愿望产生内疚与自责

有一类孩子听话懂事、温顺乖巧，习惯于服从成人的命令，会把父母（外在）的期望和要求内化为自己（内在）的期望和要求，把父母设定的标准自觉地当作自己行动的准则，按父母的标准来行事，希望成为父母心中的好孩子。这本来也是好事，但是如果孩子能力有限，而父母对孩子的要求过严，期望过高，处处不容出错，追求完美，那就会导致孩子过于苛求自己，太过严格要求自己，自我设置一些不切实际的目标，向自己施压，一旦孩子努力了也达不到自己定的目标时，就会产生因为成不了大人心中的好孩子的内疚感和自责心理，甚至形成强迫型人格障碍。

因此，父母过高的期望给孩子带来了很大的压力，是造成各种心理问题的罪魁祸首。但并不是说父母要对孩子完全没有期待，而是根据孩子各方面的能力，给予恰当的期望。很多事实都证明，人的能力、性格等的形成，相当一部分取决于周围环境和他人的期待以及他对自己的期待。由于孩子的心智尚未成熟，心理能量较弱，受暗示性较强，容易被大人的期待所左右。孩子很容易相信和接受别人的判

断,外来的期待就内化成为自己对自己的预期和判断。而当一个人相信了自己是怎样的人,就很可能成为这样的人。这可以叫做"自我实现的预言"。

例如,孩子们凑在一起的时候,常常会议论:某科老师喜欢我,某科老师讨厌我……在这些孩子身上,很可能出现偏科的现象。通常,老师对学生寄予较高的期望,会使学生加倍努力,克服困难,以取得好成绩,反之亦然;由于学生学习成绩好,因而老师对学生的期望也高,反之亦然。

父母对孩子的期望价值同样会影响孩子,如果父母认为孩子是"天才",为了不辜负父母的期待,孩子愿意全力以赴地去改变自己。相反,如果父母天天挑剔孩子,总把缺点拿出来说,很容易在孩子心中产生一种感觉:我不是好孩子,爸爸妈妈不喜欢我,我好不了了……

即便当孩子长大以后,仍未完全走出以往他人的期待所内化而成的对自己的期待,即使那并无多少事实依据。于是,曾被期许为前途远大的孩子,有较多机会真的成为发展良好的成年人,并且也对自己周围的人有较多正向的期许;而曾被视为不上进也不可能上进的孩子,则容易在他人的失望中学会对自己的放弃,在他人"我早就知道他不行"的摇头鄙夷中,较可能郁郁不得志,并且会用同样挑剔、不满、沮丧的眼光看待后来人。

在这样周而复始的循环往复中,便有了"说你行,你就行;说你不行,你就不行"的无力和牢骚,有了振翅欲飞却难以相信自己会飞的迷茫,因为早期听到过太多的"这不可能"一类的预见。寻找到被负向期待、被否定的经历来源,也并不一定能解决今日的不甘和困惑,因为那负面期待早已融入自己对自己的态度,因为相信已久,而难以去除。

因此,父母恰当的期望与关注才能引导孩子健康成长,成为更好的自己。

浅谈青少年网络过度使用的危害

朱海霞 康 麒

21世纪人类步入信息时代,信息正在以前所未有的速度膨胀和爆炸,未来的世界是网络的世界。在这个知识经济的时代,要让我国在这个信息世界中跟上时代的步伐,作为21世纪的主力军的青少年,必然要能更快地适应这个高科技的社会,要更好地掌握互联网技术,并发展网络技术。此外,网络还能帮助青少年开阔

作者简介:朱海霞:解放军第102医院青少年儿童行为医学科心理咨询师;康麒:解放军第102医院青少年儿童行为医学科心理咨询师。

视野，及时了解时事，获取各种最新的知识和信息，对以后的学习和生活都有很好的指导作用。

但是，我国目前青少年对于网络的使用现状如何呢？CNNIC《第24次中国互联网络发展状况统计报告》披露，我国网民规模已稳居世界第一位。截至2013年6月底，中国网民规模达到3.38亿，青少年网民已达到1.75亿，网民最大群体仍是学生，占总人数的31.7%。目前，这一人群在总网民中占有比例约为51.8%。2013年中旬，我国"网络使用过度者"标准制定负责人、北京军区总院网络使用过度者治疗中心主任陶然强调：网络使用过度者就是精神疾病，其主要临床症状是对网络渴求、戒断后有强烈反应、非工作原因每天上网超过6小时。

青少年的网络过度使用已经成为一个不容忽视的社会问题，它对青少年的个人身心健康、家庭功能和社会功能造成了危害，对他们的发展极为不利。

那么青少年的网络过度使用的原因有哪些呢？

首先，青少年自身成长的需要。青少年正处在身心发育阶段，有着强烈的好奇心和求知欲，探索未知领域的兴趣浓，喜欢追求感官刺激，精力旺盛活泼好强，这是处在这个阶段的青少年一个很突出的规律和特点。正因为如此，他们便容易受到网络的吸引。加上青少年心理上不成熟，对社会生活了解不深，缺乏明辨是非的能力，控制力相对薄弱，容易对一些不健康的信息、游戏等抱着好奇心的态度去看看，结果一发而不可收，沉溺于其中。

其次，当前教育体制的问题。当前的教育体制侧重于学业成绩，只重知识传授，而忽视能力与心理素质的培养，文化教育的内容陈旧枯燥。青少年的学业负担和心理压力较大，校园心理环境单调压抑，竞争激烈，不能为青少年提供优质的交流空间，但旺盛的求知欲，潜在的成就感，以及强烈的成人感，使得他们无法承受单调乏味的现状。为了改变这种现状，上网无疑是一条既简单又便捷的途径。

最后，家庭情感沟通的缺乏。青少年由于社会化的要求和强烈的成人感，强烈地想与人交往，渴望得到别人的理解。受传统家庭观念的影响，很多父母与子女之间缺乏必要的交流和沟通，同时我国长期实行计划生育人口政策，家庭交流沟通的对象较之以前少了很多。另外，留守孩子增多，大多是父母双亲在外打工，爷爷奶奶在家照顾，"隔代带养"现象普遍，也是家庭情感沟通缺失的一个重要原因。而网络空间的无限性和沟通时间的连续性以及沟通内容的广博性、随意性，则及时补充了这方面的不足，因而使他们沉迷于网络，不能自拔。

那么，网络过度使用对青少年造成了哪些危害呢？

一、身体健康的影响

网上新事物层出不穷，信息海量以及它所具有的交互性、隐蔽性、宣泄性都强烈地吸引着青少年学生在网上奋力“冲浪”。尤其是情节有趣、新鲜刺激、能够互动的网络游戏更是吸引了为数众多的青少年学生。网络游戏为玩家设置了一个逼真的虚拟社会环境，使玩家从中既可以寻求乐趣，又可以寻找美好的情感，或释放现实生活中无法释放的不良情绪。由于玩游戏时全神贯注，身体始终处于同一种姿态，眼睛长时间注视显示屏，会导致视力下降、眼睛疼痛、怕光、脖子酸痛、头晕眼花等症状。我国医务工作者对部分 7～18 岁青少年学生进行的脑像图检查，也得出了类似的结论。此外，过度的网络依赖或网络成瘾，还会导致植物神经紊乱、体内激素水平失衡、免疫功能降低，引发各种疾患，如心血管疾病、胃肠神经官能症、紧张性头疼、焦虑、忧郁等，甚至可能导致死亡。

二、心理健康的影响

国外研究表明，抑郁与网络过度使用、网络成瘾存在相关。与抑郁相关的人格特征，如低自尊、缺乏动机、寻求外界认可、害怕被拒绝等可能会促成网络过度使用、网络成瘾。在互联网中缺乏面对面沟通的交流，可以让抑郁水平高的使用者借助匿名或虚构角色的方式和他人进行交谈，这样可以有效克服他们在日常生活中和他人交往时的困难，减少负向事件，并且避免触发抑郁感。抑郁者可能在真实生活的社交活动中常有失败感，再加上在网络中交友所形成的成功经验，使得抑郁者对虚拟的友谊更加依赖，同时也在真实世界的社交中逐渐退缩，而形成更严重的抑郁。此外，还会导致孤独感、恐惧感、悲伤、低自尊、无助感、负向认知等不良的心理状态。

三、道德品质的影响

暴力互动游戏会引发青少年的冲动，游戏时的一些小争执有时会演变成现实中的大冲突。“攻击、战斗、竞争”是网络游戏中不可缺少的成分，火爆刺激的游戏内容虽然满足了青少年学生情感发泄的需要，但是同时也让这些心智不成熟的青少年学生模糊了道德认知，淡化了游戏虚拟与现实生活的差异，使他们认为这种通过伤害他人而达到目的的方式是可行的，因而形成了暴力观。这种错误观点一旦形成，他们就会为达到自己的目的而不择手段，把这种“攻击他人是合理”的认识带到现实社会中来，如果再缺乏起码的控制力，欺诈、偷盗、对他人施暴的事，就不但会在网上而且会在现实生活中发生。事实上，现实生活中，因玩电子游戏而引发的道德失范、行为越轨甚至违法犯罪的问题正逐渐增多，抢劫、伤害等恶性案件和校园暴力正逐渐在增多，这些犯罪都与网络和电子游戏对青少年学生的影响有密切关系。

四、社会功能的影响

在网上交流不是面对面交流，这种独特的交流方式可以给人一种“传统方式”难以提供的亲密感，其精神交流在深度上往往超过了“面谈”方式，可以使从未谋面的陌生人很快就成为知己，期间缺乏情境觉察的需要，所以青少年在网络上交往的过程中，会丧失人际交往的技巧和微妙的自我省查能力，从而在社交过程中出现许多的问题。由于社交的挫折，会使青少年会出现社交退缩、社交焦虑等。国外研究表明，社交焦虑和网络虚拟关系成正相关。那些存在社交焦虑的人更愿意在网络中寻找朋友，因为这样可以避免在现实生活中与人面对面交流时出现的焦虑等不良情绪。而在人际关系和所处社会环境的交往不良又会反过来促进网络过度使用，从而形成恶性循环。

综上所述，可见网络的过度使用对儿童青少年造成了方方面面的不良影响。

那么，如何克服网络对青少年心理健康成长消极影响？

1. 营造绿色网络平台，促进青少年健康成长。

建设一批适合青少年浏览的网站，全面推进“青少年绿色上网工程”，把更多的青少年吸引过来。可以通过学习、就业、交友、心理咨询、法律援助等青少年感兴趣的、能切实为青少年服务的形式，服务青少年、凝聚青少年。

2. 建立学校绿色网站。

校方可以凭借熟悉学生心理特点、思想动态的优势，建成有吸引力的贴近学生的网站，吸引学生的眼球。比如学校在校园网里开辟“校园聚焦”“师生对话”“我爱我校”等栏目。根据青少年自身的特点和本地区青少年工作的实际，坚持虚拟与现实的统一、个性张扬与社会约束统一的原则，组织网上活动。

3. 加强对青少年利用网络的引导和监督。

强化对青少年的教育引导，培养良好的上网习惯，是防止青少年在网络中“迷途”的根本保证。针对青少年在上网中遇到的问题，重点实行“3W”（即为什么上网（why）、如何利用网络（how）、什么时候上网（when））引导，引导青少年正确对待上网、正确对待网上信息，培养良好的上网习惯。积极发挥家长、学校、社会各层面的综合引导作用，形成贯穿各个层级、覆盖各个领域的强大合力。还要经常监督他们的上网时间和上网内容。

建立广泛的CA认证制度，使网络行为者身份可查询。改进网络服务器，使其具有对访问者的地址、访问时间和操作行为记录的功能，形成“若要人不知，除非己莫为”的客观条件。

4. 加强网络道德建设。

要构建网络道德规范，强化网络道德的软性惩罚机制。

有人认为网络不是洪水猛兽,但会"玩物丧志"。如果视上网玩游戏为洪水猛兽,一味阻止子女去玩游戏,是偏激的做法。当然,学生若是过分沉迷,没日没夜地玩个不停,结果只会导致成绩下降,玩物丧志。有人认为学生要远离网络,警惕信息时代的电子鸦片,如一些青少年学生在网吧一呆就是几个昼夜,玩在网吧、吃在网吧、睡在网吧。甚至一些女学生由于迷恋上网聊天,而放弃学业和一位远在千里之外的网友见面,结果是一去就再也没有回来了。像这样的事情已是屡见不鲜,惨案频频发生。就上网本身而言,当然并没有错,关键在我们应该如何正确使用网络。唯物辩证法认为,任何事物都存在着既对立又统一的一面,我们要如实地反映事物的本来面目,就必须坚持一分为二的矛盾分析方法。这就告诉我们,对待青少年学生上网问题要一分为二,全面分析。

我们应该看到青少年学生上网的利,肯定网络给他们带来巨大帮助。网络具有高度的开放性,跨地域性,任何一个人都可以在网上查找到他所要的信息。这大大方便了青少年学生的学习,因此,就出现了远程教育,我们可以在网上学到更多的知识,感受遨游学海的乐趣。而信息技术时代的来临,青少年学生作为未来社会的主人,更需要尽快掌握信息技术,占据有利地位。可见,网络对青少年学生起着不可替代的作用。对于他们而言,虽然我们已经具备了一定的鉴别能力,但不得不承认,网上仍然有着太多的诱惑与隐患,时常从报纸上读到关于某大学生沉溺网络爱情,到头来发现是骗局的报道,这不得不引起我们的高度警惕。

总之,网络对于儿童青少年有利有弊,但是如果能够正确引导,建立良好的使用环境,那么利远大于弊,应当结合家庭、学校、社会多方面力量营造良好的青少年网络氛围才是最佳途径。

咖啡好喝莫贪杯

袁子申

我有一个朋友,是一名 52 岁的中年男子。前段时间他告诉我说,自己经常觉得犯困乏力,到医院一查,竟然患上严重的骨质疏松,他问我是什么原因造成的。根据对这位朋友的了解,他有喝咖啡的习惯,一天四五杯,我想这是造成他患有骨质疏松的主要原因。

患者咨询:每天四五杯咖啡,喝了 20 多年。

我的这位朋友张先生,年轻时一直在国外生活工作,那些年他慢慢爱上了喝咖

作者简介:袁子申,常州市德安医院麻醉科主治医师。

啡。4 年前，张先生才回常州生活，但每天喝上四五杯咖啡的习惯，一直坚持着。

一年前开始，张先生常感到没力气，困乏不已。“我一开始以为是睡不好，千方百计改善睡眠。”张先生说，可这样还是经常无力，有时候感觉到腰背疼痛。当然，那段时间，张先生依然坚持每天喝 3 杯咖啡。

根据这些临床表现，我想他应该患有骨质疏松症，且症状正在加重，于是建议他到医院做相关检查。

就在最近，张先生到医院检查，发现他的骨密度很差，患有严重的骨质疏松。

究其原因：患上骨质疏松，和他常喝咖啡有关。

之所以患上严重骨质疏松，和张先生喝咖啡的习惯有关，而且他还不注意晒太阳，很少运动。根据我对张先生的了解，他每天喝四五杯咖啡，形成长期习惯，加上他的钙质吸收不是很好，所以目前情况很糟糕，检查显示他的骨头看起来就像马蜂窝，万一哪天他摔倒或者被撞伤，骨头断裂是很难手术的。

那到底每天喝多少咖啡算是过量？从我国目前的研究来看，还没有“量”的指标，只能说经常喝咖啡的比不喝咖啡的更易导致骨质疏松，而且年纪大的、女性喝咖啡会导致骨量流失。

很多人会说，老外长期喝咖啡，是不是比我们更容易骨质疏松？这一点还真不一样，外国人虽然有喝咖啡的习惯，但他们的饮食习惯有利于他们的钙质吸收，骨量相对来说不会减少得那么厉害；而中国人的饮食习惯，并不利于钙质的吸收。张先生在国外长期喝咖啡，回国 4 年里仍保持这个习惯，但饮食习惯却已经以中餐为主，钙质不断流失，却少有补充，所以患上了严重的骨质疏松。

如何预防：每天喝 500 毫升牛奶，多晒太阳多运动。

导致骨质疏松的原因有很多。对女性来说，绝经后雌激素水平下降，骨量减少是重要因素之一。随着年龄增长，人体吸收维生素 D 的能力下降，而维生素 D 是人体内调节钙磷代谢最重要的激素。此外，生活习惯不好，日照不够多，运动少，长期抽烟、喝酒、喝咖啡、碳酸饮料等，都会引起骨质疏松。

另外，预防骨质疏松要从小做到老。年轻时每天喝 500 毫升牛奶，多晒太阳，多运动，使骨量储存更多。

相比于男性，女性发病年龄要偏早。因为女性在孕产期和哺乳期，钙流失特别多，所以一定要补钙片。不仅怀孕时补，哺乳期乃至哺乳期结束后的一段时间内，都要补；女性最好从 40 岁起就每天服用钙片；到 50 岁，除了补钙片，还要加上维生素 D，两者一起补最好。

此外，每年最好做一次骨密度检测，去骨科或内分泌科都可开检测单子。

“心病”也要及时就医

方惠民

现代社会生活节奏的加快，使人们不得不承受来自学习、生活、工作、人际关系等多方面的竞争和压力，当这些负面情绪无从适当排解，不断积压于心时，个人的精神和心理状态就开始向你发出“警报”了：头痛、失眠、易疲劳、注意力不集中、情绪不稳、工作学习能力下降……这些问题如同定时炸弹潜伏在体内，而目前人们对于精神疾病的认知和预防却还处在一个朦胧的阶段，对精神障碍的知晓率不足五成，就诊率更低。人们往往因为没有引起足够重视继续听之任之，或者没有得到专业系统的干预，使得有些精神问题逐渐恶化成了精神疾病。

“医生，我最近心情特别差，老是发无名火，而且整晚睡不着觉，做什么都提不起精神，我会不会是精神出了问题啊？”37 岁的陈女士战战兢兢地询问道。怕被人知道了会笑话自己，陈女士一个人偷偷地跑到精神专科医院就诊，神情紧张，显得手足无措。

原来，陈女士新婚不久，丈夫来自外地农村家庭，婆婆与他们同住，平时生活比较不拘小节，与爱整洁的陈女士产生了一些分歧，而且最近家里新添了一位小成员，婆婆却还是用农村的“土法”照顾孩子，很令陈女士伤脑筋，婆媳关系因此陷入僵局。“最令我伤心的是，我老公和我爸妈都说是我要求太苛刻，觉得我应该理解我婆婆，可是谁来理解我？”

心理医生耐心倾听陈女士的倾诉，运用共情的技巧取得陈女士的信任，首先对陈女士的情绪反应表示理解，鼓励陈女士抒发自己的感情，缓解其焦虑情绪。然后从心理学角度跟陈女士一起分析问题产生的根源，其主要原因是陈女士与丈夫以及婆婆的生活习惯以及个性的不同所致，并从旁观者角度以及心理专业医师角度，对陈女士的一些错误的认知进行矫正，在遇到此类困惑时如何采取正确的应对方式提供一些建议。经过心理医师疏导，陈女士感到豁然开朗，之前的紧张烦躁的情绪得到了有效缓解。最后陈女士表示，今天的心理咨询对自己帮助很大，今后自己该怎么做心里有底了。

长久以来，大家都很忌讳谈到精神疾病，很多人甚至没有诊治精神疾病的观念，更别说向心理专家寻求帮助了。其实，在国外，人们并不避讳或者隐藏自己的精神问题，相反，他们认为咨询心理医生是精神调节的一种有效方式，可以帮助自

作者简介：方惠民，常州市德安医院精神科主任、主任医师，常州市医学会精神医学分会委员。

已走出情绪的困境。所以，我国国民在看待精神疾病时观念还需要不断更新进步。

各年龄段人群眼部疾病的防治

蒋 伟

每天一睁开眼，我们的双眼就开始工作了。眼是人体重要器官，90%的外界信息来自双眼。随着现代社会日新月异的发展，电子产品、手机等频繁使用，不管出于哪个年龄阶段的人，用眼量都不小，给双眼造成的压力也日益增加。

那么，用眼不当会给我们造成哪些不良影响，又有什么办法可以有效防治呢？很多人对于眼部的健康状态并不重视，总要等问题出现后才想到去医院检查。其实，人的眼睛犹如一部复杂的机器，平时不注意定期维护、保养、检修，难免会出现故障。我就按照年龄阶段，为大家介绍一下常见的眼部疾病和解决方案。

一、青少年眼部疾病的防治

青少年最让人头疼的就是近视了。由于姿势的不正确、看电视时间过长、触屏时代的数码危害等原因，孩子确诊为近视的年龄越来越低，度数增长加快趋势明显，影响他们眼部健康。针对近视，最好的方法是预防，更需要鉴别是真性近视还是假性近视。

但如果已经近视了，想要控制其发展，角膜塑形技术是一个非常好的选择。角膜塑形镜是一种夜晚睡觉时配戴矫正近视的眼镜，其根据近视患者的角膜形态和屈光度数“量眼定制”，夜晚睡觉时戴在角膜上，逐步对角膜进行合理塑形，延缓眼轴增长，可有效减缓近视发展速度，被誉为“睡觉就能控制和矫正近视”的技术。一般来说，近视在600度以内，散光在175度以内，年龄在8岁以上的度数增长较快的患者，都能够通过佩戴角膜塑形镜，控制近视的发展，而且取得了明显的效果。当然，佩戴前需要经过一些检查，确定患者无过敏反应，不存在角膜、结膜疾病或其他眼病及严重全身疾病。

二、成人眼部疾病的防治

很多成年人，尤其是白领、商务人士、艺术从业者，由于工作原因，不方便配戴框架眼镜，长期佩戴隐形眼镜又比较麻烦，这种情况怎么办？可以考虑进行激光近视治疗。飞秒激光是目前来说最先进的治疗近视的手段，它是通过计算机控制进

作者简介：蒋伟，常州市武进人民医院眼科主任、副主任医师。

行的全激光手术，是人类第一次在角膜手术上离开了手术刀，真正实现了全程无刀激光手术。飞秒激光最大的特点和优势就是稳定性好、安全有效、恢复时间短、可预测性高。当然，在术前也要进行详细筛查，并不是所有人都能够承受这个手术。符合手术条件的患者需要按照医生的要求做准备，术后也要注意眼部的保健，才能巩固手术效果。我院自 2012 年开展飞秒激光治疗近视手术以来，反馈效果良好。

三、老年人眼部疾病的防治

眼睛和身体的其他组织器官一样，时间长了就会有各种各样的问题。老年人眼科方面的疾病可粗略分为突发性眼病和渐进性眼病。比如高血压会引起血管堵塞和眼底出血，人就容易看不清东西；孔源性视网膜脱离多见于中年或老年人，近视居多，双眼可先后发病；还有就是眼内压间断或持续升高会导致青光眼，它是导致人类失明的三大致盲眼病之一。以上所说的都属于突发性的眼部疾病。

渐进性眼病最常见的就是白内障。老化、遗传、局部营养障碍、免疫与代谢异常、外伤、中毒、辐射等，都能引起晶状体代谢紊乱，导致晶状体蛋白质变性而发生混浊，此时光线被混浊晶状体阻挠无法投射在视网膜上，导致视物模糊。这类眼病多见于 40 岁以上，且随年龄增长而发病率增多。值得一提的是，这么多年看了那么多病人，很多老年人相信非正规市场上杂七杂八的药物，自行服用，以为能药到病除，这样不仅耽误了病情，还会引起身体的其他健康问题，得不偿失。

手术是治疗白内障的唯一有效途径。另外，随着糖尿病人群的增多，引起的糖尿病视网膜病变要早筛查、早治疗，以免引起不可逆的视力损害。老年性黄斑变性也是常见的眼底疾病，还请广大患者出现症状及时就医，查明原因，对因治疗，相信科学，保护自己的眼睛健康。

经常腰酸腿痛　警惕骨质疏松

张　磊

人们普遍认为，骨质疏松症是生命过程中必然和正常的随年龄逐渐增长退变老化的一种现象，对日常生活影响不大，总觉得骨质疏松症不像心脑血管病和癌症那样可怕，并没有给予足够的重视。对于骨质疏松症发病机制是什么，它有什么危害，怎样预防和治疗，不少人并不知晓。

作者简介：张磊，常州市武进人民医院内分泌科主任、主任医师，常州市医学会内分泌学分会副主任委员、骨质疏松与骨矿盐疾病分会副主任委员。

一、骨质疏松发病因素及危害

骨质疏松症是一个多因素的疾病，该病受先天因素和后天因素影响，先天因素指种族、性别、年龄和家族史；后天因素包括药物、疾病、营养及生活方式等。从营养的角度来说，其危险因素是指从食物中钙摄入不足，吸烟、喝大量咖啡；运动，晒太阳较少、维生素D的缺乏，年老、女性绝经这些都是骨质疏松症的危险因素。其中年龄是一个重要的危险因素，年龄越大，骨质疏松的患病率就越高。

近期，我科一位患者张女士就见识了骨质疏松这颗“沉默炮弹”的威力。张女士今年60岁，平时都没有察觉身体有什么问题，就是近两年总感觉腰酸、腿痛，不久前因乏力、腰背酸痛，走路不稳，在家不小心跌倒了而到医院就医，经腰椎磁共振和骨密度检查后发现其患有严重骨质疏松而致腰椎压缩性骨折。

骨质疏松症是中老年人最常见的骨骼疾病，是一种以低骨量和骨组织微结构破坏为特征，导致骨质脆性增加和易于骨折的全身性骨代谢性疾病。疼痛、驼背、身高降低和骨折是骨质疏松症的特征性表现，但许多骨质疏松症患者在疾病早期常无明显的症状，患者通常在日常负重、活动、弯腰和跌倒后引起髋部、椎体、前臂、足踝等部位骨折后才被确诊。骨折对于青年人来讲，可以痊愈和恢复，但对于老年人来说，轻者影响机体功能，重则致残甚至致死。对此病绝不能等闲视之，尤其需要中老年人高度警惕提前预防。

二、骨质疏松症的种类与防治

人们普遍认为骨质疏松症就是缺钙，很多人通过喝骨头汤来补钙。实际上，骨质疏松症可分为三类，即原发性骨质疏松症、继发性骨质疏松症和特发性骨质疏松症。原发性骨质疏松症又分为Ⅰ型和Ⅱ型，Ⅰ型即绝经后骨质疏松症，主要患者为绝经后的中老年妇女；Ⅱ型即老年性骨质疏松症，多发于70岁以上的老年人。特发性骨质疏松症主要见于青少年。继发性骨质疏松多见于患有能够引起骨质疏松的基础疾病（如甲亢，糖尿病）或长期服用能够导致骨质疏松的各种药物（如糖皮质激素）等。

骨质疏松症是骨代谢异常造成，缺钙是一方面原因，因此治疗并不是单纯补钙，而需要综合治疗。依靠喝骨头汤补钙来预防骨质疏松并不科学，实际上骨头汤里可供人体吸收的钙量极其有限，远不如一杯牛奶，骨头汤里溶解了大量骨内的脂肪，经常食用可能引起其他健康问题。应选择奶制品、豆制品、鱼松、虾皮等含钙量高的食物，以补充钙质。

人的各个年龄阶段都应当注重骨质疏松的预防。人体骨骼中的矿物含量在30多岁达到最高，医学上称为“峰值骨量”，预防应抓住两个环节，一是争取获得满意理想的骨峰值，二是预防减少骨量的丢失。首先在饮食上，选择富含钙、低盐和适量蛋白质的均衡饮食对预防骨质疏松有益的食物。其次，老年人在专科医生的建议下，坚持适量运动，使骨骼更强壮，减少跌倒的风险。再次，避免和干预各种诱发骨质疏松症的危险因素。

三、骨质疏松症的自我检测

这里推荐一个自我检测的方法，国际骨质疏松基金会推荐的一分钟简易问卷，十个问题中只要出现一个“是”，则为高危人群，应当及时就诊。一般来讲，骨质疏松症是一个很缓慢进展的疾病，一般一两年做一次检查。骨质疏松症是一个多学科共同研究和处理的疾病，包括有内分泌科、妇产科、骨科、老年科、儿科，肾内科，免疫风湿科等，无论是到哪个科，都可以找医生做进一步的诊疗。通常医生会根据患者的现有情况，做一个骨密度检测，主要测量腰椎以及髋部的骨骼密度，看他有没有骨质疏松。或者通过拍片，看看有没有骨折情况。

骨质疏松症应以预防为主，防治结合，尽早到正规医院定期进行骨密度等相关检查，做到早诊断、早预防、早治疗。

慢性病自我管理10步曲

池明江

慢性病是一类难以根治的疾病。目前，慢性病在我国已成高发态势，这已不仅仅是一个健康问题，而是日益成为一个严重的社会问题。为了减少慢性病的危害，降低医疗和康复成本，掌握慢性病的自我管理技能有着重大的现实意义。

随着健康教育的普及和深入，广大慢性病患者已经逐渐从被动管理状态转变为主动管理，自我管理意识明显增强，康复效果明显提高。但慢性病的康复是一个马拉松式的过程，康复成本高。为了有效降低康复成本，节约医疗资源，每个慢性病患者都应该学会自我管理。从被动管理到主动管理是一个进步，从主动管理到自我管理则是一个飞跃。学会自我管理能让你摆脱慢性病的痛苦，学会与病共舞，提升生活的满意度和幸福感。

慢性病的自我管理既是一种行为模式，也是一种生活态度；既是一种技能，也是一种修炼。当你修炼到一定的火候，慢性病就不再是你的敌人，它会成为你生命的一部分，甚至成为你的老师和朋友。如果你有很好的悟性，敬请按照如下的“线

作者简介：池明江，常州市天宁区红梅街道社区卫生服务中心慢病科副科长。

路图”走，10 步之后你就获得解放了。

第一步：自我认同，不否认、不紧张、不郁闷

一旦确认自己患了慢性病，心理上自然会有一种挫折感和焦虑感，会不由自主地紧张、郁闷和恐惧，甚至会出现抑郁，严重的还会出现情绪障碍。这些“负面情绪”本来就与疾病相互呼应，容易形成恶性循环。人食五谷，岂会无病？疾病有时就是一种警示，是生活的“红灯”。你的生活里亮起了“红灯”，说明你的生活方式有问题。早反思、早发现、早干预、早治疗、早管理，遇后并不可怕。一旦你认同它了，你就会心平气和，负面情绪就会自然消退，正面情绪就会占上风，你就会获得“正能量”，就会以理性的态度去面对它、管理它、驾驭它。这是疾病康复的第一要素——态度决定结果。有一种变态的不认同就是“较劲”——你高你的，我就是不理睬你，就是不服药。你与疾病较劲就像堂吉诃德与风车较劲，你会赢吗？

第二步：寻找同类

人类是群居动物。因为群居可以互相帮助，互相安慰，增强安全感。当一个人患上了慢性病之后，心理上会通过自我暗示而示弱，甚至会妒忌身边的健康人，这种心态会让自己变得很沮丧。而当你遇到一个与你有同样遭遇的病人时，你的沮丧或妒忌会突然减轻，这对调整心态大有好处。你会突然觉得并不孤单，你有一个伴，你有朋友，你会同病相怜。当你可怜别人的时候，沮丧感就悄悄跑掉了。寻找一个患病的同类，可以获得心理上、情感上的支持和慰藉。在相互交流、提醒和帮助下，你会增强战胜疾病的信心和力量。这些都是疾病康复的灵丹妙药。他山之石，可以攻玉。别人的经验教训都是你的前车之鉴。

第三步：认定一个社区医生做自己的家庭医生

随着社区卫生的进步，家庭医生已经走进了社区和家庭，这是一种全新的社区卫生服务模式。家庭医生既是你的医疗顾问、健康老师，也是你的朋友。与一个医生交上朋友，可以最大限度地降低健康和医疗成本。管理慢性病是家庭医生的基本职责，患者应该主动寻求家庭医生的指导和帮助而不是被动接受管理。要养成定期拜访家庭医生的习惯，监测病情，询医问药，做一个有心人。一个有心人病久会成半个医。

第四步：选择一个可信赖的亲人做心理情感后盾

当一个人患上慢性病之后，会经历一段心理情感脆弱期，最需要心理情感的支持。谁能够持久地给予你支持？唯有亲人。你应该选择一个最可信赖、最有耐心的亲人做你的后盾。当你抑郁时或没有心情煮饭时，能够得到他的理解、体谅和宽慰，他能够与你同甘共苦，给你康复的信心。

第五步：准备一本专用笔记本，准确记录病情数据

好记性不如烂笔头。慢性病的病情是波动的，各项数据（血压值、血糖值）会反应病情的变化规律和原因,通过分析这些变化,可以为用药提供依据,找到最佳用药方案。当数据出现异常变化时,要及时向家庭医生咨询,尽快找到原因,对症下药。掌握变化的规律都是从分析数据开始的,因此,养成准确记录数据的习惯,对驾驭病情是十分有利的。

第六步:自购一只血压计或血糖仪并学会使用

慢性病的康复是长期的,需要定期测量血压和血糖。求人不如求己。自测血压和血糖并不难,一学就会。自己测量的结果更可信而且不受环境限制,可以随时监测记录。最重要的是,自给自足可以维护自己的尊严,新时代也需要"南泥湾"精神。

第七步:精明地选择药物(与家庭医生一起讨论)

选择药物与选择鞋子一样,选对了一步一舒服,选错了一步一痛苦。在选择药物时,一定要做一个精明的消费者,永远记住一个原则:只选对的,不选贵的;只选适合的,不选潮流的。要纠正一种思想误区:新药比老药好,贵药比贱药好。老药新药各有长短,适合你的就是好药。要自己把握选药的话语权,学会自己拿主意。要想做一个精明的选择者,一定要积累知识,要努力学习,掌握慢性病的基本常识,了解药物的基本特性,知己知彼,无知者总是最可悲的。

第八步:细心观察用药效果并及时记录

药物也是有个性的,要想很好地驾驭药物,就要用心观察用药效果。很多时候药物的效果是滞后的,而且会受各种因素的影响,因此需要有耐心和信心来分析和判断,去伪存真。只有认真观察、记录、分析、判断,才能得出正确的结论。正确的结论有助于做出正确的选择,正确的选择是控制病情的关键。

第九步:根据用药效果调整药物,找到平衡点

正确的用药常常不是一步到位而是逐步到位的。什么药最适合? 什么剂量最适合? 这是一个逐步接近真理的过程。最适合的药物,最适合的剂量就是平衡点。找到了平衡点你就找到了金钥匙,就能打开康复的大门。

第十步:忘掉自己有病

给自己"摘帽"有时是一件很困难的事,因为戴帽有戴帽的好处。从心理学角度看,"有病暗示"是消极的、负面的,弊多利少。只有从疾病的阴影里走出来,才能获得阳光和新鲜空气。要学会把疾病当伴儿,把药丸当零食或保健品,把血压计、血糖仪当玩具。在"糊涂"中快乐的人,一定可以在"糊涂"中长寿。

强者自强。疾病常常是"洗牌"大师,笑到最后的必定是好牌,好牌必赢。

糖尿病患者血糖达标的重要性

王鞠美

在长期的临床工作中，我发现糖尿病的患病率逐年上升，严重危害人民的健康，更令我担忧的是：许多糖尿病患者对自己的血糖是否达标很不重视，有的表现为不能管住自己的嘴，想吃就吃，有的没有锻炼身体的意识，有的不能配合医生定期来测血糖，有的表现为不能按医生的指导合理用药，更多的人对糖尿病的危害认识不足。真心希望本文能给广大糖尿病患者的生活带来益处！

糖尿病患者血糖达标很重要，如果不达标，就意味着失去健康，那是因为糖尿病有很多并发症，具体如下：

1. 糖尿病视网膜病变。糖尿病视网膜病变是造成视力下降最终发生失明的主要原因。早期的病变表现有眼底点状出血及渗出，进一步病变眼底出现新生的血管，最后的结局——失明。

2. 糖尿病肾病也是重要的并发症。肾脏损害会逐渐加重直至肾衰竭，从开始的没有任何症状及表现，到早期的微量蛋白尿，进而大量蛋白尿，最终发生肾脏衰竭，需要依靠血液透析生存。

3. 糖尿病性心血管病变被称为糖尿病的第一杀手。病情轻时表现为胸闷、胸痛等，严重者出现心肌梗死，心力衰竭而去世。因很多患者甚至没有任何症状，因此，糖尿病和高血压一样也被称为“无声的杀手”。

4. 糖尿病脑血管病变。主要表现为头晕、肢体麻木等，糖尿病患者的脑血管病变多为脑梗塞，严重者出现瘫痪、死亡。

5. 糖尿病性神经病变。因人体神经遍布全身，因而病变表现多样。主要是周围神经病变及自主神经病变。

肢端麻木、痛觉过敏或丧失均为感觉神经的损害，活动受限、肌无力、肌萎缩为运动神经受损，而腹泻、便秘则是自主神经病变的表现。

6. 糖尿病足。可以有足溃疡、坏疽、严重者需要截肢。

血糖不达标，除了失去健康，并且可能失去生命以外，还有什么损失？您的钱袋子将损失惨重。研究表明，有并发症和没有并发症的患者相比，有并发症的花费要远远高于没有并发症者。

那么，如何减少损失，预防和延缓糖尿病并发症？那就是达标！血糖要达标，

作者简介：王鞠美，常州市钟楼区新闸街道社区卫生服务中心服务站负责人，社区副主任医师。

而且血压、血脂也要达标。血糖、血压、血脂三手一起抓!

很多的糖尿病患者往往合并有高血压。糖尿病合并高血压将会加速心血管病、脑卒中、肾病及视网膜病变的发生和发展,明显增加糖尿病患者的死亡率。控制目标是小于 140/80 mmHg。

另一项关键达标指标是血脂,与高血压一样,很多的糖尿病患者同时合并高脂血症。高血脂是导致心血管病变非常大的危险因素,我们必须将血脂控制在正常范围,总胆固醇小于 4.5 mmol/L,高密度脂蛋白,男性大于 1.0 mmol/L,女性大于 1.3 mmol/L,甘油三酯小于 1.7 mmol/L,尤其是低密度脂蛋白这种坏胆固醇,未合并冠心病的应降低到小于 2.6 mmol/L,对于已经患糖尿病心血管病变的患者则要求更高,低密度脂蛋白<1.8 mmol/L。

那怎样才能达标呢?糖尿病患者要在医生指导下管住嘴,迈开腿,定期在医生指导下进行血糖监测,合理药物治疗,经常参加糖尿病健康教育课。

糖尿病患者要努力使空腹血糖控制在:4.4～7.0 mmol/L,非空腹血糖标准 10 mmol/L以下,糖化血红蛋白达标理想值<7%。

让我们一起努力,让血糖达标,延缓并发症到来,提高我们的生活质量,最终达到延长寿命的目的。

注:文中涉及到的各项控制指标都来自《中国 2 型糖尿病防治指南 2013 年版》

如何预防感染性疾病的发生

张崇兰

随着疫苗的发明,肝炎、结核、霍乱等感染性的疾病渐渐地淡出了人们的视野,人们渐渐的安逸了,高枕无忧了,然而 2003 年的非典像一次久别的地震,震醒了沉睡中的人们,随后的甲流、禽流感,以及最近的中东呼吸综合征等等感染性的疾病又像一次次的小余震一样时时警醒着人类,其实细菌病毒从未离我们远去,随着人类社会的发展,病毒也在不断进化发展着,所谓道高一尺魔高一丈,人类的发展史从某一个方面来说其实也是一部与病毒细菌不断斗争的战斗史。而作为老百姓的我们该如何与这些致病性的细菌病毒做斗争呢?

其实,无论细菌病毒如何进化,它的致病性一定要具备三个环节,感染源,感染途径,易感人群,缺一不可,正如那千变万化的白骨精一样,无论她如何变化,她终归有着邪恶的内心,善变的外表以及木讷的唐长老,改变其中任一环节,她都无法

作者简介:张崇兰,常州激光医院护理部主任,主管护师。

得逞。而对于感染性疾病也是一样，我们只要改变其中任一环节，疾病就无法发生。

首先，对于感染源，不外乎带病毒的人（包括病人和携菌健康人）、动物和疫源地，那么作为老百姓的我们就要远离它，比如有疫情时尽量少的停留在空气不流通的公共场所，如车站、影院、迪厅、医院等，不接触或尽量少接触有可能携带病毒的动物如鸡鸭、鸽子、骆驼等，不去疫源地旅游、停留，当自己或身边人有疑似症状时主动就医隔离，不做传播病毒的使者，这样，感染源就被我们控制在了可控区域，正如白骨精被孙悟空控制住了一般不得外出猖狂肆虐百姓。

接下来第二个环节就是切断传播途径了，细菌病毒的传播媒介不外乎以下几种，如空气、飞沫、接触、血液体液，那么我们就针对这些途径媒介做好消毒隔离就好了，如做好室内通风，保证空气流通，人人养成好习惯，不随地吐痰，喷嚏咳嗽时用纸巾遮掩口鼻不让飞沫蔓延空气中，勤洗手以切断接触传播的渠道，注意洗手时机，如饭前便后洗手，烹饪前，外出回家后，以及有可能接触到带病菌的物体后都要及时流动水洗手，对于有疫情时可适当使用带消毒功能的洗手液，而对于血液体液这个传播媒介大家只要做好规范献血，洁身自好，不吸毒，不乱性就可规避了。切断传播途径这个环节很重要，正如那白骨精的千变万化，我们一定要具备火眼金睛，及时的识别这是何方妖怪，哪种病毒，它是通过什么途径来传播的，那么我们就要立刻切断她的传播途径，其中我们最应重视的是洗手这个环节，手是我们探知世界和改造世界的工具，同时也是最容易携带病毒的传播工具，因此不论是作为医务人员还是普通老百姓，勤洗手都是我们对付病菌的最常用的杀手锏。

最后来谈谈第三个环节，保护易感者了，俗话说得好，正气存内，邪不可干，我们每个人都要注意提高自身的身体素质，不做木讷的唐长老，方法有很多，比如生活规律，注意饮食营养及卫生，不偏食，适量运动，戒烟限酒，保持乐观，注意心态平衡等等，每一点都很重要，这些既是我们提高身体素质不被病毒侵袭的法宝，同时也是我们保持健康，延缓衰老的秘笈，而对于一些年老体弱多病甚至有免疫缺陷者，在有疫情期间，那我们只有像保护唐长老般给他画个圈，把他留在这个安全区域中，让他尽量少接触外界不良环境，再适当地使用一些提高免疫力的食品或药品，这样保护易感者这个环节我们就通过内调外防来做好了。

这样三个环节都做好了周密的部署，看你病菌如何变异都逃脱不了人类的严防死守，正所谓魔高一尺道高一丈，更何况还有我们无所不能的科学家们，每一种病毒的出现就会有针对性的发明一种疫苗，卡介苗、脊灰糖丸、乙肝疫苗、流感疫苗等等。它们的发明就是先例，兵来将挡，水来土掩，白骨精再善变，它终究是孙悟空的手下败将，病毒再变异，它还是斗不过人类的智慧和勤劳。

急救小风暴

张沈钏

最近，我院微信圈转发一件事情，上班途中职工张先生发现一位老人突然晕倒在地，就有很热心的人上前帮忙，旁边的群众也是把老人围了个里三层外三层的，大家七手八脚地把老人倒腾了半天，最后还是一位有急救经验的群众给老人喂了点糖水，老人才慢慢恢复意识。为此他就感慨，很多人空有一颗乐于助人的心，因缺乏医学知识，好心有时帮不上忙，甚至帮了倒忙。

看了他的信息之后，引起了很多人的共鸣。我们在日常生活中总会遇到一些突发状况，不管是大事小事，大部分人的第一反应都是惊慌失措，不知道自己应该去做什么，如果没有及时处理或者用了错误的方法，可能会耽误了最佳的救治时间。

这两天我在网上以及书籍上查阅了许多有关于家庭急救的小知识，还请科室医师指点把关，我把他们的内容整理了一下，分享给大家，应该会对大家有所帮助。

一、中暑

一般中暑表现的症状有：温度超过 39 ℃，脉搏快；皮肤红、干燥、温度高；瞳孔缩小，意识丧失；精神错乱。

严重中暑也称热衰竭，症状表现为皮肤凉；过度出汗，恶心，呕吐，瞳孔扩大；腹部或肢体痉挛，脉搏快；眩晕、头痛；意识丧失。

急救方法：首先应将病人迅速脱离高热环境，转移到既通风又阴凉的地方，解开衣扣，让病人平卧，用冷水敷其头部。或用大的湿毛巾，湿的床单等把患者包起来，用电风扇、有凉风的电吹风或手扇扇动促其降温。注意不要用酒精擦患者的身体。让神志清楚的患者喝清凉的饮料，如果患者吞咽无困难，可以让他喝盐水（每100 毫升加 0.9 克），少量多次，每次饮水量不可超过 300 毫升为宜。

二、烫伤

小儿烫伤在急诊中比例较大。烫伤的发生，轻者留下了疤痕，重者危及生命，如果烧伤面积占全身 5%以上，就可以使身体发生重大损害。

急救方法：首先不要惊慌，也不要急于脱掉贴身单薄汗衫、丝袜之类的衣物，应

作者简介：张沈钏，常州激光医院护士。

立即用冷水冲洗，等冷却后才可以小心地将贴身衣物脱去，以免撕破烫伤处形成的水泡。冷水冲洗的目的是止痛，减少渗出和肿胀，从而减少水泡形成。冲洗时间约半小时以上，以停止冲洗时不感到疼痛为止，一般水温约 20 ℃左右即可。切忌用冰水，以免冻伤。烫伤后切忌用紫药水或红汞涂擦，以免影响观察创面的变化，大面积或严重的烫伤经家庭一般紧急护理后立即送医院。

三、低血糖

糖尿病患者低血糖的症状是先有饥饿感，乏力，四肢麻木，情绪不安，面色苍白，头晕，呕吐，心慌，胸闷等。严重时，大汗淋漓，皮肤湿冷，吐字不清，注意力不集中，有时抽搐，惊厥，不省人事，大小便失禁，昏迷等。

急救方法：迅速补充葡萄糖，及时补糖使症状完全缓解，立即给予含糖较高的食物，如饼干，果汁等。应注意勿使食物吸入肺中呛入气管等，易引起吸入性肺炎。重症者立即拨打“120”送往医院救治，以免延误治疗，出现不可逆的脑损伤。

四、心脏骤停

各种心脏病均导致心脏骤停，尤其是冠心病最常见，其他的原因还有诸如触电、溺水、中毒、创伤等突发急症。患者表现为突发的意识丧失，可伴有局部或全身性抽搐，呼吸断续，以及叹气样短促痉挛性呼吸，随后呼吸停止，皮肤苍白或发紫，瞳孔散大，可出现大小便失禁。

急救方法：当患者发生意识不清时，首先要判断患者反应，可以拍打患者的双肩，俯身对双侧耳朵大声呼喊问：“你怎么了?”若患者为婴儿可拍其足底，如无反应，初步判断为意识丧失，立即呼救。

在旁边无旁人帮助下，若患者为八岁以上者，则视为成年人，应先呼叫“120”救援，然后进行心肺复苏。若为一至八岁的儿童应立即施行心肺复苏两分钟，然后呼叫“120”，迅速返回后再行心肺复苏。若为未足一岁的婴儿应立即施行心肺复苏术两分钟，然后抱着婴儿边走边复苏去求援，身边有旁人可安排其呼叫“120”救援，同时嘱咐其求援后回来帮助抢救。

五、食物中毒

食物中毒，是指食物被细菌及其毒素污染或含有毒性化学物质的食物，或由食物本身的毒素所引起的急性中毒性疾病。

急救方法：保留剩下的食物，或中毒者的呕吐物，排泄物等，同时采取应急措施。

催吐：对中毒不久且无明显呕吐症状者，喝食盐水或生姜水是催吐的好办法，如果还不能吐出的话，可用手指刺激舌根部引吐。

导泻：如果中毒者进食受污染食物的时间超过 2 小时，但精神仍较好，则可服用导泻药，促使受污染的食物尽快排出体外。

经上述急救，中毒者症状未见好转，或中毒程度较重，应立即拨打“120”急救电话，或尽快将中毒者送到医院进行洗胃、灌肠、导泻等治疗。

我所列举的这些小知识只是冰山一角，我们在日常生活中所面对的情况还有更多，希望大家能够在这方面引起重视，平时多注意积累有关的急救知识，这不管是为人还是为己都是有百利而无一害的。

下面我就对今天的急救小风暴做一个小结，我把它编成了一首四句话的小诗歌：遇到情况莫惊慌，察言观色判方向，胆大心细动作快，120 号不能忘。怎么样，大家看了之后是不是有所收获呢？愿大家在生活和出行时注意自身防护，平时也多加积累急救常识，拥有更加安全健康的愉悦生活。

别让颈椎得上病

王天桢

近年来，随着人们生活水平的不断提高、生活节奏的加快、工作压力的增加，颈椎病的发病率不断升高，且有越来越年轻化的趋势。但如对其发病因素加以全面认识，重视科普知识的传播并注意预防，日益增长的发病率也会降低。

一、颈椎病的病因

1. 退行性变　随着年龄增长而产生的颈椎间盘及颈椎其他部位的退行性变是颈椎病的主要原因。

2. 慢性劳损　由于睡眠的体位不良、工作的姿势不当，长时间坐位低头工作或由于不适当的体育锻炼，造成颈部肌肉及韧带慢性劳损，是年轻人发生颈椎病的主要原因。

3. 头颈部外伤　交通意外、压倒性损伤和不得法的推拿、牵引等。

4. 咽喉部炎症　当咽部及颈部有急慢性感染时，易诱发或加重颈椎病的症状。

5. 发育性颈椎管狭窄　由于先天性椎管内径狭小与颈椎病有直接关系。

总之，颈椎病主要是因为颈椎间盘和颈椎及其附属结构的退行性改变引起。

作者简介：王天桢，常州激光医院副院长、副主任医师。

二、颈椎病的症状

常见症状有颈部疼痛、手臂发麻、面部闪电疼痛、颈椎生理曲度变直、双腿麻木、肩背部沉重感、后脑勺疼、面肌及颈肌紧张。本病的症状变化多端，因而造成了诊断上的困难。上颈椎的病变可引起枕后部痛、颈强直、头昏、耳鸣、恶心、听力障碍、视力障碍以及发作性昏迷及猝倒。中颈椎的骨赘可以产生颈部疼痛及颈后肌、椎旁肌萎缩，膈肌亦可受累。下颈椎的病变可产生颈后、上背、肩胛区及胸前区的疼痛。严重的颈椎病变可压迫脊髓，产生瘫痪。

三、颈椎病的治疗

1．药物治疗

可选择性应用止痛剂、镇静剂、维生素（如 B_1、B_{12}）、根痛平胶囊、万通筋骨片、颈复康、甘露醇、血管扩张剂、激素等药物，对症状的缓解有一定的效果。

2．运动疗法

各型颈椎病患者的全身各部肌肉可因神经营养失调等原因而发生明显肌肉萎缩，并引起肌肉劳损和筋膜炎等症状。颈椎周围关节囊、韧带、肌肉组织也可因炎性反应，缺少活动等原因发生粘连、显得僵硬，因而应鼓励病人积极进行功能锻炼。运动疗法可增强颈与肩胛带肌肉的肌力，保持颈椎的稳定，改善颈椎各关节功能，防止颈部僵硬，矫正不良体姿或脊柱畸形，促进机体的适应代偿能力，防止肌肉萎缩、恢复功能、巩固疗效、减少复发。故在颈椎病的防治中运动疗法起着重要作用。

3．牵引治疗

通常采用枕颌牵引带牵引，牵引重量可自 3～4 kg 开始，逐渐增加至 5～6 kg。1～2 次/日。30 天一个疗程，可牵引 2～3 个疗程，每个疗程间隔一周。牵引时要求颈部轻度前屈 20°，以枕部着力为主，不得讲话和旋转颈部。

4．中医治疗

手法按摩推拿疗法是颈椎病较为有效的治疗措施。它的治疗作用是能缓解颈肩肌群的紧张及痉挛，恢复颈椎活动，松解神经根及软组织粘连来缓解症状，脊髓型颈椎病一般禁止重力按摩和旋转复位手法，否则极易加重症状，甚至可导致截瘫。其次针灸、拔罐、小针刀也是中医治疗颈椎病有效的治疗方法。

5．理疗

在颈椎病的治疗中，理疗可起到多种作用。一般认为，急性期可行离子透入、超声波、干扰电等；疼痛减轻后用超声波、碘离子透入、感应电或其他热疗。

6．温热敷

此种治疗可改善血循环，缓解肌肉痉挛，消除肿胀以减轻症状，有助于手法治疗后使患椎稳定。本法可用热毛巾和热水袋、蜡饼局部外敷，急性期病人疼痛症状较重时不宜作温热敷治疗。有条件可行中药熏蒸治疗。

7. 手术治疗

经过正规的保守治疗无效或严重有神经根或脊髓压迫者，必要时可手术治疗。

四、颈椎病日常预防

1. 加强颈肩部肌肉的锻炼，在工间或工余时，做头及双上肢的前屈、后伸及旋转运动，既可缓解疲劳，又能使肌肉发达，韧度增强，从而有利于颈段脊柱的稳定性，增强颈肩顺应颈部突然变化的能力。颈椎病康复体操是巩固疗效、防治复发的一个重要手段。

自我运动：慢动作——颈前屈、后仰、左、右旋转，每个动作可保持5秒钟，5分钟/次，4～6次/日，禁忌摇头。

2. 避免高枕睡眠的不良习惯。高枕使头部前屈，增大下位颈椎的应力，有加速颈椎退变的可能。

枕芯内容物选择也很重要，常用的有：

(1) 荞麦皮：价廉，透气性好，可随时调节枕头的高低。

(2) 决明子：价廉，透气性好，具有镇静安神作用。

(3) 绿豆壳：不仅通气性好，而且清凉解暑，如果加上适量的茶叶或薄荷则更好。

枕头高以8～15 cm为宜，颈椎枕亦可起预防或治疗作用。

3. 注意颈肩部保暖，避免头颈负重物，避免过度疲劳，坐车时不要打瞌睡。

4. 及早、彻底治疗颈肩、背软组织劳损，防止其发展为颈椎病。

5. 长期伏案工作者，应定时改变头部体位，按时做颈肩部肌肉的锻炼。

6. 注意端正头、颈、肩、背的姿势，不要偏头耸肩，谈话、看书时要正面注视，要保持脊柱的正直。

7. 中医认为胡桃、山萸肉、生地、黑芝麻等具有补肾髓之功，合理地少量服用可起到强壮筋骨，推迟肾与关节退变的作用。

浅谈糖尿病患者的饮食

杨慧琴

饮食治疗对于糖尿病患者来说是一项重要的基础治疗措施，应严格和长期执行。但是在多年的临床工作中经常碰到一些年事已高的糖尿病患者，注射胰岛素嫌麻烦，单纯靠服降糖药控制血糖，达不到理想的疗效，食物吃多了一点，血糖上去了，吃少了又饿得慌。其实控制糖尿病患者的饮食是有讲究的。

一、糖尿病患者的饮食应控制总热量。根据不同的年龄、性别、体重、运动量，以及身体的其它情况，如有无其它慢性病，有无糖尿病的并发症来决定总热量，使病人体重下降到正常标准5%上下，常可使本病得到满意的控制。保证营养的平衡，食品多样化，碳水化合物的含量约占总热量的50%～60%，提倡粗制米、面和一定量的杂粮，忌食葡萄糖、蔗糖、蜜糖及其制品。饮食中蛋白质含量一般不超过总热量的20%左右，有消耗性疾病者宜当增加些，伴有糖尿病肾病而肾功能正常者应稍控制些，血尿素氮升高者更要限制些，不超过成人每日每公斤理想体重的0.6 g，脂肪约占总热量的15%左右，每日饮食中纤维素含量以不少于40 g为宜。提倡食用绿叶蔬菜、豆类、块根类粗谷物，含糖量低的水果如猕猴桃、柚子等，忌酒、盐的摄入应控制在每日6 g。

二、在进食的方式上要定时、定量、定餐，提倡少食多餐。这样可以避免因食物数量超过胰岛素的负担而出现血糖过高的现象，同时又可避免因进食间隔时间过长出现低血糖症状。

三、在饮食的控制和搭配上要合理：

1. 应循序渐进，而不是原来吃得较多，一下子吃少，这样容易产生其它并发症，可慢慢地逐步减，每周减少主食量100～200克，一般一个月左右限制到每日300克。

2. 多吃低热量、高容积的食品，如含糖量较低的黄瓜、大白菜、豆芽、冬瓜、茄子、韭菜、蘑菇等。

3. 粗杂粮代替细粮，各种豆粥、玉米、杂粮面条等，苦荞麦中含有多种氨基酸，可多吃。多种微量元素，如镁、铬、硒等也要适当补充。

4. 每次进餐前先吃些蔬菜，以增加饱腹感，然后再进正餐，两餐之间产生饥饿感时，可吃些黄瓜，番茄、冬瓜等。有些患者吃花生、瓜子等食品充饥，这种做法也

作者简介：杨慧琴，常州激光医院门诊部主任、主治医师。

欠妥,因为这些食品中含有脂肪,脂肪进食过多,会导致糖尿病人的血糖升高。如果体重超标,肥胖、血压高或血脂异常者,脂肪摄入量小于40克/天,一般病人55~65克/天。

总之,糖尿病患者通过用药和合理的饮食,能够有效地控制血糖,减少并发症的发生,提高生活质量。

如何预防泌尿系统结石

薛 艳

随着我国经济的发展,人们饮食结构的改变,泌尿系统结石的发病率呈逐年上升趋势,而该病也成为影响人类健康的一种严重疾病。

泌尿系统结石由于其大小、形状及所在部位不同,所表现的症状也各不一样。①疼痛:单、双侧腰痛,呈持续性钝痛或阵发性绞痛(数分钟至数小时不等)。疼痛沿输尿管走行向下至大腿内侧或外阴部放射。②血尿:多因结石移动损伤尿路粘膜引起。轻则镜下可见血尿,重则肉眼可见尿色鲜红甚至血块。③其他:尿频(排尿次数增多),尿急(尿时点滴不畅),尿痛(灼热、刺痛)。部分患者伴发热、出汗、恶心呕吐、里急后重等。④体检时见:结石所在部位腹部压痛,同侧肾区叩击痛明显。

结石的发生与人体的代谢平衡是有着直接联系的,当人体代谢紊乱时,结石就会出现在相对应的部位。下面介绍一些预防结石的小知识:

1. 多喝水:不要憋尿,多喝多尿有助于细菌、致癌物质和易结石物质快速排出体外,减轻肾脏和膀胱受害的机会。

2. 少喝啤酒:有人认为啤酒能利尿,可防止尿路结石的发生。其实,酿啤酒的麦芽汁中含有钙、草酸、乌核苷酸和嘌呤核苷酸等酸性物质,他们相互所用,可使人体内的尿酸增加,成为肾结石的重要诱因。

3. 肉类:动物内脏要少吃,控制肉类和动物内脏的摄入量,因为肉类代谢产生尿酸,动物内脏是高嘌呤食物,分解代谢也会产生高血尿酸,而尿酸是形成结石的成分。因此,日常饮食应以素食为主,多食含纤维素丰富的食物。

4. 少食食盐:盐太咸的饮食会加重肾脏的工作负担,而盐和钙在体内具有协同作用,并可以干扰预防和治疗肾结石药物的代谢过程。食盐每天的摄入量应小于5克。

5. 慎食菠菜:据统计,90%以上的结石都含钙,而草酸钙结石者约占87.5%。

作者简介:薛艳,常州激光医院护士长、护师。

如果食物中草酸盐摄入量过多，尿液中的草酸钙又处于过饱和状态，多余的草酸钙晶体就可能从尿中析出而形成结石。在食物中，含草酸盐最高的是菠菜，而菠菜又是人们常吃的蔬菜之一。

6. 睡前别喝牛奶：由于牛奶中含钙较多，而结石中大部分都含有钙盐。结石形成的最危险因素是钙在尿中浓度短时间突然增高。饮牛奶后 2～3 小时，正是钙通过肾脏排除的高峰，如此时正处于睡眠状态，尿液浓缩，钙通过肾脏较多，故易形成结石。

7. 不宜多吃糖：服糖后尿中的钙离子浓度、草酸及尿的酸度均会增加，尿酸度增加，可使尿酸钙、草酸钙易于沉淀，促使结石形成。

8. 晚餐早吃：人的排钙高峰期常在进餐后 4～5 小时，若晚餐过晚，当排钙高峰期到来时，人已上床入睡，尿液便潴留在输尿管、膀胱、尿道等尿路中，不能及时排出体外，致使尿中钙不断增加，容易沉积下来形成小晶体，久而久之，逐渐扩大形成结石。

9. 多吃蔬菜和水果：蔬菜和水果含维生素 B_1 及维生素 C，它们在体内最后代谢产物是碱性的，尿酸在碱性尿内易于溶解，故有利于治疗和预防结石。

10. 减少蛋白质的摄入：有研究表明高蛋白饮食可增加尿结石的发病率。因此节制食物中的蛋白质，特别是动物蛋白质，对所有结石患者都是有益的。

以上是生活中的一些预防结石的饮食习惯，当然对于有些结石体质的人可能无论你怎样预防小心但还是会得结石，其实得了结石也没必要太紧张害怕，现在的体外碎石技术已相当成熟，例如常州激光医院已开展多年的体外碎石技术能让患者在一刻钟左右的时间里不开刀不吃药让疼痛得到缓解，让石头由大变小再慢慢排出体外。

睡眠与养生

周黄金

千百年来，历代名医大家和长寿者都信奉“站着不如坐着，坐着不如躺着，躺着不如眼睛闭着”“平心静气”的养生之道。

人的一生中大约有三分之一的时间是在睡眠中度过的，睡眠与人体健康关系密切。古人云：眠食二者为养生之要素，能睡、能食者能长生。

传统中医和现代医学认为：睡眠可以提高脾脏和骨髓的造血机能，所以睡眠不

作者简介：周黄金，常州激光医院医师。

足易致贫血。良好的睡眠不但可以提高人体的免疫力,还可以使松果体分泌更多的褪黑素。这种褪黑素,对防癌、防辐射、美白均有功效。能提高智力、促进生长、消除疲劳,恢复体力,更是美容的最好方式。因为,睡眠不好易使皮肤颜色显得晦暗而苍白。尤其眼圈发黑,还易生皱纹。

但随着现代生活节奏的加快,夜生活的丰富,娱乐工具的增多,人们越来越不重视睡眠的质量,睡眠不足已经成为了普遍现象。还有就是工作压力及自身的行为也是影响睡眠的杀手。失眠,多梦等不良的睡眠折腾的人愈加疲惫烦躁。所以,为了改善自己的睡眠,必须根据自身情况合理实施,才能有助于睡眠。

当睡眠不好时,要调养和坚持有规律的作息时间。夜间各个不同时段,通过睡眠,人体将有不同部位进行主要的休整,调节。所以,晚上最好是能睡个好觉。睡眠是最好的养生,好睡眠的核心是"睡子午觉",晚上 9 点以后上床,最迟不超过 11 点;中午 13 点之前小睡一会儿;最好不要在下午 3 点后还进行睡眠。规律的作息,不仅仅有益睡眠,同时能使人的精神、注意力和工作效率得到提升。

生命在于运动,适时的锻炼有助于睡眠。锻炼有助身体健康,保持好身材。每天抽出一点时间,最好在下午 4～5 时左右进行锻炼,将有助于夜晚的睡眠。同时对缓解疲劳,提高兴奋度也有帮助。

环境对人的睡眠很重要。有条件的话,好好打理自己的床,舒适的床,舒适的睡眠,这才是家里最棒的地方。睡眠时,最好保持光线很弱,夜间最好黑暗,保持一个安静的环境。

"睡美人"有个好睡姿。可以平躺,也可右侧。左侧易压迫心脏,要尽量避免。而且不好的睡姿,会易使人发梦或者压迫血管。如习惯将双手结于胸前,将手压在身下,都会降低睡觉质量。

人是高级动物,和自然界的植物同属于生物,白天活动产生能量,晚上开始进行细胞分裂,把能量转化为新生的细胞,是人体细胞休养生息,推陈出新的时间,也是人随着地球旋转到背向太阳的一面。阴主静,是人睡眠的良辰。此时休息,才会有良好的身体和精神状态。睡觉是养生的一大功能,养就是用大量的健康细胞去取代腐败的细胞。

中医是中国传统文化中的一朵奇葩,而中医睡眠养生又是中医独具特色的创造。在几千年的时间里,中国古代劳动人民在与疾病斗争过程中逐渐形成了一种独特的预防保健理论,这种理论不断地发展、完善,直到今天便形成了我们中医的养生观。

古人尚知:睡眠是养生的第一大补,如果人一个晚上不睡觉,其损失一百天也难以恢复。可见睡眠在抗老防衰、益寿延年方面具有十分重要的意义,这不得不引起我们当代人对睡眠养生的高度重视。

捉“蚊”记

——年轻人渐成飞蚊症防治重点

金慧勤

日常生活中，经常会听到一些中老年谈论自己的眼睛有时会看到黑影或是黑点在眼前飘动，怎么赶也赶不走，这是什么现象呢？这是我们俗称的飞蚊症。一般来说，飞蚊症是由玻璃体混浊引起，是玻璃体发生退行性改变，使原来的凝胶状态发生液化，出现细点状、条状、网状等混浊，随着眼球的转动而飘浮游荡。当光线进入眼内时，这些混浊的阴影透射到视网膜上，眼前就会出现飞蚊现象。这是一种自然老化现象，所以老年人易得，大多数是良性的生理性的，不需要特殊治疗，也有少部分是近视性变性、其他眼底疾病引起。

然而，现在不少年轻人也会得飞蚊症，造成的原因往往是用眼过度造成的，经常熬夜或是长时间使用电子产品导致用眼疲劳，造成整个眼球出现了充血状态，如果此时组织液渗入到玻璃体内，就很容易诱发“飞蚊症”。这类患者只要注意休息是可以恢复的，任何疾病的预防都胜于治疗。

预防飞蚊症要从预防视疲劳做起，平时使用电脑和手机等电子产品，要保持40～60厘米左右的阅读距离，看电视时则最好距离3米以上。屏幕的亮度(电脑或电视)一定要柔和，有一定的对比度但不能太强烈，否则也易造成眼部疲劳。每隔40～50分钟要休息10～15分钟，休息时，最好远眺，两眼看前方无限远处，多注视绿色背景，以树木植物、花草最佳，还要注意活动筋骨，放松颈部肌肉。

避免视疲劳的关键是避免“睫状肌长期紧张收缩”。平时用电脑、看电视、看书时，时不时地眨眨眼、转转眼球，让睫状肌放松放松。下面我向大家介绍一种飞蚊症“眼保健操”，不妨可以试试。

一、眼球旋转

闭目养神，通过眼球先逆时针旋转十次，再顺时针旋转十次，这种方式，对玻璃体的疲劳，进行必要的缓冲。

作者简介：金慧勤，常州激光医院眼科、护士长。

二、太阳穴按压

人的“太阳穴”，是目之精华所在。因此，对玻璃体疾病，尤其是出现飞蚊症的患者，进行太阳穴的按压，就是很好的治疗、缓解飞蚊症的方式。用食指第一关节，对两侧太阳穴，进行力道适中的按压，可刺激穴位，起到疏肝、理气、名目的作用。

三、睛明穴按压

本穴为太阳穴膀胱经之第一穴，其气血来源为体内膀胱经的上行气血，乃体内膀胱经吸热上行的气态物所化之液，亦即是血。膀胱经之血由本穴提供于眼睛，眼睛受血而能视，变得明亮清澈，每天两三次用力点揉该穴 9 下，后用力向鼻翼方向揉 9 下。还有攒竹穴、四白穴、太阳穴、承泣穴、鱼腰穴等眼部重要穴道一起配合来做，效果会更佳。

四、目视远方法

对飞蚊症患者，目力所及处，用力的眺望。同时，深呼吸，气沉丹田，就是治疗飞蚊症的方法。不过，飞蚊症患者，对这种方法，一定要长期坚持，并且要经常做。每隔一个小时，尽量做一次。一次五分钟，直到眼睛发酸为止。

另外飞蚊症患者在饮食上多吃些能够帮助保护眼睛的食物，比如蔬菜水果，补充足够的维生素 A，还有维生素 C 和 E，这些维生素可以提高眼睛的免疫力，另外 B 类维生素对眼睛的新陈代谢有好处，要多吃一些动物肝脏或者蛋类，豆类食物。

家庭自测血压

丁　奉

高血压病是常见的心血管疾病，它的发病率高，据统计，2010 年的高血压人口约 2.6 亿。它的危害主要会发生脑、心、肾、眼底等并发症，长期有效的血压控制是减少并发症的关键；而能否有效的监测血压、是控制高血压的重要手段。

高血压患者需要经常测量血压，观察血压变化。但是在现实生活中，由于种种因素，很多人无法频繁地出入医院、诊所去测量血压，如果能进行家庭监测血压，则不受环境、时间的制约，会提高患者监测血压的依从性。

家庭监测血压的优点：可以避免在医院、诊所就诊时部分患者因排队等待出现

作者简介：丁奉，常州市第二人民医院病案室主任，心内科副主任医师。

焦虑,医院就诊环境相对嘈杂等,影响所测血压的准确性。家庭监测血压不受环境、时间的制约,可以弥补上述缺陷。还可以对 24 小时动态血压监测的不足进行补充:①24 小时动态血压一般白天每 15～30 分钟测量一次,夜间每 30～60 分钟测量一次,部分敏感病人因频频测血压影响日常生活、睡眠而处于焦虑等状态,影响检查结果的准确性;家庭监测血压可以自我选择时间、次数,不影响日常生活、睡眠。②24 小时动态血压最多监测 24 小时血压,但家庭监测可评估数日、数周、数月甚至数年血压的长期变化或血压控制情况。

那么家庭监测血压时选择什么样的血压计呢?关于这个问题,有必要介绍一下血压计的种类。常用的血压计有汞柱式、弹簧表式、电子血压计。汞柱式血压计在国内医院、诊所普遍使用,但不推荐家庭中使用。因为汞是唯一在常温下是液态并易流动的金属,汞柱式血压计在使用过程中,汞可能蒸发到空气中引起汞污染;如方法掌握不好,汞容易溢出更会造成汞污染;目前欧美一些国家已禁止使用汞柱式血压计。弹簧表式血压计没有通过国际标准检测,市场上也不多见。电子血压计根据袖带充气或加压部位不同,分为上臂式、手腕式和指套式。考虑结果的准确性,推荐使用袖带式上臂式。目前市场上电子血压计种类和型号众多,如何选择呢?目前国际上有成熟的血压计认证标准,只有通过国际标准认证的电子血压计,才是质量合格的。因此,推荐使用通过国际标准认证的袖带式上臂式电子血压计。

那么如何怎样才能正确测血压呢?测血压的方式方法非常重要。①测血压前半小时内不要饮酒、喝咖啡、吸烟、洗澡或剧烈运动,环境安静,温度适当,避免焦虑、紧张等情绪波动,测血压前至少休息 5 分钟,注意排空小便。测血压时,坐在椅子上时要将脚在地面上放平,不讲话,不活动肢体,保持安静。②一般选择裸露出右上臂,注意将血压计袖带里的空气挤出后、袖带平展无褶;袖带下缘应在肘弯上 2～3 厘米处;袖带高度要跟心脏同一水平;袖带的空气管位于手臂内侧的中心,不要将手臂放在空气管上;松紧适宜,以能插入 1 指为宜。③应该间隔 1～2 分钟后再重复测量一次,取 2 次读数的平均值记录,如果收缩压或舒张压的两次读数相差超过了 5 毫米汞柱,应再次测量 1 次,以 3 次读数的平均值作为测量结果。

下面再解释一下门诊患者常见的一些问题:

1. 测血压选用右上臂还是左上臂?因双上肢血压可相差 10～20 毫米汞柱,故同一患者应固定测量较高一侧的上臂血压,若双臂血压相差不大,一般固定测量右上臂血压。

2. 测血压是卧位好还是坐位好?一般情况下取坐位。坐位舒张压较卧位高 5 mmHg左右,收缩压相差不大。

3. 电子血压计是否需要检测?需要的,建议电子血压计每半年到 1 年检测 1 次,可选择售后或计量部门进行。

4. 家庭监测血压标准是多少？实践中发现家庭自我监测血压值一般低于诊室血压值，正常血压标准小于135/85 mmHg。

5. 1天检测几次血压为宜？目前，还没有一致的方案，一般建议早晨和晚上测量血压。血压控制平稳者，可每周测量血压一次。对初诊高血压或血压不稳定的高血压病人，建议连续测量血压7天（至少3天），取后6天血压平均值作为参考值。当然也可以根据自身的需求和疾病特点，制定适合自己的血压测量次数。测量血压时，注意记录每次测量血压的日期、时间、血压值，避免遗忘。

6. 为什么不同时间点测的血压有时高、有时低？这是因为血压受生理活动和睡眠的影响，呈现明显的昼夜节律，大多数人的血压呈两峰（上午8～10点，下午4～6点）一谷（凌晨2～3点）的长柄“勺型”（夜间血压下降率≥10%而<20%），部分表现为两峰两谷（午间谷：12：00～14：00）；部分表现为“超勺型”（夜间血压下降率≥20%）；还有表现为“非勺型”（夜间血压下降率<10%）、“反勺型”（夜间血压高于白天血压），“非勺型”“反勺型”多见于老年高血压、重度高血压和有明显靶器官损害的高血压患者。

7. 既往无高血压的家庭成员，家庭偶测血压超过135/85 mmHg，是不是高血压？不是，至少需非同日测血压3次以上升高才能考虑。

8. 高血压患者家庭监测血压时发现超过135/85 mmHg是不是马上要服药？不要。首先要确定自测血压是否正确；再重新测量；必要时间隔5～15分钟以上再复查。如确认血压大于160/100 mmHg，建议至医院、诊所就诊为宜。并且注意，对精神焦虑或根据血压读数常自行改变治疗方案的病人，不建议家庭监测血压。

综上所述，可见家庭监测血压便于准确的监测血压，便于患者血压的长期管理，提高高血压病人治疗的控制率。它作为在医疗机构外测血压的一种有效手段，值得推广和应用。

浅谈X射线的产生、作用和防护知识

邵东宁

我们常说的X射线，实际上是一种我们的眼睛看不见，手摸不到的电磁波。其实，在我们的世界里到处都存在X射线，包括浩渺的宇宙，时时刻刻都有它运动的身影。太阳光，闪电以及我们医学检查常用的常规摄片，CT检查，DSA介入检查

作者简介：邵东宁，常州市中医医院放射科高级工程师，常州市医学会影像技术学分会副主任委员（主持工作）。

和治疗，都充满 X 射线的能量。

绝大多数人对 X 射线抱有恐惧心理，知道接触它会对人体产生危害。但对它是怎么产生的，它如何为我们服务，怎样才能避免它对我们的伤害，却一无所知。

其实，X 射线并不神秘。它是由于电子受外力作用加速运动和碰撞，或者是由于电子受激发产生的能量跃迁所导致。用简单点的语言说，X 射线其实就是电子加速运动和碰撞，激发而发射出的一种潜在的能量。

在我们的日常生活中，它在各方面产生着巨大的作用，使用得当，可以为人民生活和健康服务。在工业上，它可以用于金属探伤；在农业上，它可以用于育种，培育高产的优良品种；在商业上，它可以用于保存食品，药品；在医学上，多用于疾病的检查和治疗。但是，如果使用不当，它就会伤害人民的健康。这个道理大家都很清楚，因为人体一旦遭到 X 射线过量照射，对我们的机体，特别是眼睛的晶体、甲状腺、生殖腺，会产生严重的损害，甚至会危害我们的生命。

为此，国家标准对人体承受 X 线的年剂量有严格的规定，通常不能超过 50 mSv/年。这就要求我们的医生和病人要严格遵守这一标准，做到医生不开大检查单，一次摄片和扫描部位不要超过 3 个；病人不可以擅自要求全身体检，杜绝 X 射线的过度检查和超标准治疗。提倡优先使用超声、磁共振检查技术。

那么我们的医护人员和病人怎样做到正当防护 X 射线，尽量减少危害性呢？首先，我们要尽量避免随意进入 X 射线区域。必须做检查接触 X 射线时，必须树立自我主动防护意识，采取有效防范措施。最简单的就是医护人员要穿戴好防护用品，譬如：铅衣、铅帽、铅眼镜等；或者利用铅防护器材，譬如：落地铅屏风、床边铅裙、旋转悬吊铅屏风等。总之，尽量遮挡 X 射线对人体部位的辐射。对于接受 X 线检查病人，要对非摄片和扫描部位用防护用品进行遮盖，避免不必要的 X 射线辐射。

任何事物都存在两方面的因素，既有利又有弊，关键是我们怎样正确地掌握和合理地利用它。X 射线同样如此，我们不必要存在恐惧心理，也不要抱着侥幸无所谓的态度。只要大家时刻重视它，合理地利用它，就一定能化害为利，精致地为我们服务！